AF898915

A. Angerer | S. Berger

# Der Digital Health Report 2025/2026

Medizinisch Wissenschaftliche Verlagsgesellschaft

A. Angerer | S. Berger

# Der Digital Health Report 2025/2026

## Der digitale Fitnessgrad unserer Gesundheitsakteure

**mit einem Beitrag von**
Dr. Christian Russ, ZHAW

**mit Gastbeiträgen von**
**P. Brack | T. Butz | S. Kansy | R. Leuenberger**
**M.-J. Semnar | F. Sommerrock**

Medizinisch Wissenschaftliche Verlagsgesellschaft

**Prof. Dr. Alfred Angerer** (Alfred.Angerer@zhaw.ch)
**Sina Berger** (Sina.Berger@zhaw.ch)
ZHAW School of Management and Law
Winterthurer Institut für Gesundheitsökonomie
Gertrudstrasse 8
Postfach
8401 Winterthur
Schweiz
www.zhaw.ch/wig

**Redaktionelle Mitarbeit**
Studierendengruppen des Masterstudiengangs Health Economics and Healthcare Management sowie
Fabian Agne, Thomas Egger, Katharina Demmel, Anja Ruh, Sarah Schmelzer, Johanna Stahl, Annika Umbach

MWV Medizinisch Wissenschaftliche Verlagsgesellschaft mbH & Co. KG
Unterbaumstr. 4
10117 Berlin
www.mwv-berlin.de

ISBN 978-3-7753-0012-4
https://doi.org/10.32745/9783775300124

**Bibliografische Information der Deutschen Nationalbibliothek**
Die Deutsche Nationalbibliothek verzeichnet diese Publikation in der Deutschen Nationalbibliografie;
detaillierte bibliografische Informationen sind im Internet über http://dnb.d-nb.de abrufbar.



Produkt-/Projektmanagement: Susann Weber, Berlin
Lektorat: Monika Laut-Zimmermann, Berlin
Layout & Satz: primustype Hurler GmbH, Notzingen
Grafiken: Anja Ruh, Animarco
Druck: ADverts printing house, Latvia

MIX
Papier | Fördert gute Waldnutzung
FSC® C008457

Zuschriften und Kritik an:
MWV Medizinisch Wissenschaftliche Verlagsgesellschaft mbH & Co. KG, Unterbaumstr. 4, 10117 Berlin, lektorat@mwv-berlin.de

## Die Gastautorinnen und -autoren

**Pascal Brack**
Post CH Digital Services AG

**Torsten Butz**
CSS

**Dr. Simone Kansy**

**René Leuenberger**
Post CH Digital Services AG

**Dr. Christian Russ**
ZHAW

**Marie-Jeanne Semnar**
Interpharma

**Dr. Fabian Sommerrock**
Galenica

## Vorwort

Die Arbeit eines Hochschulprofessors umfasst viele Facetten. Einige davon sind leider alles andere als spannend und lassen sich in der Kategorie „Administration“ zusammenfassen. Andere Aufgaben wiederum sind der Grund, warum ich diesen Job so liebe. So darf ich mir z. B. alle zwei Jahre folgende Frage stellen: Worauf sollen wir uns beim nächsten Digital Health Report fokussieren?

In unserem letzten Report haben wir unter dem Motto „Mehr Digitalisierung wagen“ ein Plädoyer entwickelt, warum ein digitalisiertes Gesundheitswesen eine gute Nachricht für uns alle ist. Ob aus Sicht von Bürger:innen, Organisationen oder Systemen – wir konnten viele gute Botschaften generieren, warum sich die Digitalisierung lohnt. Dabei waren wir nicht blauäugig, denn wir gingen auch auf Nachteile und Hürden ein. Vielleicht trifft deshalb auch die Beschreibung „Digital Health Evangelists“ von Dr. Tobias Gantner, CEO der Healthcare Futurists, nicht ganz auf uns zu – wobei sie aber auch nicht ganz falsch ist.

Um eine neue Botschaft zu finden, haben wir – obwohl wir uns im Digital-Health-Zeitalter befinden – eine sehr analoge Methode gewählt. Mit meiner geschätzten Co-Autorin Sina Berger schlossen wir uns in einem Sitzungszimmer ein, bewaffnet mit jeder Menge Post-its und einer grossen weissen Wand. Am Ende der Sitzung war die Wand voller Ideen, wie der nächste Report gestaltet werden könnte.

Aus den verschiedenen Leitfragen wurde schnell deutlich, dass wir die Frage „Wie fit sind die Akteure in Sachen Digitalisierung?“ besonders spannend fanden. Fast sieben Jahre sind inzwischen vergangen, seit die Bertelsmann-Studie der Schweiz ein sehr schlechtes Zeugnis in Bezug auf ihren digitalen Reifegrad ausgestellt hat (Thranberend & Kostera, 2018). Und das, obwohl die Schweiz als Gesamtwirtschaft seit 14 Jahren unangefochten an der Spitze weltweiter Innovationsrankings steht (SECO, 2024). Doch im Bereich der digitalen Gesundheit reicht es nur für Platz 14 von 17. Unserer Meinung nach ein Skandal. Das müsste doch einen Weckruf ausgelöst haben – oder etwa nicht?

Im Zentrum des diesjährigen Digital Health Reports 2025/2026 steht deshalb der digitale Reifegrad unserer Akteure. Da wir das komplexe Gefüge des Gesundheitswesens nicht über einen Kamm scheren können, haben wir bewusst eine Analyse vorgenommen,

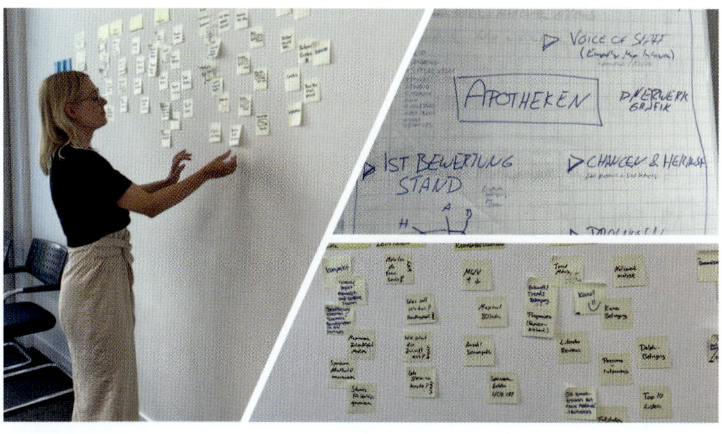

die zwischen den verschiedenen Akteursgruppen unterscheidet. Aus Ressourcengründen wählten wir sechs Gruppen, die wir persönlich als zentral einschätzen: Apotheken, Arztpraxen, Krankenversicherungen, Pharmaunternehmen, Spitäler und Spitexorganisationen.

Wir haben ein Bewertungssystem entlang der MTDO-Logik (Mensch, Technologie/Daten, Organisation) entwickelt und Expert:innen gebeten, die sechs Akteursgruppen einzuschätzen. Diese Einschätzung des Reifegrads war keine Selbstbeurteilung der eigenen Organisation der Expert:innen. Stattdessen bewerteten sie die jeweilige Akteursgruppe insgesamt aus einer externen Perspektive. Dabei ging es uns nicht um mathematische Genauigkeit, sondern um eine qualitative Einschätzung durch Kenner:innen der Materie: Wie weit ist die Praxis wirklich? Diese Reifegradbetrachtung wurde durch Empathiekarten von Mitarbeitenden ergänzt, die zeigen, was diese in Bezug auf die digitale Gesundheit denken und fühlen und wie sie sie einschätzen. Natürlich war auch die Sichtweise von uns Bürger:innen zentral: Welche digitalen Angebote wünschen wir uns? Alles zusammen ergab einen spannenden Einblick in die Ist-Situation der Akteure, die wir in diesem Digital Health Report nun zentral darstellen.

Wie auch in den vergangenen Jahren fällt unser Fazit diesmal wie folgt aus: In vielen Bereichen gibt es noch Potenzial nach oben und wir sind noch nicht fit genug. Wir müssen – und können – uns verbessern. Doch es gibt auch Botschaften der Hoffnung, wie wir im Report aufzeigen werden. Wir sehen weiterhin unsere Aufgabe darin, periodisch den Ist-Zustand zu erheben, Best Practices zu identifizieren und immer wieder auf die grossen Chancen der digitalen Gesundheit hinzuweisen.

Dies ist unser kleiner Beitrag für ein besseres Gesundheitswesen. Mit „uns“ meine ich nicht nur meine Co-Autorin Sina Berger, sondern das gesamte Team, das an der Erstellung dieses Reports beteiligt war. Ein herzliches Dankeschön an die Studierenden des Masterstudiengangs Health Economics and Healthcare Management Bernadette Cruz, Daniela Ruža Jeger, Marion Kratter, Vanessa Nussbaumer, Milica Rodic, Marina Rumenovic, Fabian Streuli und Carole Wyss, die im Rahmen ihrer Projektarbeiten die empirischen Studien mitbegleitet haben.

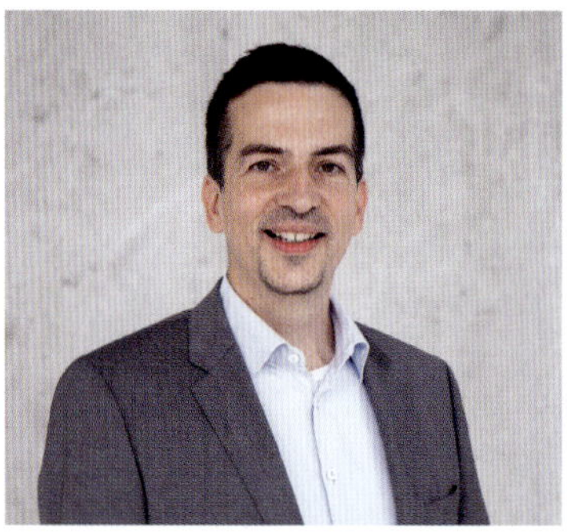

*Prof. Dr. Alfred Angerer*
Leitung Fachstelle Management im Gesundheitswesen
ZHAW Winterthurer Institut für Gesundheitsökonomie
Co-Direktor ZHAW Digital Health Lab

## Management Summary

Der vorliegende fünfte Report zum Thema Digital Health hat sich zum Ziel gesetzt, den digitalen Reifegrad („die digitale Fitness") von sechs Akteursgruppen zu beleuchten: Apotheken, Arztpraxen, Krankenversicherungen, Pharmaunternehmen, Spitäler und Spitexorganisationen. Dieses Vorhaben ist für alle beteiligten Organisationen von hoher Relevanz – denn nur wer weiss, wo er sich auf seiner digitalen Transformationsreise befindet, kann diese auch gezielt gestalten.

### *Ziele des Reports*

Der **Digital Health Report 2025/2026** verfolgt drei zentrale Ziele:

1. Darstellung der Relevanz des Marktes sowie der wichtigsten aktuellen Entwicklungen im Bereich Digital Health
2. Detaillierte Analyse des digitalen Reifegrads („digitale Fitness") von sechs ausgewählten Akteursgruppen mit Hilfe von MTDO-Analysen (Mensch, Technologie/Daten, Organisation), Kano-Befragungen, Empathiekarten und Zukunftsszenarien
3. Skizzierung eines technischen Fundaments für eine vernetzte, interoperable Gesundheitsversorgung

Im Folgenden werden zentrale Erkenntnisse der Arbeit an dieser Zielsetzung dargestellt.

### Der Markt: Anhaltendes Wachstum, hohe Dynamik

Im Jahr 2025 wird die Grösse des weltweiten Digital-Health-Marktes auf rund 200 Mrd. USD geschätzt. Die durchschnittliche jährliche Wachstumsrate (CAGR) für die kommenden vier Jahre liegt bei etwa 7 %. Dieses Wachstum wird einerseits durch die fortschreitende digitale Transformation im Gesundheitswesen vorangetrieben (die noch längst nicht abgeschlossen ist) und nimmt andererseits aufgrund der Nachfrage der Bürger:innen nach digitalen Gesundheitsangeboten kontinuierlich zu. Hinzu kommen technologische Fortschritte, etwa in den Bereichen Künstliche Intelligenz (KI) und Sensorik, die immer neue Versorgungsmodelle ermöglichen. Die Schweiz hat ihren Rückstand gegenüber international führenden Ländern bislang noch nicht entscheidend aufgeholt. Dennoch gibt es ermutigende Signale: regulatorische Fortschritte, eine aktive Innovationsszene mit zahlreichen Start-ups und KMUs (kleine und mittlere Unternehmen) sowie erste sichtbare Entwicklungen in Richtung einer stärkeren Digitalisierung des Gesundheitssystems.

### Der digitale Reifegrad: Mittelmässige Ergebnisse

Mithilfe eines neu entwickelten Reifegradmodells beurteilten externe Expert:innen den digitalen Reifegrad der bereits erwähnten sechs Akteursgruppen. Die Skala reichte dabei von 1 (sehr schlecht) bis 10 (sehr gut). Am besten schneiden Pharmaunternehmen mit einem Durchschnittswert von 6.8 sowie Krankenversicherungen mit 6.0 ab. Es folgen Spitäler und Spitexorganisationen mit jeweils 4.6 Punkten. Apotheken und Arztpraxen stehen mit ihren Mittelwerten von 4.1 bzw. 3.4 noch am Beginn ihrer digitalen Reise.

Dass die Digitalisierung grundsätzlich als erstrebenswert angesehen wird, zeigte die Befragung von 210 Bürger:innen. Die Mehrheit der abgefragten Digital-Health-Lösungsideen wird positiv bewertet, viele davon werden sogar als sogenannte Begeisterungsmerkmale klassifiziert.

Ein differenzierteres Bild ergab die Befragung von Mitarbeitenden. Zwar spricht sich auch hier die grosse Mehrheit klar für die Digitalisierung und die damit verbundenen Verbesserungen aus – insbesondere in administrativen Bereichen –, doch weisen gleichzeitig viele Interviewpartner:innen auf bestehende Herausforderungen und einen erhöhten Unterstützungsbedarf hin.

Ein gemischtes Bild zeigte sich auch bei den Prognosen. Während Megatrends wie der wachsende Longevity-Markt weiterhin an Bedeutung gewinnt, ist bei sehr innovativen Anwendungen wie in den Bereichen Robotik oder Wearables auch in fünf Jahren noch nicht mit einer breiten Durchsetzung zu rechnen.

### Das technische Fundament: Vernetzungsstrategie gesucht

Die untersuchten Fallbeispiele verdeutlichen, dass eine vernetzte, integrative Strategie sowie ein koordinierter Bebauungsplan zentrale Voraussetzungen für eine erfolgreiche digitale Transformation im Schweizer Gesundheitswesen sind. Der aktuelle digitale Reifegrad zeigt jedoch ein heterogenes Bild: Während grössere Spitäler, Klinikgruppen, Krankenversicherer und Teile der Pharmaindustrie technisch bereits weit fortgeschritten sind, besteht bei anderen Akteuren wie Arztpraxen, Apotheken oder Spitex noch ein erheblicher Aufholbedarf. Für eine vernetzte, patientenzentrierte Versorgung sind standardisierte technische Grundlagen, internationale Schnittstellen sowie gezielte Innovationsförderung notwendig.

## Inhalt

## Aufbau des Reportes

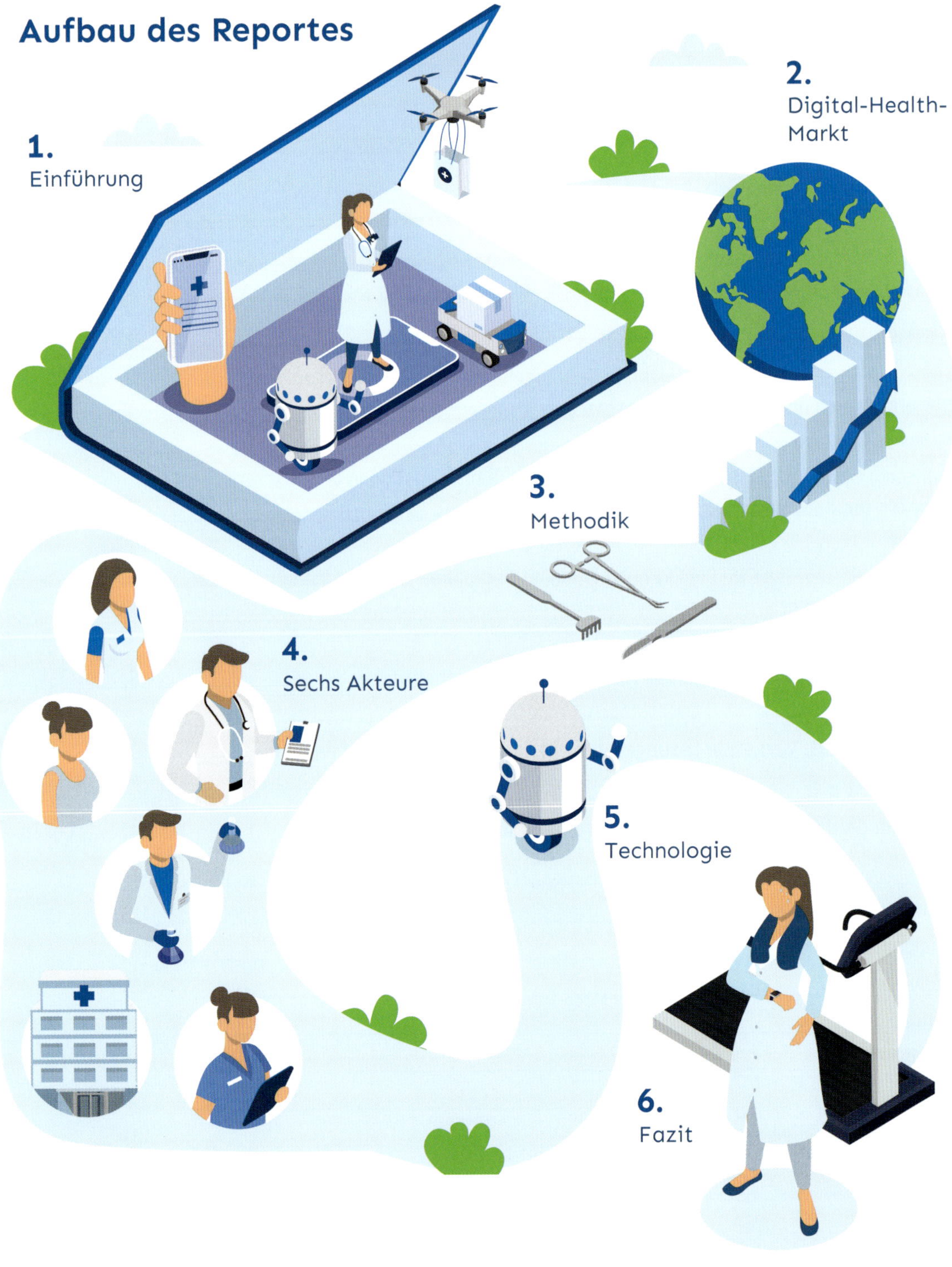

# 1

# Einführung: Der digitale Reifegrad im Fokus

Die digitale Transformation des Gesundheitswesens ist komplex, dynamisch und voller Spannungsfelder. Während nahezu täglich neue technologische Möglichkeiten hinzukommen, erleben wir in der Praxis ein vielschichtiges Bild: Zwischen Innovationsdruck, regulatorischen Hürden, systemischen Abhängigkeiten und gelebtem Versorgungsalltag entfaltet sich ein dynamischer Wandel, der weit über die Einführung digitaler Tools hinausgeht. Wer verstehen will, wo wir heute stehen und wohin wir uns bewegen, muss genauer hinsehen, und zwar nicht nur auf Technologien, Systeme und Daten, sondern auch auf die Menschen und Organisationen, die dieses hochgradig vernetzte System tagtäglich gestalten.

## 1.1 Fokus und Zielsetzung

Der Digital Health Report 2025/2026 stellt daher gezielt Akteure des Gesundheitswesens in den Mittelpunkt. Sechs Akteursgruppen werden dabei im Detail analysiert: Apotheken, Arztpraxen, Krankenversicherungen, Pharmaunternehmen, Spitäler und Spitexorganisationen.

Für jede dieser Gruppen betrachten wir drei zentrale Perspektiven: Zum einen richten wir den Blick auf die Bürger:innen – also auf uns alle als Nutzer:innen des Gesundheitssystems – und fragen: Welche Erwartungen und Wünsche haben wir an die Digitalisierung? Zum anderen nehmen wir die Perspektive der Mitarbeitenden ein, um zu verstehen, wie sie ihren digitalen Arbeitsalltag erleben: Welche Anwendungen nutzen sie, wo sehen sie Herausforderungen, Entlastung oder Verbesserungsbedarfe? Ergänzt werden diese beiden Sichtweisen durch eine systemische Analyse des digitalen Reifegrads entlang der MTDO-Logik: Wo steht die jeweilige Organisation heute im Hinblick auf die Dimensionen Mensch, Technologie/Daten und Organisation? Ebenso wagen wir mit ausgewählten Zukunftsprognosen einen Blick in die Zukunft. Diese differenzierte Betrachtung pro Akteur bildet den Kern des Reports. Denn klar ist: Das Gesundheitswesen ist kein homogenes System. Jede Akteursgruppe agiert unter anderen Bedingungen, hat spezifische Herausforderungen und braucht entsprechend angepasste Lösungen. Ergänzt wird dieser Akteursfokus durch einen Marktüberblick und eine technische Perspektive, die zentrale Infrastrukturen, Enabler und digitale Innovationen einordnet. Damit entsteht ein umfassendes Bild, um die zentrale Frage zu beantworten:

> *„Wie fit sind unsere Gesundheitsorganisationen im Bereich der Digitalisierung?"*

Mit dem diesjährigen Report verfolgen wir also konkret drei Ziele:

1. **Einen fundierten Marktüberblick schaffen** – über Entwicklungen, Dynamiken und Potenziale der digitalen Gesundheit.
2. **Den digitalen Reifegrad ausgewählter Akteursgruppen erfassen** – mit einer differenzierten Ist-Analyse auf Basis des Reifegradmodells, wobei auch die Stimmen der Bürger:innen und Mitarbeitenden hörbar gemacht sowie Zukunftsprognosen aufgezeigt werden.
3. **Das technische Fundament skizzieren** – denn nur eine ganzheitlich gedachte und integrative Strategie der digitalen Schweizer Gesundheitslandschaft kann den nächsten Reifegrad ermöglichen.

Der Digital Health Report 2025/2026 versteht sich damit nicht nur als Zustandsbericht, sondern als Impulsgeber, indem er Orientierung bietet, Denkanstösse liefert und Mut macht, die grossen Chancen der Digitalisierung im Gesundheitswesen aktiv zu nutzen.

## 1.2 Aufbau und Vorgehen

Der Digital Health Report 2025/2026 ist in fünf Kapitel gegliedert, die einen Überblick über die digitale Transformation im Gesundheitswesen geben. Das zentrale Augenmerk liegt auf der detaillierten Analyse der sechs ausgewählten Akteure. Darüber hinaus stellt der Report ein neu entwickeltes Reifegradmodell vor, das eine Messung und Weiterentwicklung digitaler Kompetenzen ermöglicht. Der Aufbau des Reports ist folgendermassen strukturiert:

**Kapitel 2 Der Digital-Health-Markt im Überblick** gibt einen Überblick über die Marktgrösse, das Wachstum und internationale Entwicklungen im Bereich von Digital Health. Es liefert wichtige Kontextinformationen, um die Dimension und Bedeutung der Digitalisierung besser einzuordnen und ein fundiertes Verständnis der digitalen Entwicklungen im Gesundheitssektor zu ermöglichen.

**Kapitel 3 Methodik und das Reifegradmodell** erläutert die verschiedenen Analysetools und -methoden, die im Report verwendet werden. Dazu gehören unter anderem die Kano-Befragung, Empathiekarten und das vom Autorenteam entwickelte Reifegradmodell. Diese Instrumente ermöglichen es, die Perspektiven von Bürger:innen, Mitarbeitenden und Organisationen zu erfassen.

**Kapitel 4 Die sechs Akteure und deren digitaler Reifegrad** stellt das Herzstück des Reports dar, da die sechs ausgewählten Akteure nun umfassend analysiert werden. Zusätzlich werden die Ergebnisse unserer Befragung zum Thema Zukunftstrends vorgestellt.

**Kapitel 5 Technische Perspektive und vernetzte IT-Lösungen für das Gesundheitswesen** bietet einen Ausblick auf die Technologien und IT-Innovationen, die die digitale Transformation im Gesundheitswesen vorantreiben. Es werden vernetzte Systeme und innovative Lösungen vorgestellt, die das Potenzial haben, die Zukunft des Sektors zu gestalten.

Der Report kombiniert qualitative und quantitative Ansätze, um ein differenziertes und zugleich anschlussfähiges Bild der digitalen Landschaft im Gesundheitswesen zu zeichnen.

## 1.3 Grundlagen Digital Health

### Der Begriff „Digital Health"

Die Begriffsentwicklung rund um Digital Health spiegelt die rasanten Veränderungen im Gesundheitswesen durch digitale Technologien wider. In den 2000er-Jahren stand zunächst eHealth im Fokus (Lau & Kuziemsky, 2017), also die digitale Vernetzung medizinischer Akteure durch Informations- und Kommunikationstechnologien (ICT). Mit der Verbreitung von Smartphones kamen um 2010 mobile Gesundheitsanwendungen hinzu (Kujawa, 2025), die unter dem Begriff mHealth zusammengefasst werden.

Seit etwa 2015 hat sich Digital Health (vereinzelt mit „Digitale Gesundheit" übersetzt) als übergeordneter Begriff etabliert (Scott & Mars, 2019). Ursprünglich als Sammelbegriff für eHealth und mHealth gedacht, umfasst er heute ein deutlich breiteres Spektrum: von KI über digitale Therapeutika und datenbasierte Versorgung bis hin zu personalisierter Medizin und Smart-Health-Ansätzen. Themen wie Dateninteroperabilität, Gesundheitsplattformen und strategische Fragen rücken zunehmend in den Vordergrund.

Ergänzend haben sich weitere Begriffe herausgebildet, die spezifische Aspekte betonen: Connected Health steht für die nahtlose digitale Vernetzung von Akteuren, Geräten und Datenflüssen. Smart Health beschreibt intelligente, oft kontextbezogene Technologien etwa in Smart Hospitals. HealthTech wiederum wird vor allem im Startup- und Investitionskontext verwendet und betont den innovativen und disruptiven Charakter digitaler Lösungen.

Insgesamt steht Digital Health heute für einen systemischen und zukunftsgerichteten Ansatz, der über technologische Anwendungen hinausgeht und den Wandel in der Organisation und der Bereitstellung von Gesundheitsleistungen prägt.

## Das WIG Digital-Health-Ordnungsmodell

Digital Health ist ein vielschichtiges und dynamisches Themenfeld. Um eine systematische und zugleich eingängige Orientierung zu bieten, wurde am Winterthurer Institut für Gesundheitsökonomie (WIG) ein praxisnahes Ordnungsmodell entwickelt. Es wurde erstmals im Digital Health Report 2017 (Angerer et al., 2017) veröffentlicht und hat sich seither als hilfreiches Strukturierungsinstrument bewährt. Das Modell erlaubt es, zentrale Begriffe und Anwendungsfelder von Digital Health in vier übergeordnete Bereiche einzuordnen und zwar in bewusster Vereinfachung und mit der Möglichkeit von Überschneidungen, was durch die Puzzleteil-Darstellung in Abbildung 1 visualisiert wird.

Im Zentrum des Modells stehen vier Felder:

- **Trend Health** fokussiert auf Lifestyle-orientierte, marktreife Lösungen wie Wearables oder Fitness-Apps.
- **eHealth** betont die digitale Vernetzung medizinischer Akteure, etwa durch elektronische Patientendossiers (EPD) oder Telemedizin.
- **Tech Health** beschreibt hardwaregetriebene Innovationen wie Robotik oder 3D-Druck.
- **Data Health** bezieht sich auf die Nutzung und Analyse gesundheitsbezogener Daten, oft als Querschnittsfunktion.

Gesteuert werden diese Felder von zwei übergreifenden Dimensionen: Management (bspw. Prozesse, Qualität und Marketing) und Technologie (als Treiber von Innovationen und digitalen Lösungen). Auch hier zeigt sich ein fliessender Übergang, da sich nicht alle Entwicklungen eindeutig zuordnen lassen. Das Modell erleichtert eine strukturierte Herangehensweise sowie die Einordnung der verschiedenen digitalen Gesundheitslösungen ohne dabei den Anspruch auf Vollständigkeit oder starre Grenzen zu haben.

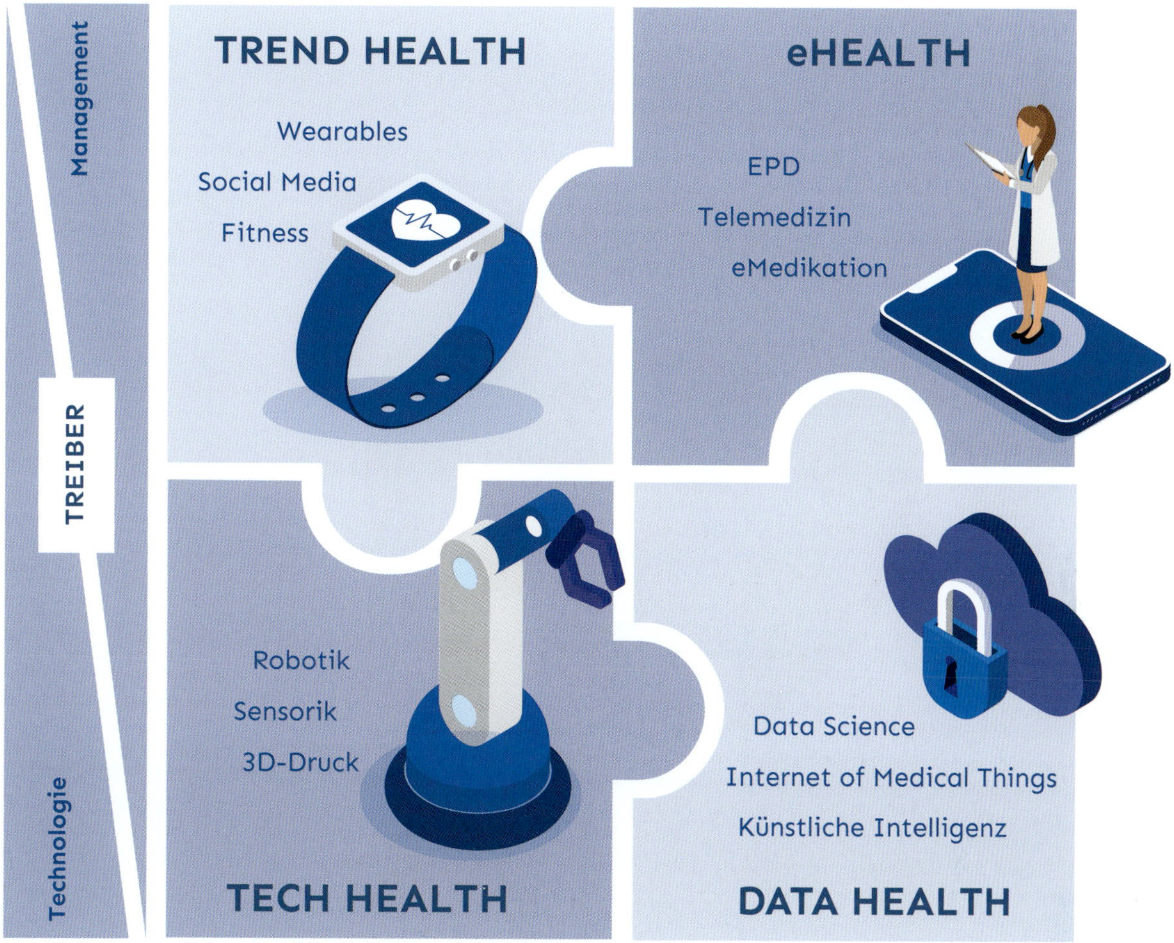


**Abb. 1** Das WIG Digital-Health-Ordnungsmodell

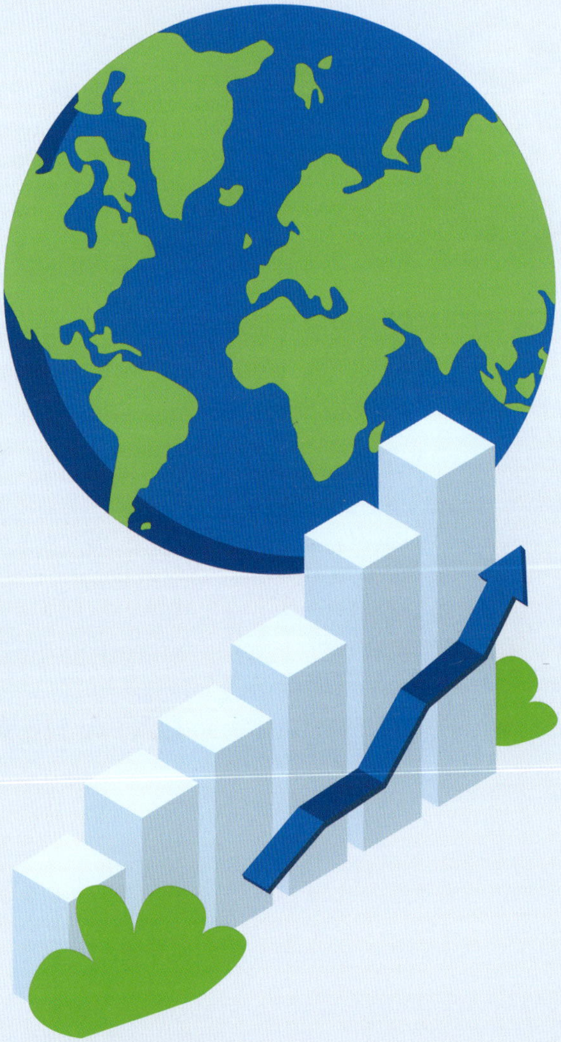

# 2

# Der Digital-Health-Markt: Überblick und Aussichten

Der Digital-Health-Markt gilt unbestritten als Wachstumsmarkt. Doch wie dynamisch verläuft dieses Wachstum tatsächlich und in welchen Segmenten ist es besonders ausgeprägt? Diese und weitere Fragen stehen im Zentrum des folgenden Kapitels. Zunächst wird der Blick auf die Digital-Health-Marktgrösse und das -Wachstum gerichtet, während im zweiten Teil der internationale Markt im Fokus steht. Abschliessend werden die aktuellen Trends analysiert, die das Geschehen in naher Zukunft in der Schweiz prägen dürften.

## 2.1 Marktgrösse und Wachstum

Der weltweite Markt für Digital Health verzeichnet seit Jahren ein überdurchschnittliches Wachstum. Diese Entwicklung wird durch technologische Fortschritte ebenso begünstigt wie durch die zunehmende gesellschaftliche und gesundheitspolitische Relevanz digitaler Lösungen. Allerdings sind die Schätzungen zur absoluten Marktgrösse je nach Quelle unterschiedlich – nicht zuletzt, weil unter dem Begriff Digital Health verschiedene Leistungsbereiche verstanden werden.

Eine häufig zitierte Marktanalyse von Statista (2025) unterteilt den Digital-Health-Sektor in drei Hauptkategorien: **Lifestyle-Angebote**, die sich auf Fitness, Wohlbefinden und präventive Gesundheitsanwendungen fokussieren; **digitale Behandlungsformen**, darunter fallen etwa digitale Therapeutika, Pflegeunterstützung oder Sensorlösungen sowie **telemedizinische Konsultationen**, die als ärztliche Dienstleistungen über digitale Kommunikationskanäle stattfinden. Anders als unser WIG Digital-Health-Ordnungsmodell (s. Kap. 1.3) gliedert diese Einteilung also den Digital-Health-Sektor in drei Kategorien, was aufzeigt, dass es nicht nur die eine richtige Betrachtung des komplexen Bereichs Digital Health gibt.

Für das Jahr 2025 wurde das weltweite Marktvolumen dieser drei Segmente auf etwa 198 Mrd. USD geschätzt (s. Abb. 2), wobei der grösste Umsatzanteil auf die Telemedizin (122 Mrd. USD) entfiel. Die explosionsartigen Wachstumszahlen der Vergangenheit liegen allerdings hinter uns: So lag der CAGR (Compound Annual Growth Rate, durchschnittliche jährliche Wachstumsrate) von 2018 bis 2025 bei 22% – und für die Zukunft wird nur noch ein Wachstum von rund 7% erwartet. Dies sind jedoch immer noch sehr beachtliche Zahlen, wenn man bedenkt, dass bspw. die Automobilbranche zwischen 2025 und 2029 jährlich um lediglich 2.3% wachsen wird (Statista, 2024).

Auch andere Marktanalysen bestätigen den starken Wachstumspfad, variieren jedoch in der Höhe der Prognosen. Während Data Bridge Market Research (2023) ein durchschnittliches jährliches Wachstum von 16% (CAGR 2022–2030) prognostiziert, geht Fortune Business Insights (2025) von einer Wachstumsrate von 20% für den Zeitraum 2025 bis 2032 aus. Trotz aller Schwankungen der Höhe dieser Prognosen besteht allerdings Einigkeit darüber, dass der Digital-Health-Markt deutlich stärker wächst als klassische Wirtschaftssektoren.

Dass der Digital-Health-Markt wächst, überrascht zunächst nicht, da schliesslich auch der Gesundheitsmarkt insgesamt an Grösse zunimmt. Die Gründe dafür sind bekannt: eine alternde Bevölkerung, der Anstieg chronischer Erkrankungen und ein allgemein wachsender Versorgungsbedarf. Doch das Wachstum von Digital Health verläuft überdurchschnittlich dynamisch. Dafür lassen sich drei zentrale Treiber identifizieren:

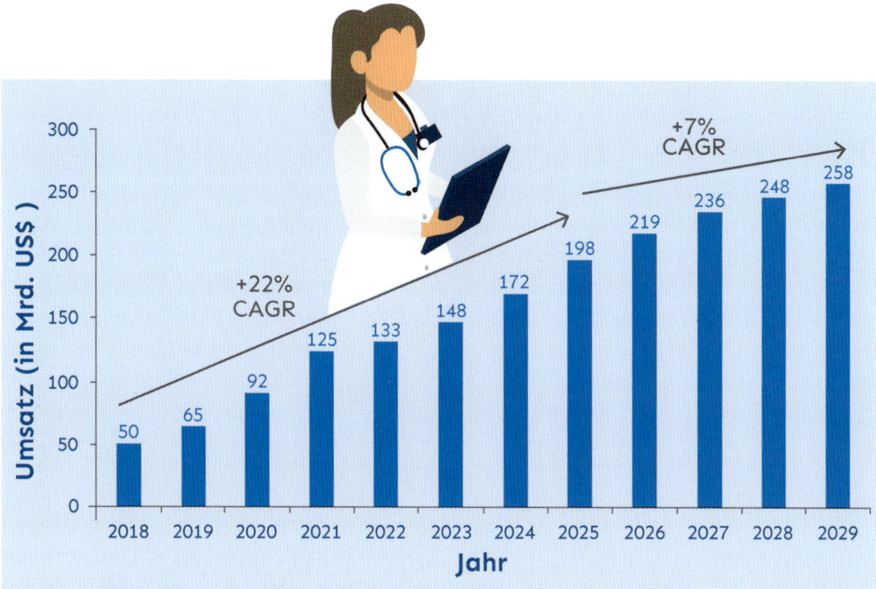


**Abb. 2** Globaler Umsatz von Digital-Health-Lösungen.
Quelle: Eigene Darstellung in Anlehnung an Statista (2025)

Erstens befindet sich das Gesundheitswesen insgesamt in einer strukturellen Transformation hin zu mehr Digitalisierung – ein Trend, den bereits unsere bisherigen Ausgaben des Digital Health Reports klar aufgezeigt haben (Angerer et al., 2021; Angerer & Berger, 2023). Zweitens wird das Wachstum massgeblich durch die Präferenzen der Bürger:innen beeinflusst. Digitale Angebote, insbesondere in der Telemedizin, werden zunehmend als attraktive Alternativen zu klassischen Versorgungspfaden wahrgenommen (Mitchell & Kan, 2019). Drittens spielen Gesundheitsdaten und personalisierte Medizin eine immer wichtigere Rolle. Durch den verstärkten Einsatz von Wearables und anderen Sensoren lassen sich laufend mehr gesundheitsrelevante Daten erfassen (Thomason, 2021). Gleichzeitig fördern eHealth-Infrastrukturen wie das EPD den zentralen und sicheren Zugriff auf diese Daten. Da moderne KI-Methoden die Analyse solcher Informationen zunehmend effizient ermöglichen, entstehen neue, datenbasierte Versorgungsmodelle. Diese Entwicklung lässt den Markt für personalisierte Medizin weiter wachsen.

## 2.2 Der Internationale Markt

Obwohl der globale Digital-Health-Markt insgesamt wächst, verläuft die Entwicklung regional sehr unterschiedlich.

Nordamerika bleibt mit Abstand der umsatzstärkste Markt. Laut Mordor Intelligence (2025) entfallen über 40% des weltweiten Digital-Health-Umsatzes allein auf diese Region. Gründe dafür sind die v.a. in den USA und in Kanada ausgebaute technologische Infrastruktur, hohe Investitionen sowie eine breite Akzeptanz digitaler Gesundheitslösungen. Die Vereinigten Staaten gelten weiterhin als führender Einzelmarkt, wo für 2025 ein Umsatz von rund 54 Mrd. USD erwartet wird (Fortune Business Insights, 2025). Zudem ist die USA auch ein Hotspot für Innovation, da sie mit etwa 3.800 aktiven Start-ups das Land mit den meisten Digital-Health-Neugründungen weltweit sind (Stumpf, 2024). Viele international bedeutende Unternehmen der Branche haben hier ihren Hauptsitz.

Europa hingegen verfolgt einen vorsichtigeren Kurs. Zwar schreitet die Digitalisierung im Gesundheitswesen auch hier voran, wird jedoch insgesamt stärker reguliert. Dabei nehmen Datenschutz und ethische Standards insbesondere im Umgang mit KI eine zentrale Rolle ein. Der europäische AI Act stuft KI-Anwendungen im Gesundheitsbereich aufgrund ihrer potenziellen Einflüsse auf das Leben von Menschen als Hochrisikosysteme ein (Healthcare Digital, 2025). Gesundheits-KI-Anwendungen unterliegen somit strengeren Vorschriften als z.B. KI-Chatbots, was zwar vertrauenswürdige Rahmenbedingungen schafft, jedoch auch die Innovationsgeschwindigkeit bremsen kann.

Der asiatisch-pazifische Raum (APAC) zeigt sich als dynamisch wachsender Markt. Länder wie China, Indien und Australien investieren gezielt in digitale Versorgungsstrukturen, v.a. in Bereichen wie Telemedizin und mobile Gesundheitsanwendungen (mHealth). Laut Grand View Research (2024) wird APAC bis 2030 mit einer CAGR von 23.1% die am schnellsten wachsende Region weltweit sein. Haupttreiber sind die demografische Entwicklung, eine stark wachsende Bevölkerung und ein überdurchschnittlicher Mangel an medizinischem Fachpersonal (Baur et al., 2021).

Bemerkenswert ist, dass es einzelnen, vergleichsweise kleinen Ländern gelingt, sich unabhängig von den übergeordneten regionalen Trends immer wieder als digitale Vorreiter zu positionieren. Estland und Israel gelten dabei als internationale Best Practices im Bereich der digitalen Gesundheit. Ihr Fortschritt ist weniger auf geografische Gegebenheiten zurückzuführen als auf den entschlossenen politischen Willen und die hohe digitale Offenheit in der Bevölkerung. In beiden Ländern wird Digital Health als strategische Priorität behandelt und konsequent gefördert. Erstaunlicherweise zeigt sich das nicht in den Ausgaben pro Land. Der Markt in der Schweiz beträgt 1,3 Mrd. CHF (s. Tab. 1) und ist somit auf die Anzahl von Bürger:innen gerechnet der grösste im DACH-Raum (Deutschland, Österreich und Schweiz). Selbst wenn man diese Umsätze pro Kopf nach Kaufkraft bereinigt, hat die Schweiz immer noch den grössten Umsatz pro Kopf. Das zeigt aus Geschäftssicht die Attraktivität des schweizerischen Marktes.

**Tab. 1** Umsatz und Wachstum des Digital-Health-Marktes (Statista 2024a, 2024b, 2024c)

| Land | Anzahl Einwohnende (in Mio.) | Umsatz 2025 (in Mio. CHF) | Umsatz pro Kopf (in CHF) | Umsatzprognose 2029 (in Mio. CHF) | CAGR 2025–2029 |
|---|---|---|---|---|---|
| Schweiz | 9.2 | 1.269 | 138 | 1.772 | 9% |
| Deutschland | 83.9 | 4.735 | 56 | 6.136 | 7% |
| Österreich | 9.2 | 617 | 67 | 807 | 7% |
| Estland | 1.3 | 31 | 24 | 39 | 6% |
| Israel | 9.4 | 712 | 76 | 891 | 6% |

## 2.3 Aktuelle Entwicklungen in der Schweiz: Drei Hoffnungsbotschaften

Auch wenn in unseren bisherigen Digital Health Reports das richtige Bild einer zu langsamen Digitalisierung in der Schweiz gezeichnet wurde, gibt es auch positive Entwicklungen zu vermelden. Im Folgenden thematisieren wir drei hoffnungsvolle Botschaften, die zeigen, dass es in Sachen Digital Health in der Schweiz durchaus Fortschritte gibt.

### Hoffnungsbotschaft 1: Grundakzeptanz und Vertrauen sind immer noch hoch

Eine aktuelle Studie von gfs.bern (Golder et al., 2025b) zeigt, dass Schweizer Gesundheitsfachkräfte der Digitalisierung grundsätzlich positiv gegenüberstehen. Auf die Frage „Wie beurteilen Sie das zukünftige grundsätzliche Potenzial für Verbesserungen dank eHealth (z.B.: elektronisches Patientendossier [EPD], elektronische Krankengeschichte, Telemedizin, computergestützte Entscheidungsunterstützung, elektronischer Datenaustausch etc.) in Ihrem Arbeitsumfeld?" antworteten mit „sehr" oder „eher grosses Potenzial" 80% der Spitalärzt:innen, 72% des IT-Gesundheitspersonals und 56% der Praxisärzt:innen.

Gleichzeitig zeigen sich jedoch auch kritische Tendenzen: Die Skepsis gegenüber heute eingesetzten Lösungen nimmt zu. So ist seit 2019 die Zuversicht in das aktuell verfügbare EPD bei Ärzt:innen und IT-Verantwortlichen in Spitälern rückläufig. Im Jahr 2025 schätzten nur noch 35% der Ärzt:innen und 46% der IT-Verantwortlichen den Versorgungsnutzen des EPDs als „sehr" oder „eher hilfreich" ein. Dies spiegelt sich auch in der geringen Nutzungsrate von nur 16% unter den Schweizer Ärzt:innen wider.

Die zentrale Hoffnungsbotschaft lautet jedoch: Fachkräfte sehen nach wie vor ein grosses Potenzial in Digital-Health-Lösungen. Entscheidend ist nun, dass das Gesundheitssystem konkrete Anwendungen schafft, die dieses Potenzial auch tatsächlich erschliessen. Mit dem Vertrauen der Bevölkerung in die Institutionen des Gesundheitswesens ist dafür eine wichtige Grundlage weiterhin vorhanden. So geniessen behandelnde Ärzt:innen beim Thema Datenschutz ein hohes bis sehr hohes Vertrauen (89%), gefolgt von Apotheker:innen (75%). Auch andere Gesundheitsfachpersonen werden von 61% der Bevölkerung als vertrauenswürdig eingeschätzt und selbst den Krankenversicherungen wird im Hinblick auf den Datenschutz mit 50% noch Vertrauen entgegengebracht (Golder et al., 2025a). Diese Werte sind nicht selbstverständlich und sie sollten Mut machen, dieses Vertrauen zu nutzen, um mehr Digitalisierung im Gesundheitswesen zu wagen.

### Hoffnungsbotschaft 2: Es bewegt sich etwas in den Regulatorien

Anhand von drei Beispielen wird nachfolgend aufgezeigt, dass sich die gesetzlichen Rahmenbedingungen in der Schweiz positiv weiterentwickeln.

**Neue Initiativen.** Die Schweizer Bundesinitiative DigiSanté (2025–2034), unter der Leitung des Bundesamts für Gesundheit (BAG), verfolgt das Ziel, die digitale Transformation im Schweizer Gesundheitswesen zu beschleunigen (BAG, 2025c). Im Zentrum steht die Verbesserung des Informationsflusses zwischen den Akteuren sowie die stärkere Integration digitaler Lösungen in den Versorgungsalltag wie etwa bspw. das EPD. Die zehnjährige Initiative plant die Finanzierung von rund 50 Digitalisierungsprojekten mit einem Verpflichtungskredit in Höhe von insgesamt 624 Mio. CHF (Lindenmann, 2025).

Die Verbesserung des Datenaustauschs verspricht einen doppelten Nutzen: Einerseits soll die administrative Belastung des Gesundheitspersonals deutlich reduziert werden, andererseits soll die Qualität der Gesundheitsversorgung gesteigert werden. Erreicht werden soll dies durch folgende Massnahmen (BAG, 2025a):

- Stärkung der nationalen digitalen Grunddienste wie z.B. Register, Schnittstellen und Anwendungen
- Ausbau der gesetzlichen Grundlagen
- Klare Definition nationaler technischer Standards zur Verbesserung der Interoperabilität zwischen Systemen

Durch diese Massnahmen sollen der Austausch von Daten für Behandlungs-, Abrechnungs- und Forschungszwecke erleichtert und unnötige Mehrfacharbeit vermieden werden. Auch das Thema Datenschutz wird explizit adressiert. Dabei soll geregelt werden, welche Akteure Zugang zu Gesundheitsdaten erhalten mit dem Ziel, Transparenz zu schaffen und die Patientensicherheit zu erhöhen. Ob die Initiative letztlich erfolgreich sein wird, lässt sich zum jetzigen Zeitpunkt noch nicht beurteilen. Allein durch ihren Umfang setzt sie jedoch ein klares Signal: Die Digitalisierung des Gesundheitswesens wird nun mit höherer Priorität verfolgt.

**Neue Tarife.** Mit den bisherigen Tarifsystemen der Schweiz, wie dem TARMED (ambulante Leistungen) oder dem SwissDRG (stationäre Leistungen), werden digitale Gesundheitsdienstleistungen in der Schweizer Grundversicherung (OKP) grösstenteils nicht direkt abgedeckt (Jörn et al., 2024). Die mangelnde Integration von Digital-Health-Lösungen ins Abrechnungssystem hat zur Folge, dass digitale Leistungen als Nichtpflichtleistungen gelten und bisher nicht direkt vergütet werden können. Stattdessen müssen Patient:innen entweder aus eigener Tasche bezahlen oder die digitale Leistung muss über bestehende Pflichtleistungen abgerechnet werden, was bei bestimmten digitalen Leistungen wie Videokonsultationen möglich ist, bei anderen jedoch nicht. Diese Komplexität sowie Limitierungen bei der Abrechnung führen zu grosser Unsicherheit und einem geringen wirtschaftlichen Anreiz für Leistungserbringende, digitale Angebote einzusetzen. Doch das soll sich ändern. Ein bedeutender Schritt ist die geplante Einführung des neuen ambulanten Tarifsystems TARDOC, das den bisherigen TARMED ersetzen soll. Der TARDOC soll am 1. Januar 2026 in Kraft treten und für ambulante ärztliche Leistungen im niedergelassenen Bereich sowie in Spitälern gelten (FMH, 2025). Ziel ist eine schlankere, zeitgemässe Tarifstruktur mit reduzierter Komplexität, um den administrativen Aufwand zu senken.

Digitale Gesundheitsdienstleistungen sollen im neuen System deutlich umfassender berücksichtigt werden. Zudem ist vorgesehen, dass der TARDOC künftig einfacher an neue medizinische und technische Entwicklungen angepasst werden kann (FP Medical Consulting, 2024). Telemedizinische Leistungen wie telefonische oder videobasierte Konsultationen sollen künftig als Grundleistung zählen und werden damit von den Krankenversicherungen übernommen (Brockes, 2025). Auch zeitversetzte Formen der telemedizinischen Kommunikation, bspw. per E-Mail, SMS oder Sprachnachricht, sind inbegriffen (BAG, 2020).

**Angepasste Gesetze.** Ein weiteres positives Signal zeigt sich in der angestrebten Anpassung des EPDG, dem Bundesgesetz über das elektronische Patientendossier. Dieses bildet seit 2017 die gesetzliche Grundlage für die Einführung des EPDs. Mit dem EPDG wurden erste Schritte zur Digitalisierung des Schweizer Gesundheitswesens gemacht, insbesondere durch die Einführung des EPDs bei stationären Leistungserbringern (z.B. Spitäler, Langzeitkliniken) ab dem Jahr 2022.

Trotz dieser rechtlichen Basis bleibt die Nutzung des EPDs bislang sehr gering: Per Ende April 2025 verfügten lediglich rund 1.2% der Schweizer Bevölkerung über ein aktives EPD (eHealth Suisse, 2025a). Der Regierungsrat des Kantons Zürich (2023) führt diese geringe Verbreitung auf Schwächen im bestehenden EPDG zurück, v.a. auf unzureichende Finanzierungsmöglichkeiten für Leistungserbringende sowie mangelnde gesetzliche Klarheit.

Aus diesem Grund wird das EPDG seit 2023 vom Eidgenössischen Departement des Innern (EDI) gemeinsam mit relevanten Akteuren umfassend überarbeitet. Die revidierte Fassung soll im Herbst 2025 vom Bundesrat verabschiedet werden. Zentrale Punkte der geplanten Revision sind:

- die Einführung eines Opt-out-Verfahrens für das EPD
- eine zentralere Struktur und Finanzierung
- die Einbeziehung ambulanter Leistungserbringer in die EPD-Pflicht (News Service Bund, 2024)

Aus unserer Sicht sind diese gesetzlichen Anpassungen dringend erforderlich, um der wichtigen Initiative EPD in der Schweiz eine tragfähige Zukunft zu ermöglichen.

### Hoffnungsbotschaft 3: Die Innovationskraft der Akteure ist anhaltend hoch

Ein weiteres ermutigendes Signal für Digital Health in der Schweiz sind die zahlreichen Initiativen privater und öffentlicher Akteure. Nachfolgend listen wir entsprechend eine subjektive Auswahl von Vorhaben, die uns seit Erstellung des letzten Digital Health Reports besonders aufgefallen sind.

Hierbei hervorzuheben ist die Weiterentwicklung von Innovationsclustern im Bereich Digital Health. Innovationscluster sind geografisch und thematisch eng vernetzte Zusammenschlüsse von Unternehmen und anderen Organisationen, die durch Wissensaustausch und Kooperation gegenseitig profitieren. Besonders in den Regionen Zürich und Basel haben sich solche Ökosysteme etabliert und zeigen eine dynamische Entwicklung.

So profitiert der **Kanton Zürich** vom Zusammentreffen kompetenter Akteure aus Hochschulbildung, Finanzwesen, Versicherungswirtschaft und Technologie. Über 120 Digital-Health-Unternehmen sind hier aktiv, was rund 30 bis 40% aller Digital-Health-Unternehmen der Schweiz entspricht (Standortförderung des Kantons Zürich, 2024). Ein grosser Teil davon sind Start-ups oder KMUs.

Die vier Dimensionen des WIG-Digital-Health-Ordnungsmodells sind in den regionalen Innovationsclustern mit jeweils unterschiedlichem Fokus vertreten:

- **Stadt Zürich**: Dominiert die Dimension „E-Health", gestützt durch eine hohe Dichte an Forschungsinstitutionen, innovativen Wirtschaftsakteuren und gut ausgebauten Innovationsstrukturen.
- **Schlieren**: Fokussiert auf „Data Health" und „Tech Health" – insbesondere MedTech und BioTech. Der Standort zeichnet sich durch Einrichtungen wie den Bio-Technopark Schlieren-Zürich aus.
- **Winterthur**: Setzt den Schwerpunkt auf „Tech Health". Mit der praxisorientierten Zürcher Hochschule für Angewandte Wissenschaften (ZHAW), einem breiten Netzwerk an Gesundheitsakteuren und Initiativen wie „Digital Winterthur" bietet die Stadt ein attraktives Umfeld für Start-ups.
- **Bülach**: Unterstützt mit dem „digital health center (dhc)" v.a. junge Unternehmen durch gezielte Vernetzungsangebote und Programme wie den firmeneigenen Accelerator (Standortförderung des Kantons Zürich, 2024).

**Der Grossraum Basel** zählt weltweit zu den führenden Regionen im Bereich Life Sciences und beherbergt über 700 Unternehmen dieser Branche, darunter mindestens 50 mit einem spezifischen Fokus auf Digital Health (Basel Area Business & Innovation, 2024). Der intensive Austausch zwischen Unternehmen, Hochschulen, Forschungseinrichtungen, Spitälern und politischen Akteuren macht die Region zu einem bedeutenden Innovationshub. Insbesondere die Pharmaindustrie ist in Basel mit Grosskonzernen wie Roche und Novartis, die auch in Digital Health investieren, stark vertreten – häufig in Kooperation mit Technologie- und ICT-Unternehmen. Ein Beispiel dafür ist das gemeinsam von Novartis und Microsoft betriebene KI-Innovationslabor in Basel, das darauf abzielt, medizinische Innovationen durch den Einsatz von Künstlicher Intelligenz voranzutreiben. Weiterhin unterstützen Förderinitiativen wie „DayOne Health 4.0" Start-ups mit Coaching, finanzieller Förderung und dem Zugang zu einem breiten Netzwerk aus Wirtschaft und Wissenschaft.

Eine weitere positive Entwicklung im Schweizer Digital-Health-Bereich ist der Fortschritt bei der Einführung von **Gesundheitsökosystemen**. Besonders hervorzuheben sind in diesem Zusammenhang die digitalen Gesundheitsplattformen Compassana und Well. Compassana bietet laut eigenen Angaben eine benutzerfreundliche Plattform in Form einer App, die Patient:innen mit Ärzt:innen, Apotheken sowie weiteren Leistungserbringern vernetzt (Compassana, 2025). Zu den Funktionalitäten zählen unter anderem Terminbuchungen, Chatfunktionen, Symptom-Checks, e-Rezepte sowie eine übersichtliche Darstellung zentraler Informationen wie Medikationshistorie und Rechnungen (Compassana, 2025). Hinter dem Compassana-Projekt stehen die grossen Schweizer Versicherungen Groupe Mutuel, Helsana, SWICA sowie die Gesundheitsleistungserbringer Hirslanden, Medbase und die LUKS-Gruppe. Die Plattform Well verfolgt einen vergleichbaren Ansatz und bietet eine App, die ebenfalls Nutzer:innen mit Ärzt:innen, Apotheken und Spitälern verbindet. Die App begleitet mit integrierten Terminbuchungen, e-Rezepten, Nutzerdossiers und einem Symptom-Checker die Reise der Patient:innen von ihren ersten Symptomen bis zu ihrer Entlassung und Nachsorge (Coop Vitality, 2022). Nutzer:innen werden Hinweise gegeben, wie sie mit Beschwerden, Diagnosen oder Krankheiten umgehen sollten. Das Well-Projekt wird ebenfalls von grossen Akteuren getragen: den Krankenversicherungen CSS und Visana sowie den Gesundheitsdienstleistern Galenica, Medi24, DocMorris und Swiss Medical Network.

Damit weisen die Compassana- und Well-Plattformen Parallelen zum EPD auf, da sie beide die digitale Speicherung und den Austausch von Gesundheitsdokumenten zwischen Akteuren und Nutzer:innen ermöglichen. Doch sie differenzieren sich dadurch, dass sie sich mit zusätzlichen Funktionen stärker an den Bedürfnissen der Patient:innen orientieren. Diese Plattformen veranschaulichen, wie digitale Lösungen die Gesundheitsversorgung der Schweizer Bevölkerung heutzutage ergänzen können. Mehr zu diesen Plattformen aus technischer Sicht kann in Kapitel 5 nachgelesen werden.

**Hospital@Home** ist ein vielversprechendes Versorgungskonzept mit dem Potenzial, die Gesundheitsversorgung deutlich zu verändern. Angesichts des Fachkräftemangels und langer Wartezeiten für physische Konsultationen kann dieser Ansatz medizinisches Personal entlasten und gleichzeitig den Zugang zu Gesundheitsleistungen verbessern. Hospital@Home zielt darauf ab, eine vollwertige Alternative zum stationären Spitalaufenthalt zu bieten und Patient:innen eine qualitativ gleichwertige Behandlung im eigenen Zuhause zu ermöglichen (Swiss Hospital at Home Society, 2023). Ein Beispiel aus der Praxis: Eine Patientin mit einem akuten Krankheitsfall konsultiert ein Spital oder eine Hausarztpraxis. Abhängig von Schweregrad und Dringlichkeit kann der behandelnde Arzt eine häusliche Behandlung empfehlen. Bei Zustimmung der Patientin werden alle nötigen Massnahmen organisiert wie etwa Infusionstherapien, Blutentnahmen oder die Bereitstellung von Monitoringgeräten (Hospital at Home AG, 2025). Die Behandlung erfolgt im gewohnten häuslichen Umfeld, begleitet durch tägliche oder mehrtägliche Visiten durch medizinisches Fachpersonal. Nicht alle akuten Krankheitsbilder eignen sich für Hospital@Home, da in bestimmten Fällen eine stationäre Behandlung weiterhin notwendig ist. Doch insbesondere in der Psychiatrie, Geriatrie, Pädiatrie, Onkologie sowie in der allgemeinen Inneren Medizin wird das Konzept laut PwC-Expert:innen (2025) als besonders vielversprechend eingeschätzt. In der Schweiz befindet sich Hospital@Home derzeit noch in einer frühen Entwicklungsphase. Erste Pilotprojekte werden jedoch bereits von Spitälern in Zusammenarbeit mit Kantonen und Krankenversicherungen umgesetzt (s. bspw. das SHIFT-Unterprojekt B.3: Hospital@Home).

### Fazit zu den Hoffnungsbotschaften

Diese drei Hoffnungsbotschaften stimmen uns vorsichtig optimistisch, dass sich der aktuelle positive Entwicklungstrend weiter fortsetzen wird. Die zunehmende Zahl schweizweiter, branchenübergreifender Förderinitiativen sowie die wachsende Finanzierung durch private und institutionelle Investoren schaffen ein innovationsfreundliches Umfeld für das Thema Digitale Gesundheit. Wir teilen die Einschätzung des Kantons Zürich, dass die moderne Infrastruktur sowie die enge Vernetzung von Wirtschaft, Forschung und Politik die Schweiz als potenziellen Innovationshub für Digital Health positionieren könnte (Wachstumsmotor für Digital Health in der Schweiz, 2024). Dazu sind jedoch weiterhin gemeinsame Anstrengungen aller relevanten Akteure notwendig. Ein mögliches Beispiel dafür, wie eine konkrete Initiative in einem Spital aussehen könnte, wird in der Callout-Box „SHIFT“ dargestellt.

***SHIFT – Eine Blaupause für die digitale Transformation von Spitälern***

*Die Transformation zu einem Digitalen Gesundheitswesen kann zwar Top-down incentiviert und grob gelenkt werden, aktiv passieren wird sie jedoch Bottom-up, indem sich die unzähligen Akteure im Gesundheitswesen digitalisieren und aktiv miteinander vernetzen. Doch diese digitale Transformation stellt für Gesundheitseinrichtungen eine erhebliche Herausforderung dar – besonders aus Sicht des Change-Managements. Um dem komplexen Wandel strukturiert zu begegnen, wurde das Flagship SHIFT (Smart Hospital: Integrated Framework, Tools & Solutions) ins Leben gerufen (Laufzeit: 2022–2025). Finanziert durch die Innosuisse, vereint das Flagship-Projekt ein Konsortium aus fünf Forschungs- und 24 Industriepartner:innen sowie 20 Spitälern. Mit einem Gesamtvolumen von 5,7 Mio. CHF zählt SHIFT zu den grösseren Innovationsvorhaben im Schweizer Gesundheitswesen und wurde 2023 mit dem „Prix d'excellence" von santeneXt ausgezeichnet.*

*Ein zentrales Ziel des Projekts war die Entwicklung eines Transformationsmasterplans, der als praxisnahe Orientierungshilfe für Spitäler dienen soll. Dieser Plan versteht sich als prototypische Blaupause für die systematische Umsetzung digitaler Veränderungsvorhaben im Klinikalltag. Er beschreibt konkrete Arbeitspakete (AP) und Schritte, die für einen erfolgreichen Wandel erforderlich und inspiriert sind von etablierten Modellen des Change-Managements wie etwa jenem von John Kotter (1995).*

*Der Transformationsmasterplan gliedert sich in fünf übergeordnete AP, die jeweils zentrale Stufen des Veränderungsprozesses abbilden:*

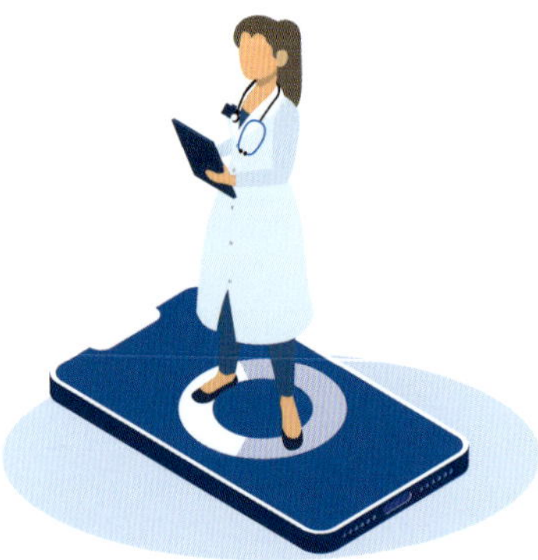

- AP1: Kreieren Sie Commitment für und Lust auf Veränderung – *Wie bei jeder Transformation wird hier das „Why?" der Veränderung geschaffen*
- AP2: Schaffen Sie konkrete Voraussetzungen zur Umsetzung der Transformation – *Ein Kernteam der Veränderung wird gebildet, mit Ressourcen ausgestattet und eine erste Roadmap erstellt*
- AP3: Erste Umsetzung – Belegen Sie mit Leuchttürmen den Nutzen der Transformation – *Ein Pilotprojekt wird durchgeführt und der Nutzen quantifiziert, um Evidenz hinter der Veränderung zu schaffen*
- AP4: Skalieren Sie die digitale Transformation – *Die erste Roadmap aus AP3 wird mit den neuen Erkenntnissen angepasst und eine skalierbares Umsetzungsvorgehen angegangen*
- AP5: Verankern Sie die Transformation dauerhaft – *Damit die Transformation nicht mit dem Abschluss des Projekts endet, muss sie dauerhafter Teil der Organisationslogik werden*

*Die vollständige Übersicht des SHIFT-Change-Management-Ansatzes ist auf der Website https://future.hospital zu finden.*

# Sponsoren-Gastbeitrag Schweizerische Post: Das EPD der Zukunft: Effizienz und Qualität durch Vernetzung im Gesundheitsökosystem

René Leuenberger, Head of Digital Health Solutions, Post CH Digital Services AG

Effizienzsteigerung und Qualitätsverbesserung: Dies verspricht eine immer stärkere digitale Vernetzung der Akteure im Gesundheitswesen. Das elektronische Patientendossier (EPD) kann dabei eine Schlüsselrolle spielen und den Grundstein für ein patientenzentriertes Ökosystem bilden.

Jede Person in der Schweiz soll bei der Geburt automatisch ein EPD erhalten, das sie ein Leben lang begleitet – von den ersten Impfungen im Säuglingsalter bis hin zur Pflege im Alter. Der Status quo sieht anders aus: Das EPD enthält meist statische Informationen und ist gerade bei ambulanten Gesundheitsdienstleistern wenig verbreitet. Dadurch bleibt auch der Mehrwert für private Nutzer:innen begrenzt. Wie kann das EPD künftig sein volles Potenzial entfalten?

### *Interoperabilität als Fundament*

Durch die Interoperabilität der verschiedenen Systeme kann das EPD im Gesundheitssystem zum unverzichtbaren Informations-Hub werden. Mit einer integrierten EPD-Lösung in Spitälern, Praxen und Apotheken können Gesundheitsdaten sicher und strukturiert miteinander verbunden werden. Behandlungsrelevante Daten müssen nur einmal erfasst werden und sind dann für alle Gesundheitsfachpersonen zugänglich, sofern die/der Patient:in dies wünscht. Das ist für die behandelten Personen angenehmer und schont die ohnehin knappen Ressourcen.

### *Patientenzentrierte und zukunftsfähige Plattform*

Funktionalitäten sind zentral, damit das EPD den Weg in den Alltag findet. Die Plattform kann mit digitalen Anwendungen für Medikationen, Rezepte, Impfungen oder Patientenverfügungen echte Mehrwerte schaffen. Ein Beispiel dafür sind die Impfservices. Heute ist es zwar möglich, Impfungen als strukturierte Daten im EPD zu speichern. Doch ein grösserer Nutzen entsteht, wenn ein Impfcheck anzeigt, ob der Impfschutz aktuell und vollständig ist. Als führende EPD-Anbieterin setzt die Post auf eine benutzerfreundlichere Plattform, die eine leichtere Integration solcher Services ermöglicht und so den sicheren digitalen Austausch von Gesundheitsinformationen vorantreibt.

### *EPD heute und morgen*

Mit dem EPD als zentrales Element einer sicheren und vernetzten Infrastruktur entsteht ein patientenzentriertes Ökosystem. Bis zur vollständigen Realisierung sind noch einige Schritte zu gehen. Viele erkennen die zukünftigen Vorteile des EPDs, unterschätzen jedoch den bereits bestehenden Nutzen. Selbst einfache Dokumente wie PDF-Dateien können im richtigen Moment entscheidend sein. Jeder Eintrag zählt – ob strukturiert oder unstrukturiert.

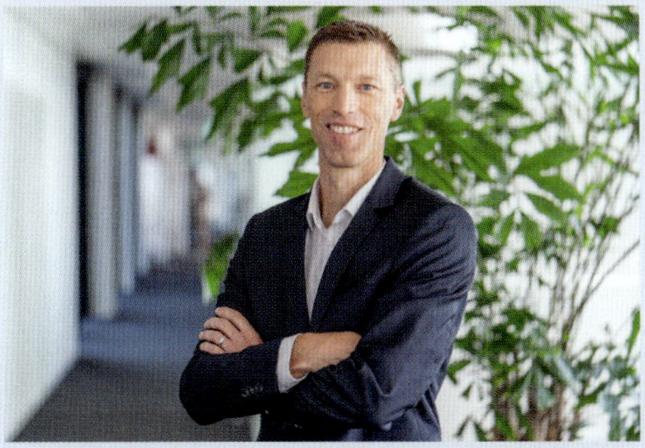

**„Das EPD kann bei der Vernetzung der verschiedenen Akteure eine wichtige Rolle spielen. Konkreter Vorteil ist: Durch Interoperabilität und Vernetzung aller Systeme stehen relevante Daten vor und während der Behandlung in Echtzeit zur Verfügung."**

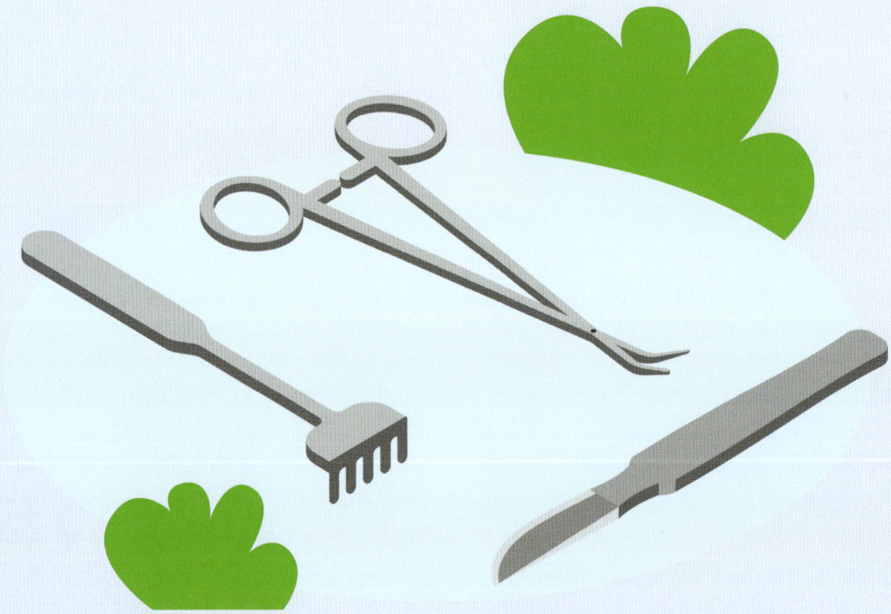

# 3

# Die Methodik: Ansätze zur Analyse digitaler Reife

Um herauszufinden, wie digital unsere Gesundheitsakteure heute wirklich sind, braucht es einen methodisch fundierten Zugang. Denn digitale Reife ist kein abstraktes Konzept, sondern zeigt sich ganz konkret in den Erwartungen der Bürger:innen, im Erleben der Mitarbeitenden und in der strukturellen Verankerung digitaler Kompetenzen innerhalb der Organisationen.

Entsprechend haben wir drei Perspektiven kombiniert und dafür drei verschiedene methodische Zugänge gewählt: Die Sicht der Bürger:innen wurde mit einer Kano-Befragung erfasst, die Sicht der Mitarbeitenden mithilfe von Empathiekarten, die mittels Interviews erstellt wurden. Für die systemische Perspektive haben wir ein neues Reifegradmodell entwickelt, das den digitalen Entwicklungsstand differenziert nach den Dimensionen Mensch, Technologie/Daten und Organisation (MTDO) qualitativ messbar macht. Ergänzt werden diese Ist-Analysen durch unseren traditionellen Blick in die Glaskugel: die Zukunftstrends – eingeschätzt durch das Netzwerk Gesundheitsökonomie Winterthur (NGW) und das ZHAW Digital Health Lab.

## 3.1 Kano-Befragung: Was die Bürger:innen sich wünschen

Nicht alle Funktionen und Merkmale digitaler Gesundheitslösungen werden von Nutzer:innen gleich bewertet. Manche sind selbstverständlich, andere begeistern, wieder andere werden erst vermisst, wenn sie fehlen. Das Kano-Modell hilft dabei, solche Unterschiede systematisch zu erfassen und ein besseres Verständnis dafür zu entwickeln, welche Anforderungen aus Nutzersicht besonders relevant sind (Steubel, 2023a).

Durch die Einteilung in die sechs Merkmale (1) Begeisterung, (2) Leistung, (3) Basis, (4) Rückweisung, sowie (5) indifferente und (6) fragliche Merkmale unterstützt das Modell die Priorisierung von Funktionen bzw. Lösungen und liefert eine fundierte Grundlage für die Weiterentwicklung digitaler Angebote. Es beschreibt den Zusammenhang zwischen der Erfüllung von Kundenanforderungen und der Kundenzufriedenheit und wird daher auch als „Modell der Kundenzufriedenheit" bezeichnet (Steubel, 2023).

1. **Begeisterungsmerkmale** (A: Attractive Quality Elements): werden nicht erwartet; ihr Vorhandensein führt zu hoher Zufriedenheit oder sogar Begeisterung, ihr Fehlen verursacht jedoch keine Unzufriedenheit
2. **Leistungsmerkmale** (O: One-dimensional Quality Elements): werden bewusst erwartet (normale Anforderung); je besser sie erfüllt sind, desto höher ist die Zufriedenheit; ihr Fehlen führt zu Unzufriedenheit
3. **Basismerkmale** (M: Must-be Quality Elements): werden als selbstverständlich vorausgesetzt; ihr Fehlen führt zu starker Unzufriedenheit, ihr Vorhandensein erhöht die Zufriedenheit jedoch nicht
4. **Rückweisungsmerkmale** (R: Reverse Quality Elements): werden negativ wahrgenommen; ihr Vorhandensein führt zu Unzufriedenheit, ihre Abwesenheit steigert die Zufriedenheit
5. **Indifferente Merkmale** (I: Indifferent Qualitiy Elements): Eigenschaften eines Produkts oder einer Dienstleistung, die weder zur Kundenzufriedenheit noch zur -unzufriedenheit beitragen, egal ob sie vorhanden sind oder nicht
6. **Fragliche Merkmale** (Q: Questionable Quality Elements): entstehen durch unplausible Kombinationen aus funktionaler und dysfunktionaler Bewertung; werden im Kano-Modell nicht berücksichtigt; ihr Auftreten kann auf Missverständnisse in der Fragestellung oder auf fehlerhaft ausgefüllte Antworten hinweisen (Chen & Su, 2006; Hölzing, 2008)

Für die Auswertung der Kano-Befragung gilt die Regel, dass die Kategorie mit den meisten Nennungen als Hauptkategorie für das Merkmal gewählt wird. Sollte der Abstand zur nächsthäufigsten Kategorie weniger als fünf Prozentpunkte betragen, so werden üblicherweise beide Kategorien gewählt („Mixed Category").

**Untersuchte Akteursgruppen.** Es wurden sechs Akteursgruppen analysiert: Apotheken, Arztpraxen, Krankenversicherungen, Pharmaunternehmen, Spitäler und Spitex. Wir haben Endnutzer:innen (Bürger:innen und Patient:innen) in einer schriftlichen Umfrage gebeten, je sieben digitale Lösungen zu bewerten. Die Auswahl der Lösungen erfolgte auf Basis einer Literaturrecherche, in deren Rahmen das Autorenteam rele-

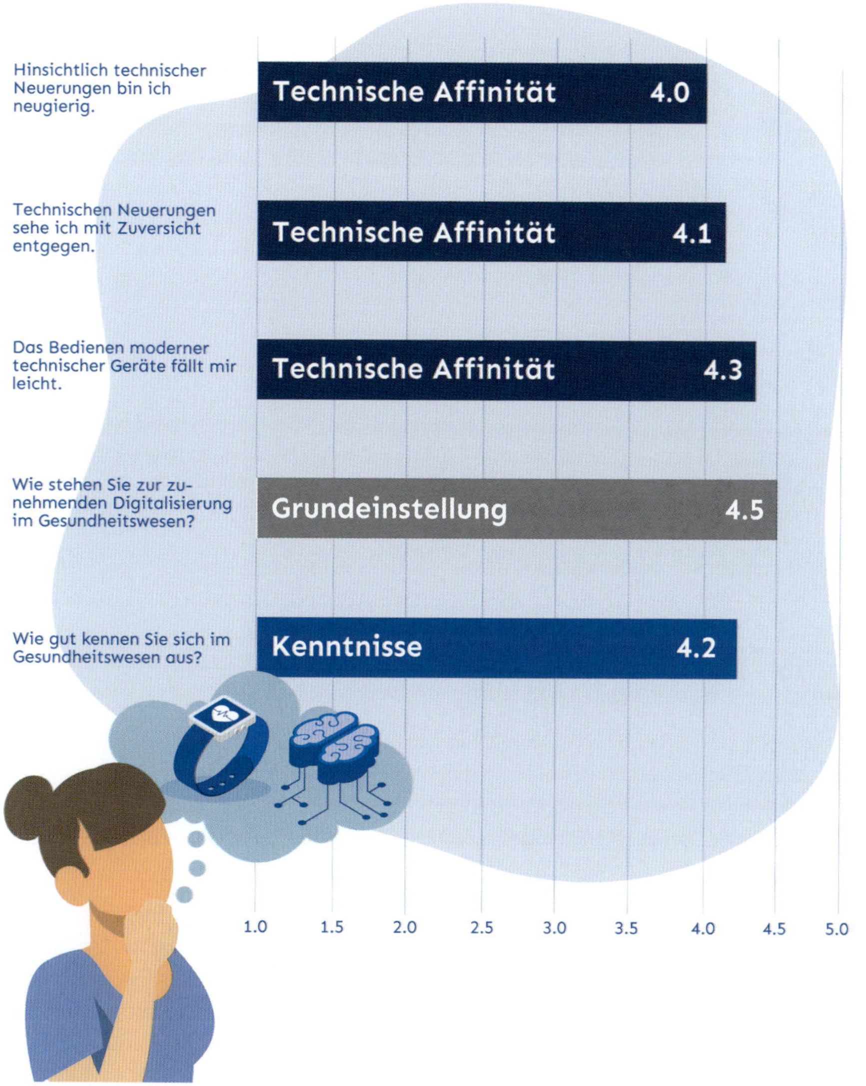


**Abb. 3 Antworten der Bürger:innen**

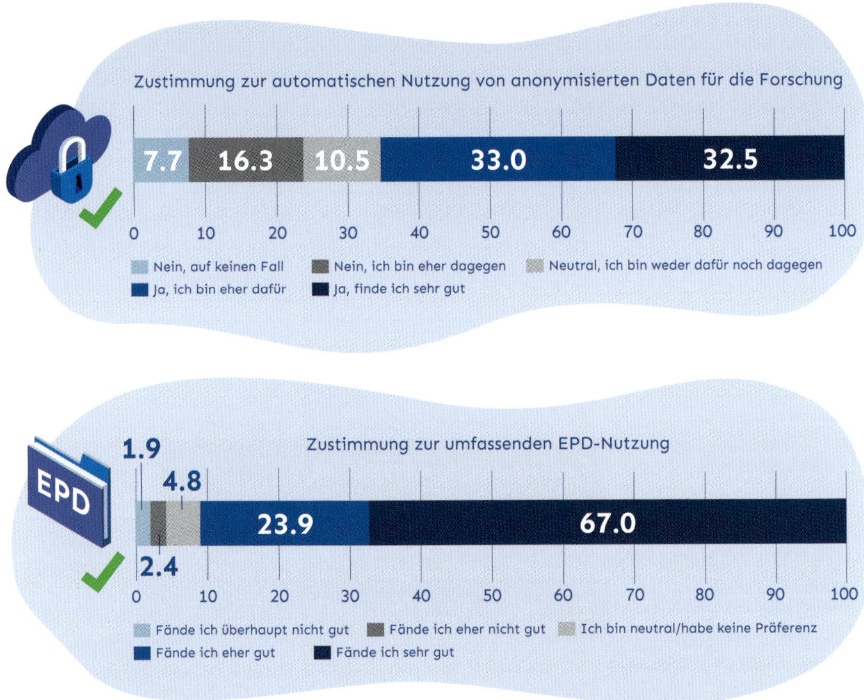


**Abb. 4** Zustimmung der Bevölkerung mit Blick auf die Nutzung von Daten und des EPDs (in %)

vante digitale Lösungen identifizierte. Diese Lösungen decken mehrere Einsatzfelder ab: von medizinischen Lösungen bis hin zu verbesserten Patientenreisen (s. Kap. 4.1–4.6).

**Anzahl Teilnehmende und Demografie.** An der Onlinebefragung nahmen insgesamt 210[1] erwachsene Personen vollständig teil. Davon identifizierten sich 67.1% als weiblich und 32.9% als männlich. Die grösste Alterskategorie der Teilnehmenden waren die 25- bis 34-Jährigen mit 39.5%, gefolgt von den 35- bis 44-Jährigen (13.8%) und den 45- bis 54-Jährigen (13.3%). 20.5% der Befragten waren mind. 55 Jahre alt.

**Meinung der Bürger:innen und Patient:innen.** Bevor die Befragten digitale Lösungen für spezifische Akteursgruppen bewerteten, beantworteten sie zunächst ihre Zustimmung zu allgemeinen, akteursunabhängigen Aussagen. Diese gaben uns Einblick in ihre Haltung zur Digitalisierung im Gesundheitswesen und zeigten ein klares Bild (s. Abb. 3–5).

Die **technische Affinität** der Teilnehmenden wurde auf einer 5-Punkte-Likert-Skala von 1 („trifft gar nicht zu") bis 5 („trifft voll und ganz zu") beurteilt. Insgesamt wurde diese als hoch eingeschätzt, so fällt bspw. das Bedienen moderner Geräte den meisten leicht (Mittelwert, M = 4.3, Standardabweichung, SD = 1.0). Technische Neuerungen wurden mit Zuversicht betrachtet (M = 4.1, SD = 0.9), und viele Befragten bezeichneten sich selbst als neugierig gegenüber neuen Technologien (M = 4.0, SD = 1.0).

1 Die Teilnehmenden konnten ihre Einschätzung zu einem oder mehreren Akteuren abgeben.

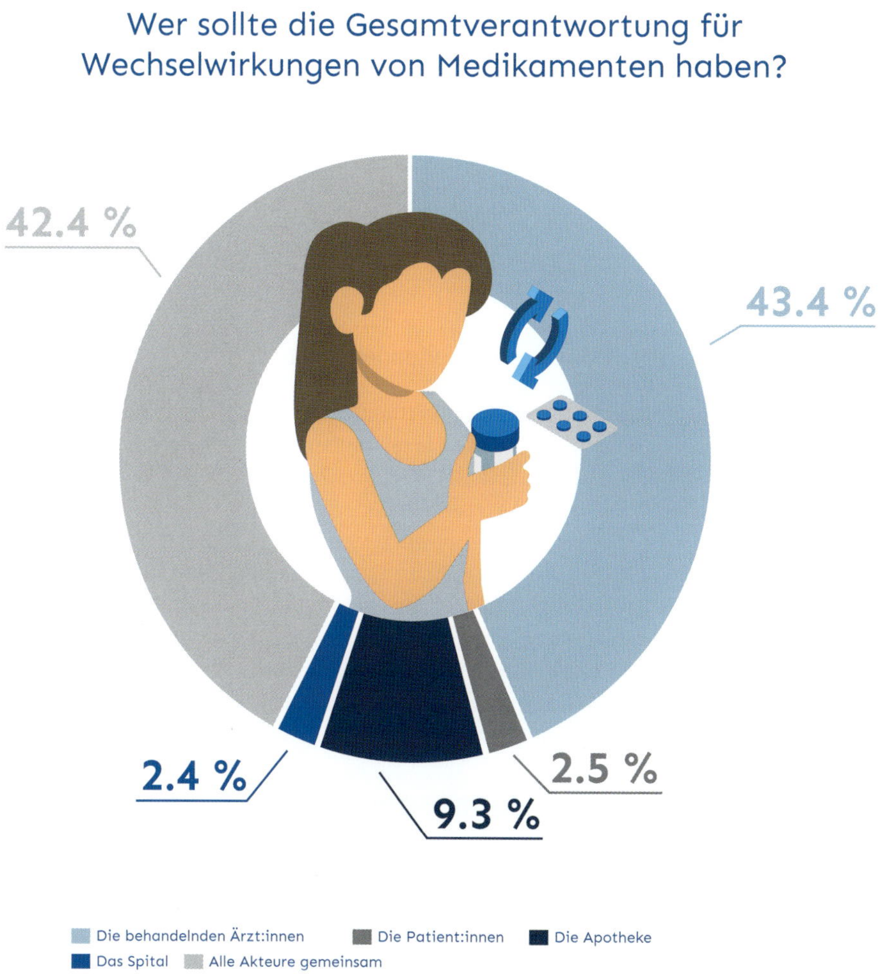


**Abb. 5** Gesamtverantwortung für Wechselwirkungen von Medikamenten

Auch die **Grundeinstellung** zur Digitalisierung im Gesundheitswesen wurde von 1 („negativ") bis 5 („positiv") bewertet. Mit einem Mittelwert von 4.5 (SD = 0.7) bewerteten die Befragten die zunehmende Digitalisierung ausgesprochen positiv.

Die Mehrheit der Befragten schätzte ihre **Kenntnisse** über das Schweizer Gesundheitswesen als „gut" ein (M = 4.2, SD = 0.9). Auch hier erfolgte die Beurteilung auf einer 5-Punkte-Likert-Skala von 1 („sehr schlecht") bis 5 („sehr gut").

**Anonymisierte Daten – Mehrheit offen, aber nicht alle überzeugt.** Etwas differenzierter fiel die Einschätzung zur Verwendung anonymisierter Gesundheitsdaten für die Forschung und Entwicklung (F & E) aus. Rund zwei Drittel (65.5%) bewerteten die Idee als positiv, während sich knapp ein Viertel (24%) eher kritisch zeigte. Weitere 10.5% gaben eine neutrale Beurteilung ab.

Ein starkes Signal für eine umfassendere digitale Vernetzung zeigt sich beim Thema Elektronisches Patientendossier (EPD). 91% ($M = 4.5$, $SD = 0.9$) der Teilnehmenden fänden es gut, wenn das EPD vollumfänglich über alle Akteure hinweg funktionieren würde und sie selbst jederzeit auf ihre Gesundheitsdaten zugreifen könnten.

Um die Einstellung zur Steuerung des Gesundheitswesens zu analysieren, haben wir beispielhaft die Frage „Wer sollte Ihrer Meinung nach die Gesamtverantwortung für Wechselwirkungen von Medikamenten haben?" gestellt. Am häufigsten wurde die Ärzteschaft im Lead gesehen (43.4%), dicht gefolgt von der Antwortoption „Alle Akteure gemeinsam" (42.4%).

## 3.2 Empathiekarten: Was die Mitarbeitenden denken

Digitale Lösungen im Gesundheitswesen können ihr Potenzial nur dann entfalten, wenn sie konsequent an den Bedürfnissen ihrer Nutzer:innen ausgerichtet sind. Um diese Bedürfnisse systematisch zu erfassen und greifbar zu machen, bietet die Empathiekarte ein praxisnahes Werkzeug zur Visualisierung (Wüthrich, 2018). Sie unterstützt dabei, die Perspektive der Zielgruppe einzunehmen, sich also in das, was Menschen denken, fühlen, sehen, hören, sagen und tun, hineinzuversetzen. Anstatt rein hypothetisch über Nutzer:innen zu sprechen, ermöglicht die Empathiekarte eine strukturierte Auseinandersetzung mit deren Perspektiven, Herausforderungen und Erwartungen. So entsteht ein umfassenderes Bild, das als Grundlage für die nutzerzentrierte Entwicklung digitaler Gesundheitslösungen dient. Eine typische Empathiekarte ist in mehrere Bereiche unterteilt, die unterschiedliche Aspekte der Zielgruppe abdecken:

- **Denken und Fühlen**: Was denkt die Zielgruppe? Was bewegt sie emotional?
- **Hören**: Was hört die Zielgruppe von Kolleg:innen, Vorgesetzten, Kund:innen?
- **Sehen**: Was sieht die Zielgruppe, wenn sie sich im Alltag umblickt?
- **Sagen und Tun**: Welche Worte oder Aussagen macht die Zielgruppe in Bezug auf ihre Bedürfnisse oder Probleme? Welche Verhaltensweisen oder Aktionen zeigt sie?
- **Herausforderungen**: Was sind die Hauptprobleme oder Frustrationen der Zielgruppe?
- **Wünsche**: Welche positiven Ergebnisse oder Wünsche strebt die Zielgruppe an?

Um die Perspektiven und Einstellungen von Mitarbeitenden im Gesundheitswesen zur Digitalisierung zu erfassen, wurden 20 Interviews mit Fachpersonen aus den sechs Akteursgruppen geführt, wobei die semistrukturierten Online-Interviews 30 bis 60 Minuten dauerten. Die Ergebnisse wurden je Akteursgruppe in einer Empathiekarte zusammengefasst, um ein differenziertes Bild der Perspektiven der Mitarbeitenden zu gewinnen.

## 3.3 Reifegrad: Das WIG-Reifegradmodell

Die Digitalisierung im Gesundheitswesen ist kein Zustand, sondern ein fortlaufender Entwicklungsprozess. Gesundheitsorganisationen befinden sich dabei in unterschiedlichen Phasen: Manche haben erste digitale Grundlagen geschaffen, andere verfügen bereits über ausgebaute Strukturen und setzen digitale Lösungen selbstverständlich ein. Um diese Vielfalt sichtbar zu machen und gezielt weiterentwickeln zu können, braucht es eine systematische Standortbestimmung.

Ein Reifegradmodell ist ein Instrument zur systematischen Bewertung des Entwicklungsstandes von Organisationen, Prozessen oder Systemen in Bezug auf bestimmte Fähigkeiten oder Merkmale. Es gliedert Entwicklungsverläufe in aufeinander aufbauende Stufen – meist von einem initialen, wenig strukturierten Zustand bis hin zu einer vollständig optimierten Ausprägung (Ayat & Sharifi, 2016). Dadurch ermöglicht es sowohl eine präzise Standortbestimmung als auch die Identifikation konkreter Verbesserungspotenziale. Reifegradmodelle dienen als strategische Orientierungshilfe, um gezielte Entwicklungsmassnahmen abzuleiten und Fortschritte messbar zu machen (Back et al., 2017) und finden zunehmend Anwendung im Kontext der digitalen Transformation. Obwohl zahlreiche Reifegradmodelle zur Bewertung der Digitalisierung im Gesundheitswesen existieren, hat sich bislang kein einheitlicher Standard etabliert. Eine Literaturrecherche zeigt, dass die Modelle in Methodik, Fokus und Anwendbarkeit stark voneinander abweichen. Viele legen den Schwerpunkt auf technologische Aspekte, während prozessuale und ergebnisorientierte Dimensionen oft zu kurz kommen (Liebe et al., 2022). Vor diesem Hintergrund entwickelten wir am Winterthurer Institut für Gesundheitsökonomie (WIG) ein eigenes Reifegradmodell. Die Entwicklung des Modells erfolgte auf Basis einer umfassenden Literaturanalyse bestehender Reifegradansätze und wurde durch Gespräche mit Expert:innen aus der Praxis ergänzt.

### Grundidee des WIG-Reifegradmodells

Unser Reifegradmodell basiert auf einem effizienten Erhebungsansatz: Mit wenigen, gezielt ausgewählten Fragen ermöglicht es eine differenzierte und zugleich ressourcenschonende Einschätzung des digitalen Entwicklungsstandes. Die Bewertung erfolgt als Fremdeinschätzung durch Expert:innen aus dem jeweiligen Versorgungsbereich und bezieht sich nicht auf eine einzelne Organisationen, sondern steht exemplarisch für den durchschnittlichen digitalen Reifegrad der jeweiligen Akteursgruppe im Schweizer Gesundheitswesen. Die Bewertung erfolgt entlang der drei zentralen Dimensionen Mensch, Technologie/Daten und Organisation (MTDO), die jeweils in zwei untergeordnete Subdimensionen gegliedert sind. Diese Struktur erlaubt eine ganzheitliche Betrachtung der digitalen Reife über verschiedene Akteursgruppen hinweg. Die Dimensionen sind grundsätzlich vergleichbar und bilden damit eine gemeinsame Basis für sektorübergreifende Analysen. Ergänzend wurde die Dimension branchenspezifischer Lösungen (bspw. E-Rezepte bei Apotheken) integriert, um den Besonderheiten einzelner Akteursgruppen gerecht zu werden. Das Modell umfasst zehn Entwicklungsstufen und ermöglicht so eine fein abgestufte Einschätzung des aktuellen digitalen Ist-Zustands (s. Abb. 6 als Beispiel ohne echte Daten).

Die in unserem Modell verwendeten Hauptdimensionen Mensch, Technologie/Daten und Organisation (MTDO) lassen sich auch in anderen, etablierten Reifegradmodelle finden (s. Tab. 3). Dies zeigt, dass unser Modell auf bewährten konzeptionellen Strukturen aufbaut. Eine systematische Zuordnung relevanter Subdimensionen aus verschiedenen Modellen zu unseren MTDO-Kategorien verdeutlicht die Anschlussfähigkeit unseres Ansatzes an bestehende Theorien. Für die konkrete Messung der MTDO-Dimensionen wurden die Items in Tabelle 2 verwendet. Die ausführliche Version des Fragebogens ist im Anhang zu sehen.

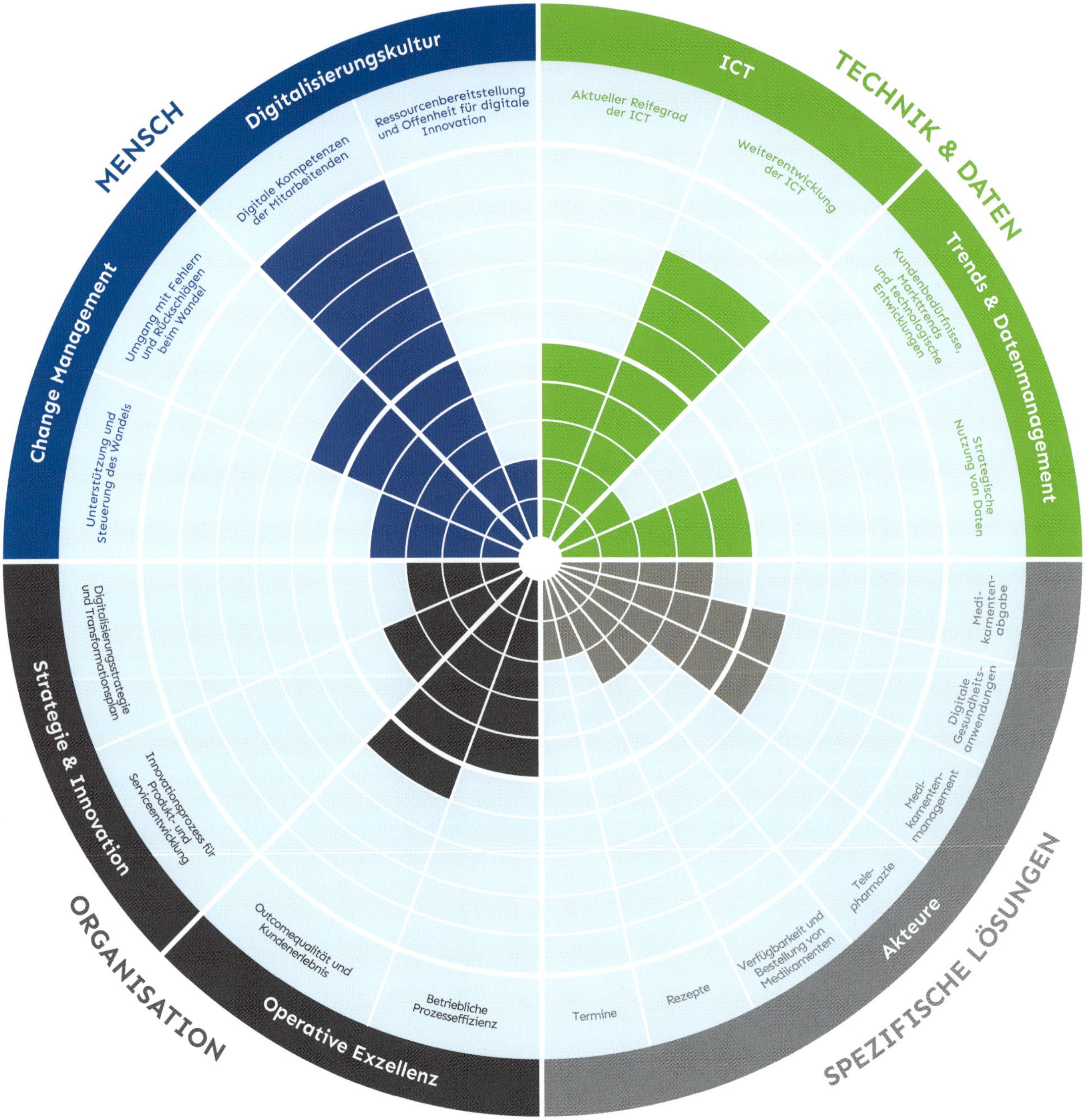


**Abb. 6** Das WIG-Reifegradmodell (Symbolabbildung)

**Tab. 2** Dimensionen des neu entwickelten WIG-Reifegradmodells

| Haupt-dimension | Unterdimensionen | Items | Hoher Reifegrad (10) |
|---|---|---|---|
| MENSCH | Digitalisierungs-kultur | Digitale Kompetenzen der Mitarbeitenden | ■ Digitale Kompetenzen werden regelmässig erfasst<br>■ Klare Entwicklungsziele sind vorhanden und werden aktiv gefördert<br>■ Vielzahl strukturierter Schulungsprogramme sind vorhanden |
| | | Ressourcenbereitstellung und Offenheit für digitale Innovation | ■ Klare Ressourcen für digitale Initiativen sind vorhanden<br>■ Aktive Unterstützung der Mitarbeitenden ist gegeben<br>■ Organisation fördert offene Haltung gegenüber digitalen Anwendungen |
| | Change-Management | Unterstützung und Steuerung des Wandels | ■ Stringente Change-Strategie – digitaler Wandel wird proaktiv gesteuert<br>■ Definierte Verantwortlichkeiten und etablierte Change-Prozesse<br>■ Widerstände werden frühzeitig erkannt und aktiv adressiert |
| | | Umgang mit Fehlern und Rückschlägen beim Wandel | ■ Fehler in digitalen Projekten werden systematisch analysiert<br>■ Etablierte Feedback- und Fehlerkultur<br>■ Erkenntnisse aus gescheiterten Initiativen werden aktiv genutzt |
| TECHNOLOGIE & DATEN | ICT | Aktueller Reifegrad der ICT | ■ Hochmoderne ICT-Systeme und durchgängige Prozesslandschaft<br>■ Keine Medienbrüche vorhanden<br>■ Automatisierung und KI werden in die Systeme integriert |
| | | Weiterentwicklung der ICT | ■ Entwicklung der ICT wird regelmässig gemessen und aktiv gesteuert<br>■ Etablierte IT-Prozesse zur kontinuierlichen Weiterentwicklung der ICT<br>■ ICT-Strategie ist eng mit den Unternehmenszielen verzahnt |
| | Trends & Datenmanagement | Kundenbedürfnisse, Markt-trends und technologische Entwicklungen | ■ Systematische Analyse von Kundenbedürfnissen, Markttrends und technologischen Entwicklungen<br>■ Fortgeschrittene Methoden und Tools für das Verständnis des Marktes<br>■ Erkenntnisse werden aktiv in die Entscheidungsfindung einbezogen |
| | | Strategische Nutzung von Daten | ■ Daten als zentraler Bestandteil der täglichen Praxis<br>■ Alle verfügbaren Datenquellen werden systematisch erfasst und genutzt<br>■ Moderne Datenanalysemethoden für Entscheidungsfindung im Einsatz |
| ORGANISATION | Strategie & Innovation | Digitalisierungsstrategie und Transformationsplan | ■ Klare Digitalisierungsstrategie ist vorhanden und wird kommuniziert<br>■ Etablierter, mit der Strategie abgestimmter Transformationsplan<br>■ Digitalisierungsentscheidungen werden systematisch getroffen und auf Erfolg überprüft |
| | | Innovationsprozess für Produkt- und Serviceentwicklung | ■ Innovationsmanagement ist in der Organisation wirksam verankert<br>■ Ideen werden systematisch gesammelt, prototypisiert und bewertet<br>■ Iterative Ansätze wie Design Thinking oder agile Methoden sind etabliert |
| | Operative Exzellenz | Outcomequalität und Kundenerlebnis | ■ Hohe Outcomequalität dank Digital-Health-Lösungen<br>■ Bequemes, nahtloses und personalisiertes Kundenerlebnis wird sichergestellt<br>■ Prozesse werden nutzerfreundlich gestaltet |
| | | Betriebliche Prozesseffizienz | ■ Optimierung betrieblicher Prozesse wird systematisch vorangetrieben<br>■ Hohe Effizienz durch Automatisierung und KI<br>■ Prozesse werden ressourcenschonend und nahtlos integriert |

**Tab. 3 Vergleich der Subdimensionen anderer digitaler Reifegradmodelle**

| Modell | Branche | Dimension<br>Mensch | Technologie/Daten | Organisation |
|---|---|---|---|---|
| Unser WIG-Reifegradmodell<br>Angerer & Berger, 2025 | Gesundheitswesen | ■ Digitalisierungskultur<br>■ Change-Management | ■ ICT<br>■ Trends & Datenmanagement | ■ Strategie & Innovation<br>■ Operative Exzellenz |
| Digital Analytics & Optimization Maturity Index<br>Bitkom, 2018 | Digitale Kundenbeziehungen | ■ Kultur & Personal | ■ Daten<br>■ Technologie | ■ Prozesse<br>■ Strategie<br>■ Organisation |
| Digital Health Index (Pflegeinformatik)<br>Redl, 2021 | Gesundheitswesen | ■ Digital Health Readiness | ■ Tatsächliche Datennutzung | ■ Policy-Aktivität<br>■ Digital Health Readiness |
| Digital Maturity & Transformation Report<br>Back et al., 2017 | Divers | ■ Customer Experience<br>■ Kultur & Expertise<br>■ Transformationsmanagement | ■ Prozessdigitalisierung<br>■ Informationstechnologie | ■ Produktinnovation<br>■ Strategie<br>■ Organisation<br>■ Zusammenarbeit |
| Digital Maturity Index<br>Proff, 2023 | Manufacturing Industry | ■ Dynamic Capability | ■ Digital Activity<br>■ Digital Capability | ■ Digital Business<br>■ Dynamic Capability |
| DigitalRadar Krankenhaus<br>Bleibtreu, 2021 | Gesundheitswesen | ■ Patientenpartizipation<br>■ Resilienz Management & Performance | ■ Telehealth<br>■ Informationsaustausch<br>■ Organisatorische Steuerung & Datenmanagement | ■ Struktur & Systeme<br>■ Organisatorische Steuerung & Datenmanagement<br>■ klinische Prozesse |
| digitalerreifegrad.ch<br>VZK und PwC | Spitäler | ■ Leadership, Kultur & Menschen | ■ Systeme & Daten | ■ Strategie, Governance & Organisation<br>■ Prozesse<br>■ Produkte & Innovation |
| Deloitte Digital Maturity Model<br>Anderson & Ellerby, 2018 | Kommunikation | ■ Customer<br>■ Organisation & Kultur | ■ Technologie | ■ Strategie<br>■ Operations<br>■ Organisation & Kultur |
| Electronic Medical Record Adoption Model<br>Ayat & Sharifi, 2016 | Gesundheitswesen | – | ■ eHealth | – |
| Gesundheitsamt 2025 Reifegradmodell<br>BMG, 2025 | Gesundheitswesen | ■ Mitarbeitende<br>■ Bürgerzentrierung | ■ IT-Bereitstellung<br>■ IT-Sicherheit<br>■ Software<br>■ Daten & Interoperabilität<br>■ Prozessdigitalisierung | ■ Digitalisierungsstrategie<br>■ Zusammenarbeit |
| Swisscom Digital Health Radar<br>Swisscom, 2024 | Gesundheitswesen | ■ Resilienz-Management<br>■ Kultur & Change-Management<br>■ Patientenpartizipation | ■ Organisationssteuerung & Daten-Management<br>■ Informationsaustausch<br>■ Telehealth | ■ Struktur & Systeme<br>■ Organisationssteuerung & Daten-Management<br>■ Klinische Prozesse |
| Swiss Digital Health Maturity Model<br>Lienhard, 2018 | Gesundheitswesen | ■ Patientenerlebnis<br>■ Digitale Unternehmenskultur | ■ Informatik & Technologie<br>■ Prozessdigitalisierung | ■ Produktinnovation<br>■ Digitalstrategie<br>■ Organisation<br>■ Zusammenarbeit<br>■ Digitale Transformation |

### Charakteristika WIG-Reifegradmodell

Im Vergleich zu vielen bestehenden Reifegradmodellen weist unser Ansatz mehrere konzeptionelle Besonderheiten auf:

- **Fremd- statt Selbstbeurteilung.** Die Einschätzung erfolgte durch externe Expert:innen, nicht als Selbstbeurteilung. Laut Liebe et al. (2022) wird dieses Vorgehen nur in wenigen bestehenden Modellen berücksichtigt.
- **Subjektive Expert:innen-Einschätzung.** Durch die Befragung subjektiver Einschätzungen von Expert:innen ist das Modell nicht auf das Vorhandensein von Leistungsdaten der Akteure selbst angewiesen. Durch diese Subjektivität erhebt das Modell auch nicht den Anspruch, eine objektive Reifegradmessung zu erheben, sondern zeigt lediglich qualitative Tendenzen auf.
- **Vermeidung von Ausreissern.** Die Expert:innen wurden gebeten, die fortschrittlichsten und rückständigsten 10% der Organisationen beim Ausfüllen der Befragung auszuklammern – sprich, die Ausreisser nach oben und unten, die es in jeder Akteursgruppe gibt, sollten in der Beurteilung nicht berücksichtig werden. Somit entstand ein Bild der „typischen" grossen Mehrheit der Akteure.
- **Thematische Ganzheitlichkeit.** Die Dimensionen Mensch, Technologie/Daten und Organisation decken zentrale Handlungsfelder einer ganzheitlichen Transformation ab, und zwar über rein technische Aspekte hinaus. Damit wird der kulturelle, strukturelle und digitale Wandel gleichermassen berücksichtigt.
- **Hohe Flexibilität.** Das Modell ist nicht auf eine Akteursgruppe beschränkt, sondern lässt sich flexibel auf verschiedene Gruppen anpassen.
- **Gemeinsame Grundstruktur.** Gleiche Basisdimensionen für alle Akteure sowie branchenspezifische Ergänzungen sichern Vergleichbarkeit und Relevanz.
- **Geringer zeitlicher Aufwand.** Der Fragenkatalog kann in unter 30 min. bearbeitet werden.

Zur Einschätzung des digitalen Reifegrads wurden Expert:innen der jeweiligen Akteure befragt (N = 81).

## 3.4 Boxplots: Zukunftsaussagen durch Einschätzung von Expert:innen

Prognosen zur Zukunft digitaler Gesundheitslösungen sind stets mit Unsicherheiten verbunden. Technologische Entwicklungen, politische Rahmenbedingungen und gesellschaftliche Dynamiken lassen sich nur schwer präzise vorhersagen. Ähnlich wie bei Wettervorhersagen gilt auch hier: Je weiter der Zeithorizont reicht, desto ungenauer werden die Prognosen. Trotz dieser Unsicherheiten haben wir für die sechs Akteursgruppen jeweils vier Zukunftsthesen formuliert. Diese skizzieren mögliche Entwicklungen in den kommenden fünf Jahren in der Schweiz. Um die Einschätzung dieser Thesen zu objektivieren, baten wir Expert:innen (N = 24) des Netzwerks Gesundheitsökonomie Winterthur (NGW) sowie des ZHAW Digital Health Labs, die Eintrittswahrscheinlichkeit jeder These auf einer Skala von 0 bis 100% zu bewerten.

Die aggregierten Ergebnisse wurden anhand von Boxplots visualisiert (s. Abb. 7). Diese Darstellungsform ermöglicht differenzierte Einblicke in die Einschätzungen der Befragten. Die Boxplots zeigen dabei den Median, die Streuung der Antworten sowie potenzielle Ausreisser. Die Box markiert den Bereich, in dem sich die mittleren 50% aller Werte befinden (Interquartilsabstand). Die Antennen erstrecken sich nach oben

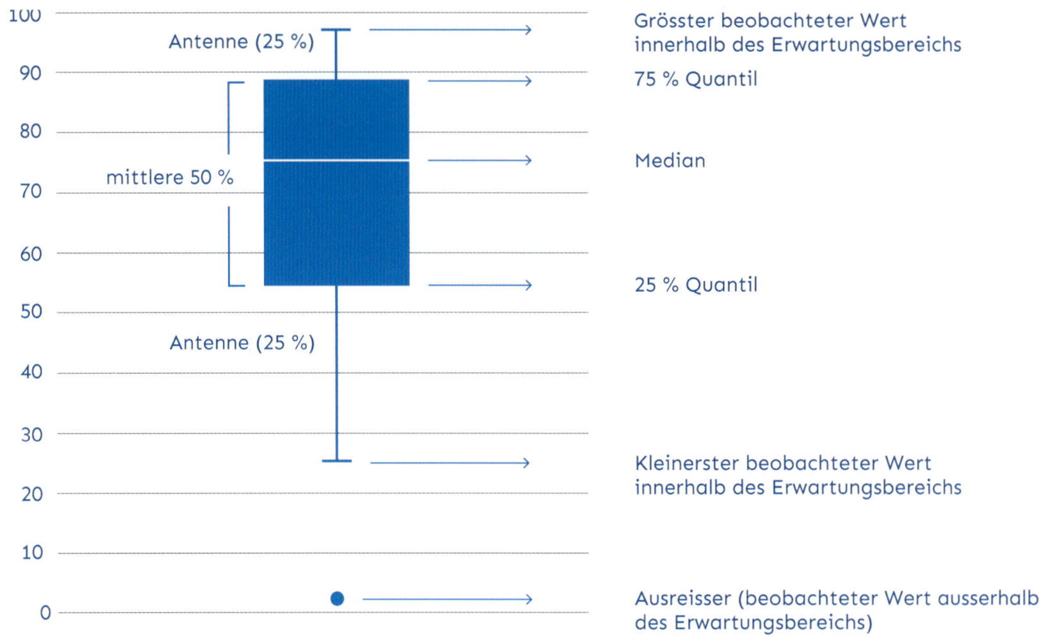


**Abb. 7** Interpretation Boxplot (in %)

und unten und zeigen an, in welchem Bereich die restlichen 50% der Werte zu erwarten sind. Die Enden der Antennen markieren die letzten tatsächlich beobachteten Werte innerhalb dieses Erwartungsbereichs. Werte ausserhalb der Antennen werden als Ausreisser interpretiert. Die Breite der Box sowie die Länge der Antennen liefern Hinweise auf die Verteilung und die Heterogenität der Einschätzungen. Eine grössere Box bzw. längere Antennen deuten auf eine höhere Varianz und damit auf eine geringere Einigkeit hinsichtlich der Einschätzung (z.B. der Eintrittswahrscheinlichkeit) hin.

Die konkreten Ergebnisse und Bewertungen werden im Anschluss detailliert in den jeweiligen Kapiteln zu den sechs Akteursgruppen dargestellt.

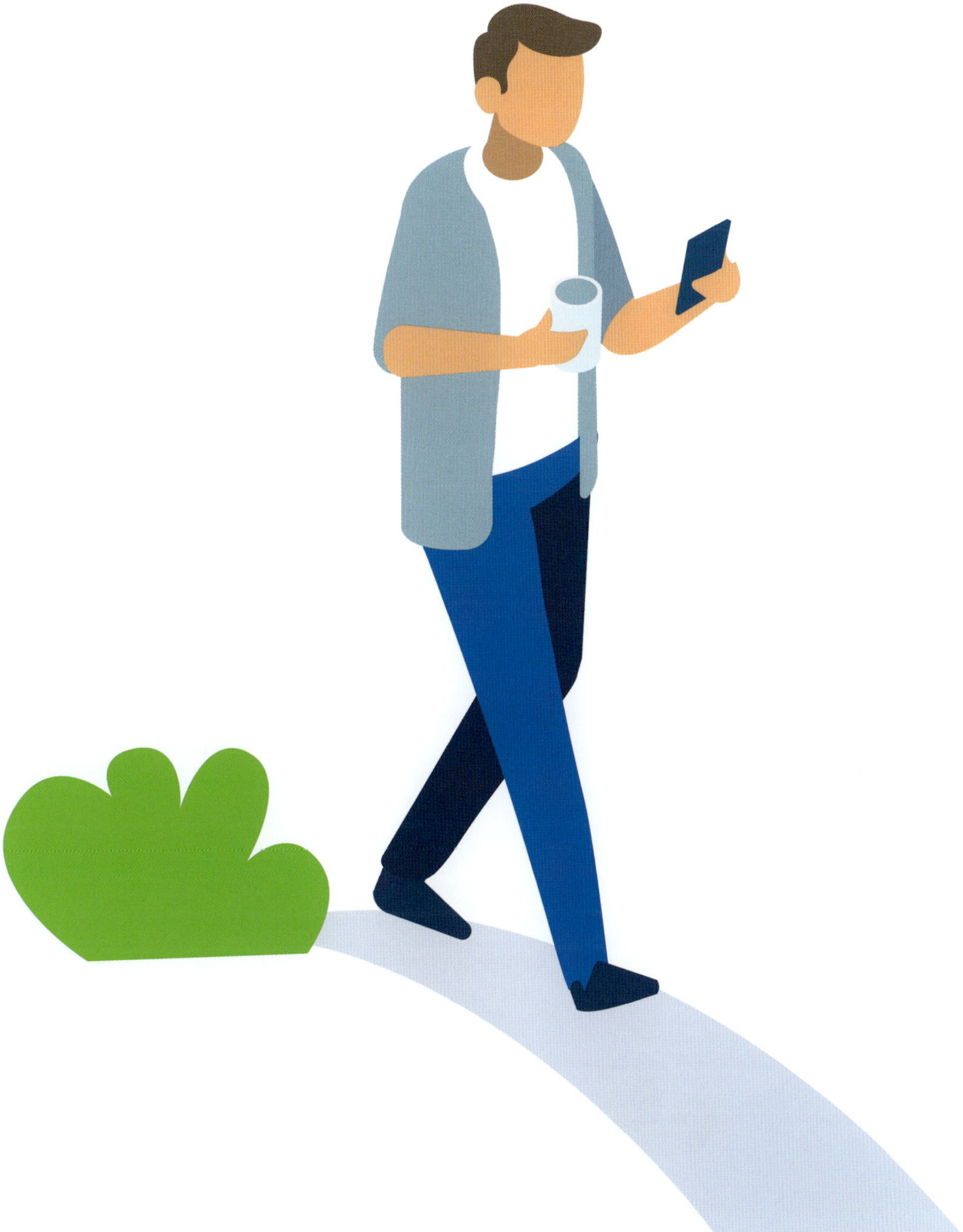

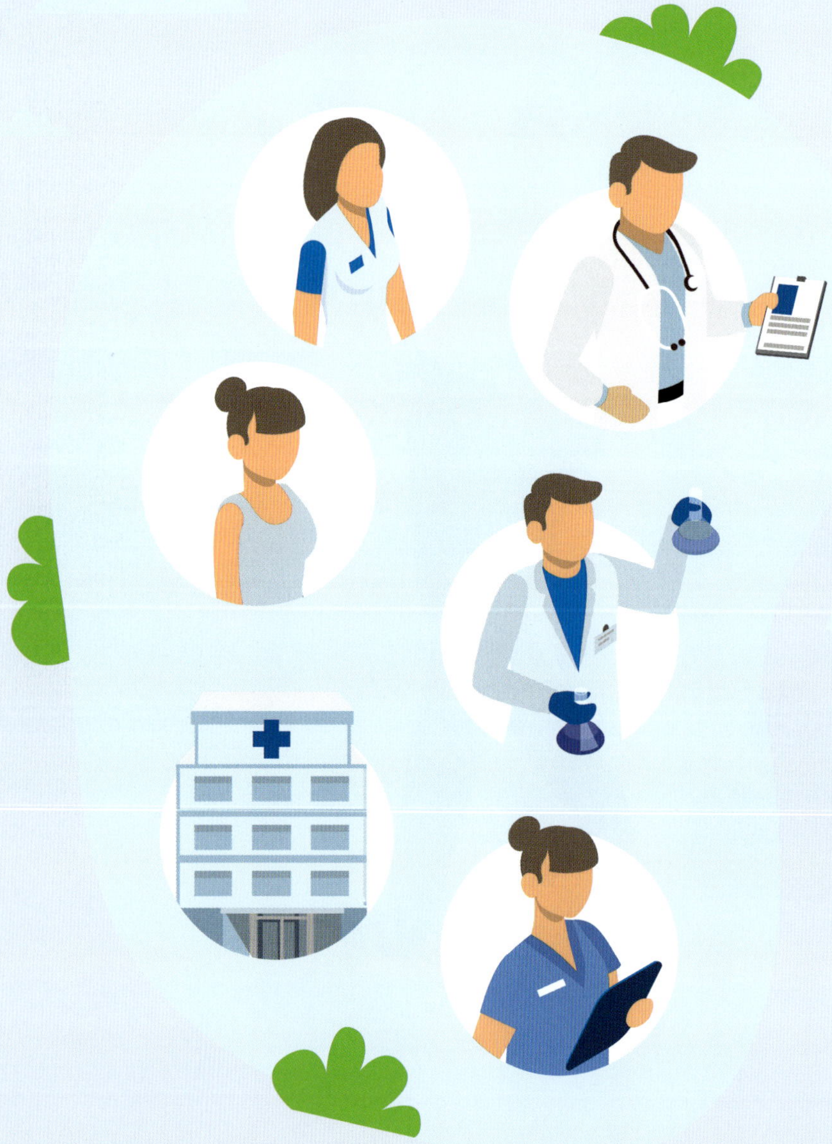

# 4

# Die Akteure: Eine umfassende Analyse der digitalen Fitness

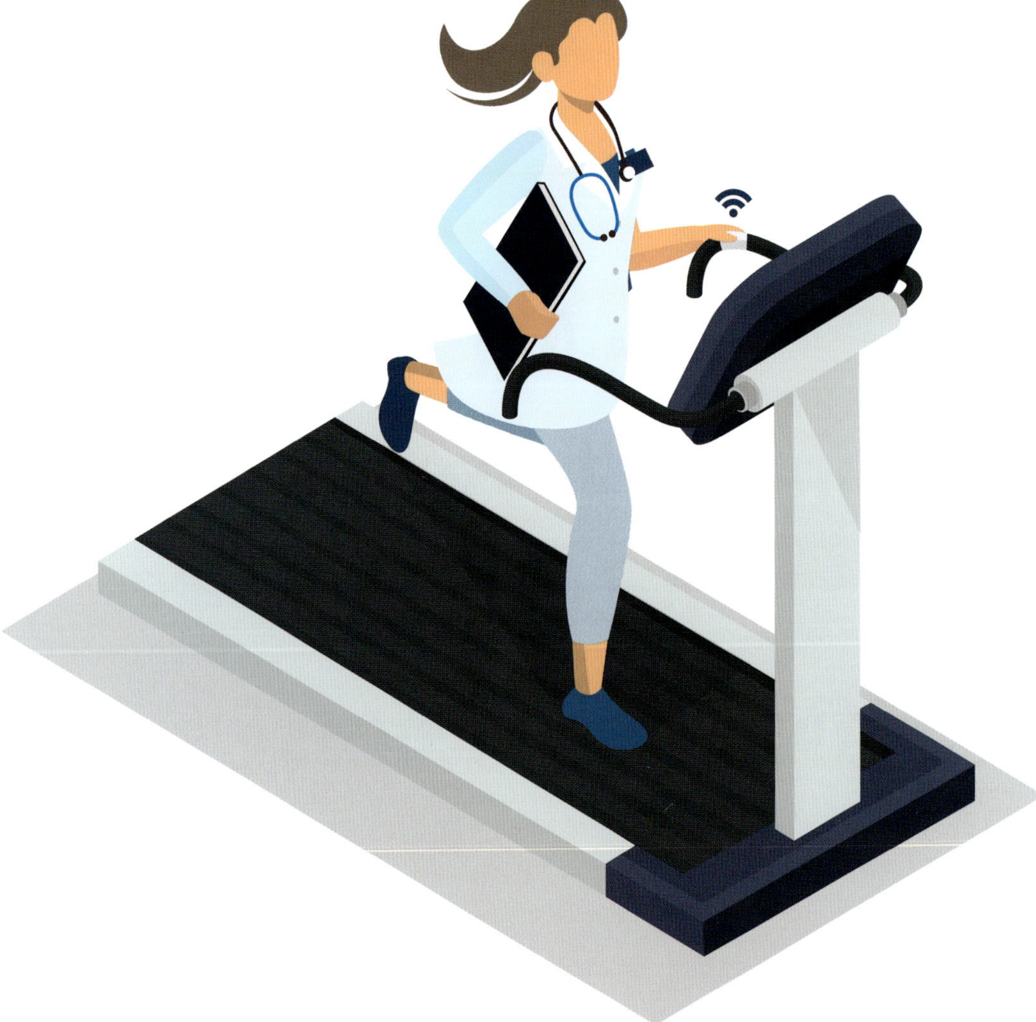

In diesem Abschnitt werden die sechs Akteursgruppen im Detail untersucht. Die Abschnitte sind alle identisch aufgebaut und folgen dieser Struktur:

1. Einleitung: Zielvision und Zusammenfassung der Ergebnisse
2. Die Kund:innen-Perspektive: Kano-Befragung von Bürger:innen
3. Die Stimme der Mitarbeitenden: Empathiekarten von Fachkräften
4. Der digitale Reifegrad: Ergebnisse der MTDO-Analyse
5. Die Zukunft: Prognosen zur Schweiz in fünf Jahren

Abbildung 8 stellt eine Zusammenfassung der Reifegradanalyse dar. Dabei wurden lediglich die drei Hauptdimensionen MTDO (Mensch, Technologie/Daten, Organisation) einbezogen, da diese über alle sechs Akteure hinweg gleich sind. Es können dabei drei grobe Gruppen identifiziert werden: Die „leicht Fortgeschrittenen" (Pharmaunternehmen und Krankenversicherungen), die „Mittelmässigen" (Spitäler und Spitexorganisation) sowie die „Nachzügler" (Apotheken und Arztpraxen).

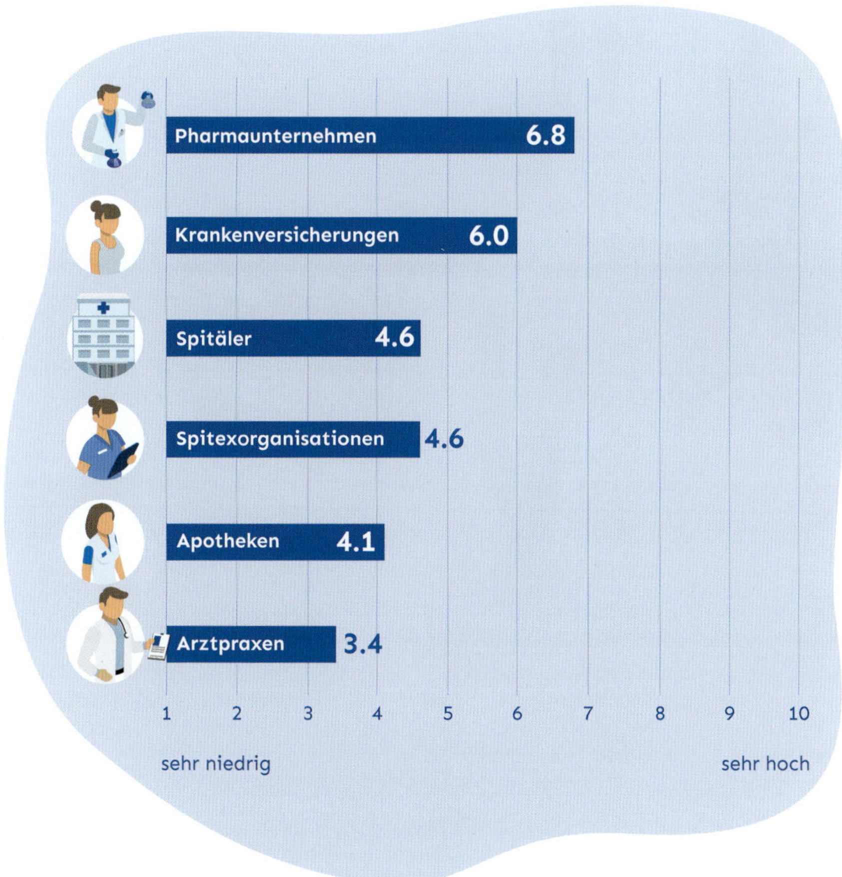


**Abb. 8** Der durchschnittliche Reifegrad der sechs Akteure. Mittelwert aller MTDO-Unterdimensionen ohne akteurspezifische Fragen.

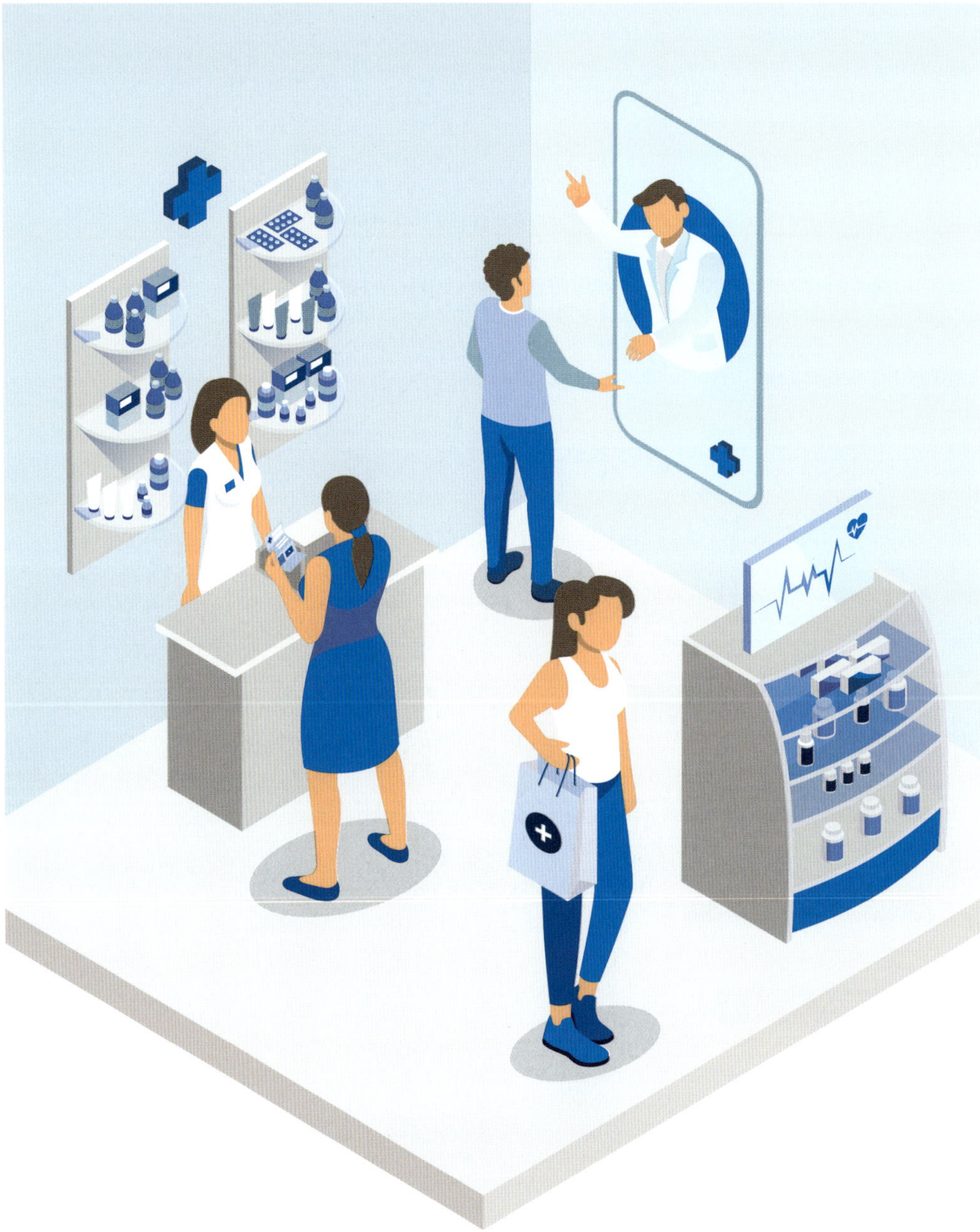

## 4.1 Apotheken

### Die mögliche Zielvision: Die Apotheken der Zukunft

In den nächsten Jahren könnte sich die Aufgabe der Apotheken deutlich ändern. Sie würden zu einem vernetzten Gesundheits-Hub werden, der weit mehr als nur die Abgabe von Medikamenten bietet. Eine zentrale Rolle spielt dabei die Integration von Gesundheitsdaten aus verschiedensten Quellen wie etwa aus Smartwatches oder Gesundheits-Apps, um eine individuellere Beratung und Prävention zu ermöglichen. Apotheken haben die grosse Chance, zum „bedeutendsten Datenintegrator der Schweiz" zu werden und damit eine zentrale Marktlücke im fragmentierten Gesundheitswesen zu schliessen. Zudem könnten sie sich noch stärker als heute zur ersten Anlaufstelle bei kleineren Beschwerden entwickeln, bspw. durch niedrigschwellige Gesundheitsdienste vor Ort oder per Video. Auch wenn die persönliche Nähe vor Ort ein grosser Vorteil bleibt, werden Online-Apotheken weiter an Bedeutung gewinnen, indem sie digitale Angebote wie Chatbots, Telepharmazie oder personalisierte Empfehlungen ausbauen. Ein weiterer Zukunftsbereich liegt in digitalen Therapeutika: Apotheken könnten sich als zentrale Anlaufstelle für Beratung, Abgabe und Betreuung solcher Anwendungen positionieren und so eine Brücke zwischen Technologie, Prävention und persönlicher Betreuung bauen.

### *Der heutige Stand: Ausgewählte Ergebnisse aus den erfolgten Analyseuntersuchungen*

- **Die Sicht der Kund:innen:** Eine hohe Begeisterung für Abgabeautomaten und E-Rezepte ist bereits vorhanden, die Teleberatung wird weniger gewünscht.
- **Die Sicht der Mitarbeitenden:** Auch wenn es noch einige Herausforderungen gibt, sind die Mitarbeitenden überwiegend optimistisch und offen gegenüber der Digitalisierung.
- **Der Reifegrad:** Weiche Faktoren wie Umgang mit Fehlern sind bereits gut vorhanden, die ICT-Infrastruktur zeigt sich noch stark ausbaufähig.
- **Die Prognosen von Expert:innen für die Schweiz in fünf Jahren:** Online Apotheken werden wachsen, die Durchsetzung von digitalen Therapeutika scheint noch sehr unsicher.

### *Drei Handlungsoptionen für die Transformation*

- **Digitale Kompetenzen und Infrastruktur stärken.** Gezielt in IT-Systeme und Datenkompetenz investieren, um Gesundheitsdaten (z.B. aus Wearables) nutzen zu können. Mitarbeitende im Umgang mit digitalen Tools und Therapeutika schulen.
- **Versorgungsangebot ausbauen.** Die Dienstleistungskompetenzen ausbauen und niedrigschwellige Leistungen wie Impfungen und Erstabklärungen anbieten – gerade als Differenzierungsmerkmal gegenüber der (Online-)Konkurrenz.
- **Digitale Therapeutika integrieren.** Kompetenzen im Bereich digitale Therapeutika durch Experimente aufbauen, und damit einen Wissensvorsprung generieren, wenn sich der Markt in der Schweiz durchsetzen sollte.

> **„Die Digitalisierung in Apotheken ist eine grosse Chance für die Optimierung der Prozesse, welche heute noch zu wenig genutzt wird."**
>
> *Sophia Gebhardt, Standortbetreuerin und diplomierte Apothekerin, Dr. Bähler Dropa AG*

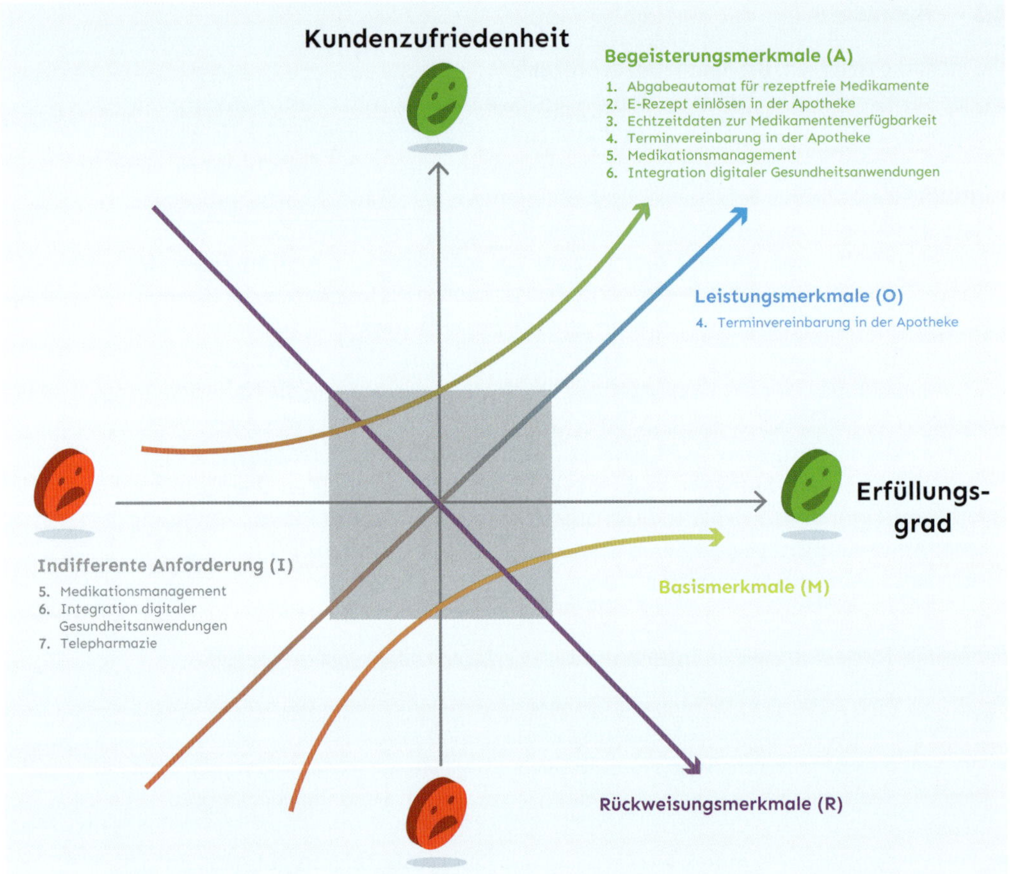


**Abb. 9** Kano-Befragung Apotheken (n = 74 Bürgerantworten)

Tabelle zu Abb. 9

| Kundenanforderung | A | O | M | I | R | Q | Merkmal |
|---|---|---|---|---|---|---|---|
| 1. Abgabeautomat für rezeptfreie Medikamente | **46.6 %** | 9.6 % | 2.7 % | 27.4 % | 12.3 % | 1.4 % | A |
| 2. E-Rezept einlösen in der Apotheke | **45.9 %** | 31.1 % | 4.1 % | 14.9 % | 2.7 % | 1.4 % | A |
| 3. Echtzeitdaten zur Medikamentenverfügbarkeit | **41.9 %** | 20.3 % | 4.1 % | 28.4 % | 4.1 % | 1.4 % | A |
| 4. Terminvereinbarung in der Apotheke | **33.8 %** | **32.4 %** | 12.2 % | 20.3 % | 0.0 % | 1.4 % | A/O* |
| 5. Medikationsmanagement | **41.1 %** | 11.0 % | 1.4 % | **39.7 %** | 6.8 % | 0.0 % | A/I* |
| 6. Integration digitaler Gesundheitsanwendungen (DiGA) | **42.5 %** | 5.5 % | 1.4 % | **42.5 %** | 8.2 % | 0.0 % | A/I* |
| 7. Telepharmazie (Online-Beratung durch Apotheken) | 37.0 % | 8.2 % | 0.0 % | **46.6 %** | 8.2 % | 0.0 % | I |
| A: Begeisterungsmerkmal | O: Leistungsmerkmal | | | M: Basismerkmal | | | |
| I: Indifferentes Merkmal | R: Rückweisungsmerkmal | | | Q: Fragliches Merkmal | | | |

*Keine eindeutige Zuordnung, da die Differenz der häufigsten Antwortkategorien unter 5 Prozentpunkten liegt.

## Kano-Befragung: Das wünschen sich die Bürger:innen von Apotheken

**1. Abgabeautomat für rezeptfreie Medikamente:** Begeisterungsmerkmal (A), Anteil: 47%
Diese Fragen bezogen sich auf die Möglichkeit, rezeptfreie Medikamente auch ausserhalb der Öffnungszeiten über digitale Abgabeautomaten abzuholen. Die Mehrheit der Teilnehmenden sah darin ein Begeisterungsmerkmal, was den Wunsch nach flexiblen und autonomen Lösungen unterstreicht.

**2. E-Rezept einlösen in der Apotheke:** Begeisterungsmerkmal (A), Anteil: 46%
Abgefragt wurde hier, ob es für Nutzende hilfreich wäre, wenn E-Rezepte direkt in der Apotheke digital eingelöst werden könnten, also ohne Ausdruck. Auch dieses Merkmal wurde überwiegend als Begeisterungsmerkmal bewertet. Die hohe Zustimmung deutet darauf hin, dass diese Anforderung einen deutlichen Mehrwert bietet.

**3. Echtzeitdaten zur Medikamentenverfügbarkeit:** Begeisterungsmerkmal (A), Anteil: 42%
Die Frage bezieht sich auf die Online-Anzeige, ob ein bestimmtes Medikament in Echtzeit in der Apotheke verfügbar ist. Die Funktion wurde klar als Begeisterungsmerkmal eingestuft. Sie trifft offenbar den Wunsch der Nutzer:innen nach Planungssicherheit und Transparenz, ist aber kein klassisches Basisbedürfnis.

**4. Terminvereinbarung in der Apotheke:** Begeisterungsmerkmal (A), Anteil: 34% oder Leistungsanforderung (O), Anteil: 32%
Diese Kategorie bezieht sich auf die Möglichkeit, digitale Terminanfragen in der Apotheke zu stellen, z.B. für Beratungen oder zeitkritische Anliegen wie die „Pille danach". Die Befragten klassifizierten dieses Angebot gleichermassen als Begeisterungsmerkmal und Leistungsanforderung.

**5. Medikationsmanagement:** Begeisterungsmerkmal (A), Anteil: 41% oder Indifferent (I), Anteil: 40%
Diese Kategorie umfasste Funktionen wie die digitale Erinnerung zur Medikamenteneinnahme oder Interaktionswarnungen. Für einen Teil der Befragten ist dieses Angebot ein Begeisterungsmerkmal. Die Anforderung wurde besonders geschätzt, obwohl sie derzeit oft nur separat – etwa über Apps von Start-ups – verfügbar ist. Für einen anderen Teil der Befragten, die vermutlich die Herausforderung nicht kennen, ist dies ein indifferentes Merkmal.

**6. Integration digitaler Gesundheitsanwendungen (DiGA):** Begeisterungsmerkmal (A) oder Indifferent (I), Anteile jeweils: 43%
Hier wurde gefragt, ob DiGAs – also von der Ärztin/vom Arzt verschriebene Gesundheits-Apps – direkt über die Apotheke eingelöst oder aktiviert werden könnten. Dieses Angebot fiel gleichermassen in die Kategorie Begeisterung bzw. Indifferent. Die Bewertung zeigt, dass einige Nutzende die Apotheke als potenziellen Vermittler solcher digitalen Leistungen sehen, während bei anderen dies weder Zufriedenheit noch Unzufriedenheit erzeugt.

**7. Telepharmazie (Online-Beratung durch Apotheken):** Indifferent (I), Anteil: 47%
Hier ging es um die Option, Beratungsgespräche digital durchzuführen, etwa per Chat oder Video. Im Gegensatz zu anderen Lösungen wurde diese Funktion überwiegend als indifferent wahrgenommen. Laut Kano-Modell bedeutet das, dass ihr Vorhandensein weder Zufriedenheit noch Unzufriedenheit erzeugt. Die Telepharmazie wird offenbar (noch) nicht als entscheidender Bestandteil des digitalen Apothekenangebots wahrgenommen.

**Fazit:** Zusammenfassend lässt sich feststellen, dass nur ein Angebot – nämlich die Telepharmazie – ausschliesslich als indifferent bewertet wurde. Die Integration von digitalen Gesundheitsanwendungen und das Medikationsmanagement werden gleichermassen als Begeisterungsmerkmal und als indifferent wahrgenommen. Die Terminvereinbarung in der Apotheke ist sowohl ein Begeisterungsmerkmal als auch eine Leistungsanforderung. Die verbleibenden Angebote wurden von den Befragten als Begeisterungsmerkmale eingestuft. Das deutet darauf hin, dass innovative Apotheken hier die Chance haben, sich mit digitalen Angeboten stark von der Konkurrenz abzuheben.

### Denken und Fühlen

- Digitalisierung wird als grundsätzliche Chance gesehen (bspw. Effizienzsteigerung).
- Digitalisierung entlastet den Alltag (bspw. durch automatisierte Inventur).
- Datenschutz ist eine häufige Sorge (bspw. Übermittlung sensibler Daten per E-Mail).
- In kleineren Apotheken ist die Umsetzung durch begrenzte Ressourcen erschwert.

### Hören

- Vorgesetzte unterstützen aktiv die Digitalisierung.
- Mitarbeitende stehen der Digitalisierung grundsätzlich offen gegenüber.
- Kund:innen reagieren positiv auf digitale Angebote (bspw. E-Rezepte).
- In Schulungen wird Datenschutz stark betont, praxisnahe Umsetzungsanleitungen fehlen jedoch.

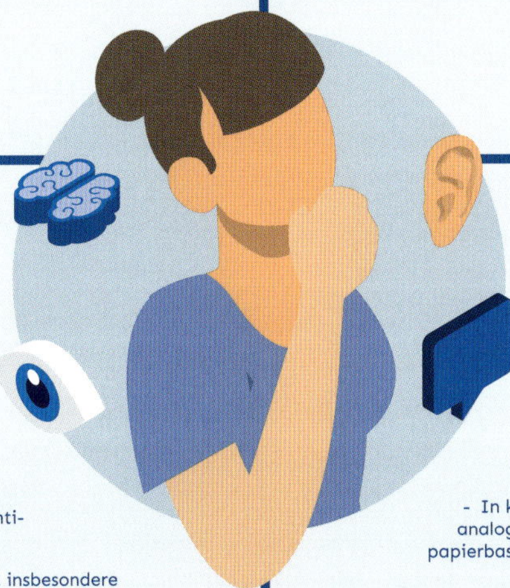

### Sehen

- Häufig genutzte Tools sind ProPharmaX (Lager, Kasse, Bestellungen), OFAC (Abrechnung), Outlook, Robotertechnik und Cloud-Lösungen.
- Digitale Tools sind in modernen Apotheken im Einsatz (bspw. Rezeptscanner).
- Der Kundenkontakt wird durch digitale Tools verbessert (bspw. SMS-Benachrichtigungen).
- Es bestehen Hürden bei der Akzeptanz, insbesondere bei älteren Kund:innen.

### Sagen und Tun

- Im Team finden regelmässige Diskussionen über neue Tools statt.
- Gegenüber Kund:innen wird die Digitalisierung eher passiv kommuniziert.
- Digitale Tools werden aktiv genutzt und als hilfreich empfunden (bspw. Reminder-Systeme).
- In kleineren Apotheken werden pragmatische analoge Eigenlösungen eingesetzt (bspw. papierbasierte QM-Systeme).

### Herausforderung

- Regulatorische Anforderungen und Datenschutzvorgaben stellen insbesondere für kleinere Apotheken eine grosse Herausforderung dar.
- Es fehlen durchgehende Schnittstellen zwischen den Systemen (bspw. zwischen Ärzt:innen, Apotheken und Spitälern).
- Technische Probleme erschweren den Alltag (bspw. bei EC-Geräten).
- Die Vielzahl an Tools und Plattformen führt zu grosser Komplexität und Überforderung im Arbeitsalltag.

### Wünsche

- Es werden einheitliche Systeme mit durchgehenden Schnittstellen gewünscht (bspw. zwischen Ärzt:innen, Spitälern, Apotheken und Patient:innen).
- Mehr Automatisierung soll entlasten (bspw. automatische Rezeptprüfung).
- Administrative Aufgaben sollen durch digitale Lösungen reduziert werden, um mehr Zeit für die persönliche Beratung zu ermöglichen.
- Die Telemedizin und die interprofessionelle Zusammenarbeit sollen gezielt gefördert werden (bspw. durch das EPD).

**Abb. 10** Empathiekarte Apotheken (n = 3 Interviews)

### Empathiekarte: Das wünschen sich die Mitarbeitenden von Apotheken

**Denken und Fühlen:** Die Mitarbeitenden in Apotheken verbinden mit der digitalen Transformation vor allem Effizienzsteigerung, Automatisierung und verbesserten Informationsaustausch. Systeme wie ProPharmaX, OFAC, Robotertechnik oder Cloud-Lösungen sind im Alltag etabliert und werden als hilfreich und entlastend empfunden. Die Einführung neuer Technologien wird meist pragmatisch als „Learning by doing" erlebt. Dennoch bleibt ein Spannungsfeld zwischen dem Wunsch nach Innovation und persönlicher Beratung gegenüber der Sorge um Datenschutz, Komplexität und Überforderung bestehen.

**Hören:** Im Team wird Digitalisierung regelmässig thematisiert, v.a. in Bezug auf Funktionalität, Schulungsbedarf sowie technische Herausforderungen. Die Meinungen sind überwiegend positiv, sofern der Nutzen klar erkennbar ist. Vorgesetzte unterstützen aktiv die Einführung neuer Tools. Gleichzeitig bestehen ambivalente Gefühle: Während jüngere Mitarbeitende digitale Tools als Chance sehen, äussern ältere Kolleg:innen häufiger Skepsis, insbesondere bei Systemen, die in der Vergangenheit fehleranfällig waren. Datenschutz und rechtliche Unsicherheiten sind auch in Schulungen ein zentrales Thema.

**Sehen:** Die Digitalisierung hat die Arbeitsweise in Apotheken spürbar verändert. Digitale Tools wie Rezeptscanner, Reminder-Systeme, automatisierte Lagerung oder Robotertechnik erleichtern Prozesse und schaffen Freiräume für die Betreuung der Kund:innen. Gleichzeitig zeigt sich ein heterogenes Bild: Während moderne Apotheken bereits weitgehend digitalisiert sind, arbeiten kleinere Betriebe noch mit papierbasierten QM-Systemen, Excel-Dienstplänen oder handschriftlicher Passwortverwaltung. Von Kund:innen wird Digitalisierung unterschiedlich wahrgenommen: Jüngere zeigen sich offen, während ältere Personen zurückhaltend reagieren – insbesondere bei der Preisgabe persönlicher Daten. Die Diskrepanz zwischen technologischem Fortschritt und regulatorischen Anforderungen wird als hinderlich empfunden.

**Sagen und Tun:** Digitale Tools werden im Alltag aktiv genutzt, etwa für Bestellungen, Abrechnungen oder die Kommunikation mit Kund:innen. Bei Systemausfällen greifen Mitarbeitende auf Papierlösungen zurück – ein Rückschritt, der als ineffizient erlebt wird. Die aktive Erklärung digitaler Angebote gegenüber Kund:innen erfolgt selten, obwohl das Potenzial erkannt wird. Diskussionen im Team drehen sich häufig um das EPD, dessen Einführung mit Hoffnung, aber auch mit Kritik an der bisherigen Umsetzung verbunden ist.

**Herausforderungen:** Die grössten Herausforderungen liegen in der Integration verschiedener Systeme, dem Mangel an Ressourcen für Schulungen und in der Einhaltung komplexer Datenschutzvorgaben. Besonders kleinere Apotheken kämpfen mit hohen Kosten und regulatorischen Hürden. Die fehlenden Schnittstellen zwischen den einzelnen Leistungserbringern behindern den Informationsfluss, weshalb der administrative Aufwand noch immer erhöht ist. Zudem besteht die Sorge, dass eine zunehmende Automatisierung den menschlichen Aspekt in der Apothekenarbeit verdrängen könnte.

**Wünsche:** Mitarbeitende wünschen sich einfache, interoperable Systeme mit durchgehenden Schnittstellen zwischen Arztpraxis, Spital, Apotheke und Patient:innen. Die Benutzerfreundlichkeit digitaler Tools soll verbessert und durch praxisnahe Schulungen ergänzt werden. Darüber hinaus ist der Wunsch nach mehr Zeit für eine persönliche Beratung durch digitale Entlastung (mehr Automatisierung) präsent.

**Fazit:** Die Digitalisierung wird von Apotheken-Mitarbeitenden grundsätzlich begrüsst, sofern sie praktikabel, sicher und unterstützend ist. Der Nutzen muss klar erkennbar sein und der Mensch im Zentrum bleiben. Eine erfolgreiche digitale Transformation erfordert nicht nur Technik, sondern auch Zeit, Schulungen und Vertrauen.

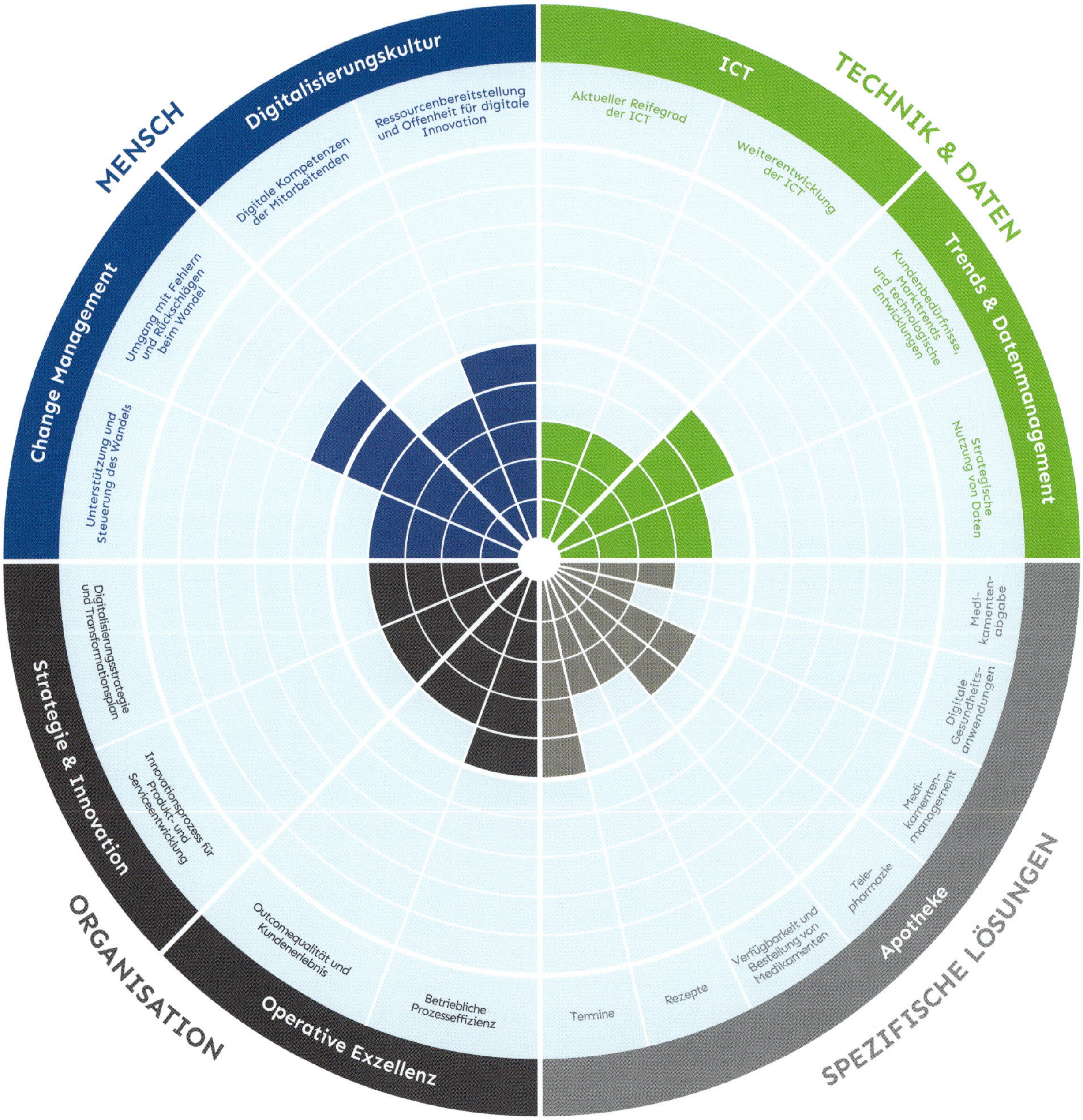


**Abb. 11** Digitaler Reifegrad Apotheken (n = 12 Experteneinschätzungen)

## Digitaler Reifegrad: Hauptergebnisse für Apotheken

**Mensch:** Im Bereich „Mensch“ zeigt sich ein gemischtes Bild. Die „Digitalen Kompetenzen der Mitarbeitenden“ (Ø 4.3) sind leicht unterdurchschnittlich ausgeprägt, Weiterbildung und digitale Schulungsangebote sind offenbar vorhanden, jedoch nicht flächendeckend strategisch verankert. Leicht positiv fällt die „Ressourcenbereitstellung und Offenheit für digitale Innovation“ (Ø 4.7) aus. Beim „Change Management“ ist die Unterstützung durch Führungspersonen und Steuerung des Wandels nur moderat ausgeprägt (Ø 4.1), wohingegen der „Umgang mit Fehlern und Rückschläge beim Wandel“ (Ø 5.5) eher als Stärke hervorsticht.

**Technologie & Daten:** Der Bereich weist insgesamt den niedrigsten Reifegrad auf. Der „Aktuelle Reifegrad der ICT“ (Ø 3.2) zeigt deutlich auf, dass die Apotheken vielfach noch mit isolierten, veralteten Systemen arbeiten. Auch die „Weiterentwicklung der ICT“ (Ø 3.3) zeigt sich wenig systematisch ausgeprägt. Bei „Kundenbedürfnissen, Markttrends und technologische Entwicklungen“ (Ø 4.5) werden bereits erste Innovationsprozesse sichtbar - Markt- und Technologietrends werden zunehmend erkannt. Die „Strategische Nutzung von Daten“ (Ø 4.3) weist einen mittleren Reifegrad auf, hier fehlt es noch oft an einem systematischen Einsatz der Daten für Entscheidungen.

**Organisation:** Auch hier bewegt sich der Reifegrad auf einem eher niedrigen Niveau. Erste Strategien für die digitale Transformation sind erkennbar (Ø 3.6, Digitalisierungsstrategie und Transformationsplan), aber diese sind noch nicht ausgereift oder umfassend etabliert. Der „Innovationsprozess für Produkt- und Serviceentwicklung“ (Ø 3.5) bleibt vielfach reaktiv, mit geringer Priorisierung neuer Ideen. In der operativen Umsetzung zeigen sich die Folgen dieser mittelmässigen Ausgangslage: Während „Outcomequalität und Kundenerlebnis“ (Ø 3.8) noch einiges an Spielraum nach oben zulassen, ist die „Betriebliche Prozesseffizienz“ (Ø 5.0) schon auf einem besseren Weg.

**Apothekenspezifische Dimensionen:** Am besten bewertet wurde der Einsatz moderner Online-Buchungssysteme für Termine (Ø 5.4, Termine). Am schlechtesten schnitt der Faktor „Digitale Gesundheitsanwendung“ ab (Ø 1.8), da digitale Therapeutika in der Schweiz praktisch nicht vorhanden sind. Auch wird das Medikamentenmanagement bei Patient:innen (Ø 4.2) selten digital unterstützt, was bspw. durch das Versenden von Erinnerungen durch die Apotheken an die Patient:innen erfolgen könnte, um für eine regelmässigere Einnahme zu sorgen. E-Rezepte sind nicht weit verbreitet (Ø 3.4), Papierrezepte scheinen weiterhin der Standard zu sein. Für das Bestellen/Einsehen von Medikamenten sind nur wenige Online-Lösungen (Ø 3.4, Verfügbarkeit und Bestellung von Medikamenten) vorhanden und virtuelle Beratungen durch Telepharmazie werden ebenfalls nur begrenzt angeboten (Ø 3.6). Dem in der Kano Befragung ermittelten hohen Wunsch nach einer modernen Medikamentenabgabe, bspw. durch Abgabeautomaten, wird leider eher selten nachgegangen (Ø 3.2).

**Fazit:** Die befragten Expert:innen bescheinigen den Apotheken in der Schweiz einen mittelmässigen digitalen Reifegrad: Während vereinzelte Stärken sichtbar sind, etwa in der Fehlerkultur oder bei digitalen Terminlösungen, bestehen besonders im Bereich ICT und in der konsequenten Patientenzentrierung grosse Entwicklungschancen. Apotheken nutzen eher selten die Chance, mit digitalen Angeboten und Lösungen für Begeisterung bei den Kund:innen zu sorgen.

### *Für wie wahrscheinlich halten Sie es, dass in der Schweiz in 5 Jahren …*

**Prognose 1:** … die ersten Apotheken existieren, die als echte Gesundheitsdaten-Integratoren fungieren, d.h. verschiedenste Datenquellen ihrer Kundschaft (Smartwatches, Wetter, Ernährung, EPD usw.) verknüpfen, analysieren und individuelle Gesundheitsempfehlungen abgeben?

**Prognose 2:** … der Anteil der Bevölkerung, der Apotheken als erste Anlaufstelle bei kleinen Gesundheitsproblemen nennt, von heute 33% auf 50% steigt?

**Prognose 3:** … Online-Apotheken an Beliebtheit zunehmen und ihren Marktanteil von heute rund 5% (gemessen an der Anzahl verkaufter Medikamente) auf 10% verdoppeln?

**Prognose 4:** … die ersten Apotheken existieren, die mindestens 10% ihres Umsatzes mit der Beratung und dem Verkauf digitaler Therapeutika (z.B. Gesundheits-Apps) erzielen?

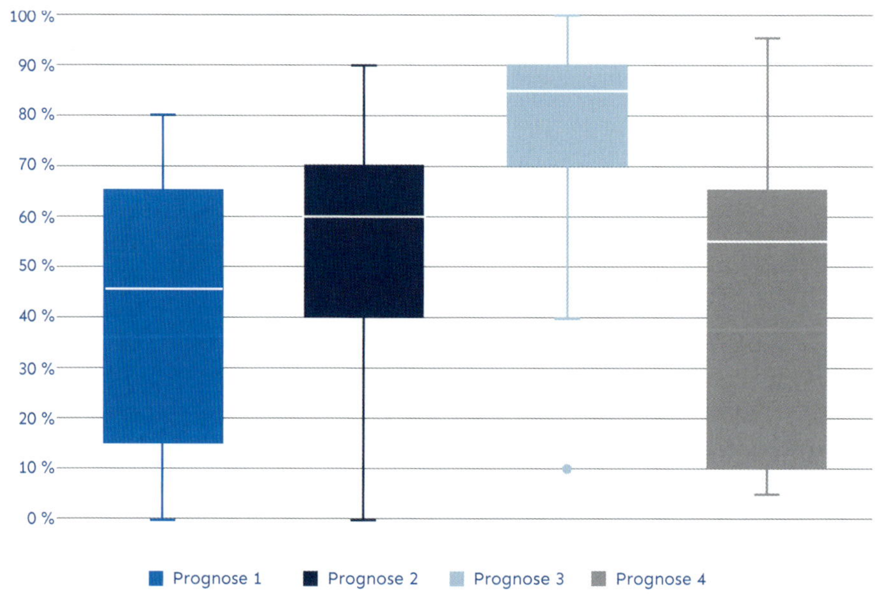


**Abb. 12** Zukunftsprognosen Apotheken (N = 24 Experteneinschätzungen)

## Die Zukunftsprognosen: So schätzen Expert:innen die Zukunft der Apotheken ein

**Prognose 1:** Die befragten Personen zeigen sich leicht zurückhaltend bei der Frage nach Apotheken als Gesundheitsdaten-Integratoren. Der Median der Eintrittswahrscheinlichkeit liegt bei 45%, mit einer breiten Streuung zwischen 0% und 80%. Dies kann darauf hindeuten, dass das Szenario zwar grundsätzlich als denkbar eingeschätzt wird, jedoch grosse Unsicherheiten hinsichtlich der praktischen Umsetzung bestehen, etwa aufgrund technischer Komplexität, Datenschutzbedenken oder fehlender wirtschaftlicher Anreize. Auch könnte es sein, dass diese wichtige Aufgabe der Datenintegration nicht bei den Apotheken gesehen wird und ggf. Pilotprojekte und Proof of Concepts nötig sind, um die Akzeptanz zu erhöhen.

**Prognose 2:** Höher eingeschätzt wird die zweite Prognose, wonach Apotheken künftig vermehrt als erste Anlaufstelle bei kleineren Gesundheitsproblemen dienen. Der Median der Antworten liegt hier bei rund 60%. Dies zeigt, dass eine Mehrheit der Befragten es für realistisch hält, dass Apotheken stärker in die primäre Gesundheitsversorgung eingebunden werden. Möglicherweise wird dies durch den zunehmenden Mangel an Hausärzt:innen sowie eine politisch geförderte Rolle als niederschwellige Versorgungspartnerinnen begünstigt. Die Einschätzungen variieren hier mittelstark, was aus einer Unsicherheit hinsichtlich der gesetzlichen Rahmenbedingungen oder der Bevölkerung stammen könnte.

**Prognose 3:** Die Befragten schätzen als sehr wahrscheinlich ein, dass sich der Marktanteil von Online-Apotheken verdoppeln wird (Median von 85%). Die hohe erwartete Zustimmung für Online-Apotheken könnten sowohl aus dem Bereich Convenience als auch Preisvorteile stammen, die beide wichtige Entscheidungskriterien für Kund:innen darstellen. Auch regulatorische Anpassungen und die wachsende Akzeptanz digitaler Gesundheitsdienste scheinen diesen Wandel zu unterstützen.

**Prognose 4:** Unschlüssiger fällt die Einschätzung zum Thema digitale Therapeutika aus. Im Median glaubten dies rund 55% der befragen Expert:innen dieser Prognose. Auffällig ist die grosse Bandbreite der Antworten. Dies legt nahe, dass viele Befragten Zweifel daran haben, ob digitale Therapien in diesem Umfang in das Geschäftsmodell klassischer Apotheken integriert werden können. Gründe könnten ein unklarer Erstattungsrahmen sein oder eine begrenzte Nachfrage seitens der Patient:innen, welche die Vorteile der digitalen Therapeutika nicht kennen.

**Fazit:** Insgesamt zeigen die Einschätzungen, dass die Apotheken im Wandel begriffen sind. Angesichts des relativen kurzen Zeithorizonts von fünf Jahren sind die Median-Werte zwischen 45% und 85% erstaunlich hoch, was uns positiv überrascht hat. Gleichzeitig ist die Streuung sehr gross, was auf eine starke Unsicherheit hindeutet. Der kontinuierliche Aufstieg der Online-Apotheken gilt für unsere Expert:innen als eine sichere Zukunftsprognose. Hier besteht offenbar ein breiter Konsens darüber, dass sich das Konsumverhalten Richtung Convenience nachhaltig verändern wird.

# Sponsoren-Gastbeitrag Galenica: Hybride Gesundheitslösungen in Apotheken: Wie sich Mensch und Digital Health ergänzen

Dr. Simone Kansy

Dr. Fabian Sommerrock, Leiter Business Development & Cooperations, Galenica

Hybride Gesundheitsdienstleitungen sind ein Mehrwert für unsere Gesundheit – davon sind wir überzeugt! Aus diesem Grund fördern wir schweizweit diese Angebote in unseren 370 Apotheken (Amavita, Sun Store und Coop Vitality als Joint Venture mit Coop). Wir kombinieren persönliche Beratung mit digitalen Gesundheitslösungen und erweitern die fachliche Kompetenz der Apotheker:innen. Dadurch entsteht eine patientennahe, effiziente und hochwertige Versorgung von rund 100.000 Kund:innen täglich. Trotz einiger Herausforderungen eröffnet die Digitalisierung Apotheken grosse Chancen für eine zukunftsfähige und vernetzte Gesundheitsversorgung.

### *Digital Health als Antwort auf neue Patientenbedürfnisse: Effizienz, Convenience und Vernetzung im Gesundheitswesen*

Die Erwartungen an das Gesundheitswesen befinden sich im Wandel: flexible, personalisierte und sofort verfügbare Gesundheitsdienstleistungen ohne Wartezeiten sind den Patient:innen wichtig. Gesundheit wird zum Lifestyle: Die Nachfrage nach Präventionsangeboten und digitalen Tools, welche die Gesundheit unterstützen, wächst. Ferner können digitale Lösungen helfen, Effizienz zu steigern und Gesundheitskosten zu senken, ohne die Qualität der Versorgung zu beeinträchtigen. Digital Health schafft so ein kundenorientiertes, transparentes und wirtschaftliches Gesundheitssystem.

Vor dem Hintergrund der veränderten Kundenbedürfnisse setzt Galenica auf ein integriertes Omni-Channel-Angebot, das eine verbesserte Customer Experience zwischen physischen und digitalen Kundenkontaktpunkten ermöglicht – von der Anamnese über die Behandlung bis zur Nachsorge.

### *Hybride Gesundheitsversorgung in der Praxis: Wie digitale und physische Apothekenservices nahtlos zusammenwirken*

Max verspürt starke Halsschmerzen. Er nutzt den Symptom-Check einer digitalen Gesundheitsplattform wie z.B. Well oder Compassana, der ihm empfiehlt, eine Apotheke (z.B. Amavita, Sun Store oder Coop Vitality) aufzusuchen, um seine Symptome vertiefter abzuklären. Dank der digitalen Apothekensuche in der App, bucht er über OneDoc (www.onedoc.ch) gleich einen Termin.

Die Apothekerin führt im Behandlungszimmer einen Streptokokken-Abstrich durch, um eine bakterielle Infektion auszuschliessen. Nach der fundierten Beratung kann Max direkt die passenden Medikamente mitnehmen. Wäre eine ärztliche Abklärung nötig gewesen, hätte die Apotheke eine Konsultation mit dem Telemedizinanbieter Medgate (Book a Doc) organisiert. Bei Bedarf könnte der Arzt/die Ärztin ein elektronisches Rezept (E-Rezept) ausstellen und gleich an die Apotheke oder an Max senden.

Max ist begeistert von den digitalen Gesundheitshelfern. Da er aufgrund seines Bluthochdrucks regelmässig Medikamente benötigt, verwaltet er seine Dauerrezepte im digitalen Rezepte-Manager und kann diese jederzeit nachbestellen. Leider ist Max etwas vergesslich, daher nutzt er die TOM Medikations-App und wird so bei der korrekten Einnahme seiner Medikamente unterstützt.

Dieses Beispiel zeigt: Die Kombination digitaler und physischer Angebote sowie die Zusammenarbeit verschiedener Fachpersonen im Gesundheitsökosystem gewährleistet eine schnelle und effiziente Versorgung (s. Abb. 13).

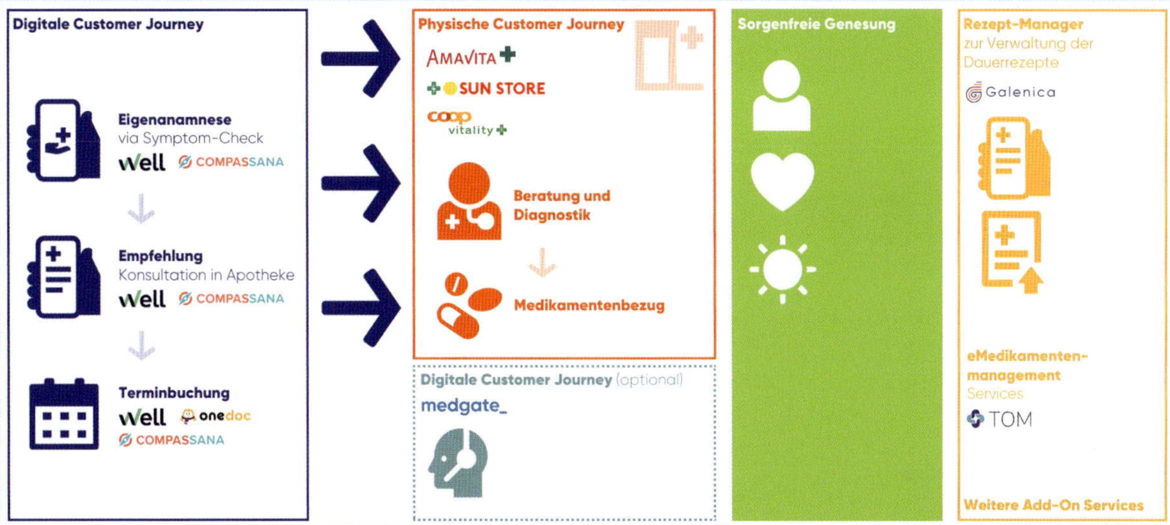


**Abb. 13** Hybride Gesundheitsversorgung in der Praxis

### *Digitalisierung bei Galenica: Die Zukunft gestalten*

Dank der Digitalisierung will Galenica die Zukunft des Gesundheitswesens prägen, auch wenn es auf diesem Weg noch Herausforderungen zu meistern gilt. Dazu gehören unter anderem:

- **Digitale Kundeninteraktion & Omni-Channel-Services:** Online-Terminbuchungen sind Standard in Apotheken. Noch fehlt aber die nahtlose Verknüpfung von digitalen und physischen Gesundheitsdienstleistungen, um ein echtes Omni-Channel-Erlebnis ohne Medienbrüche für unsere Kund:innen realisieren zu können.
- **Digitales Medikations- und Rezeptmanagement:** Die Nutzung von E-Rezepten und digitalen Medikationsplänen ist bereits heute Teil der Apothekenprozesse. Nun ist es wichtig, weitere digitale Lösungen rund um das Medikamentenmanagement zu integrieren.
- **Vernetzung im Gesundheitsökosystem:** Kooperationen mit Telemediziner:innen, Digital-Health-Plattformen und Digital-Health-Start-ups wurden etabliert. Zukünftig gilt es, Prozesse sowie den Datenaustausch mit Kooperationspartner:innen zu optimieren. Dies ermöglicht es der Apotheke, ihre Rolle als erste Anlaufstelle in der Grundversorgung weiter zu stärken und eine nahtlose, effiziente Patientenbetreuung sicherzustellen.

Galenica sieht in der Digitalisierung eine Chance für eine vernetzte Gesundheitsversorgung und Positionierung der Apotheke als Anlaufstelle bei gesundheitlichen Anliegen. Die Präsenz auf den digitalen Gesundheitsplattformen ist für Galenica weder Selbstzweck noch Trend, sondern eine Investition in die Zukunft: Es geht um neue Massstäbe für die patientenzentrierte Versorgung, um Selbstbestimmung der Patient:innen sowie den zielgerichteten und zeitlich angemessenen Zugang zu hochwertigen Gesundheitsangeboten.

## Weiterführende Links und Literatur

Beratung plus https://www.amavita.ch/de/cp/diskrete-beratung

Compassana www.compassana.ch

Rezepte-Manager https://rx.amavita.ch/

TOM https://www.tommedications.com/

Well www.well.ch

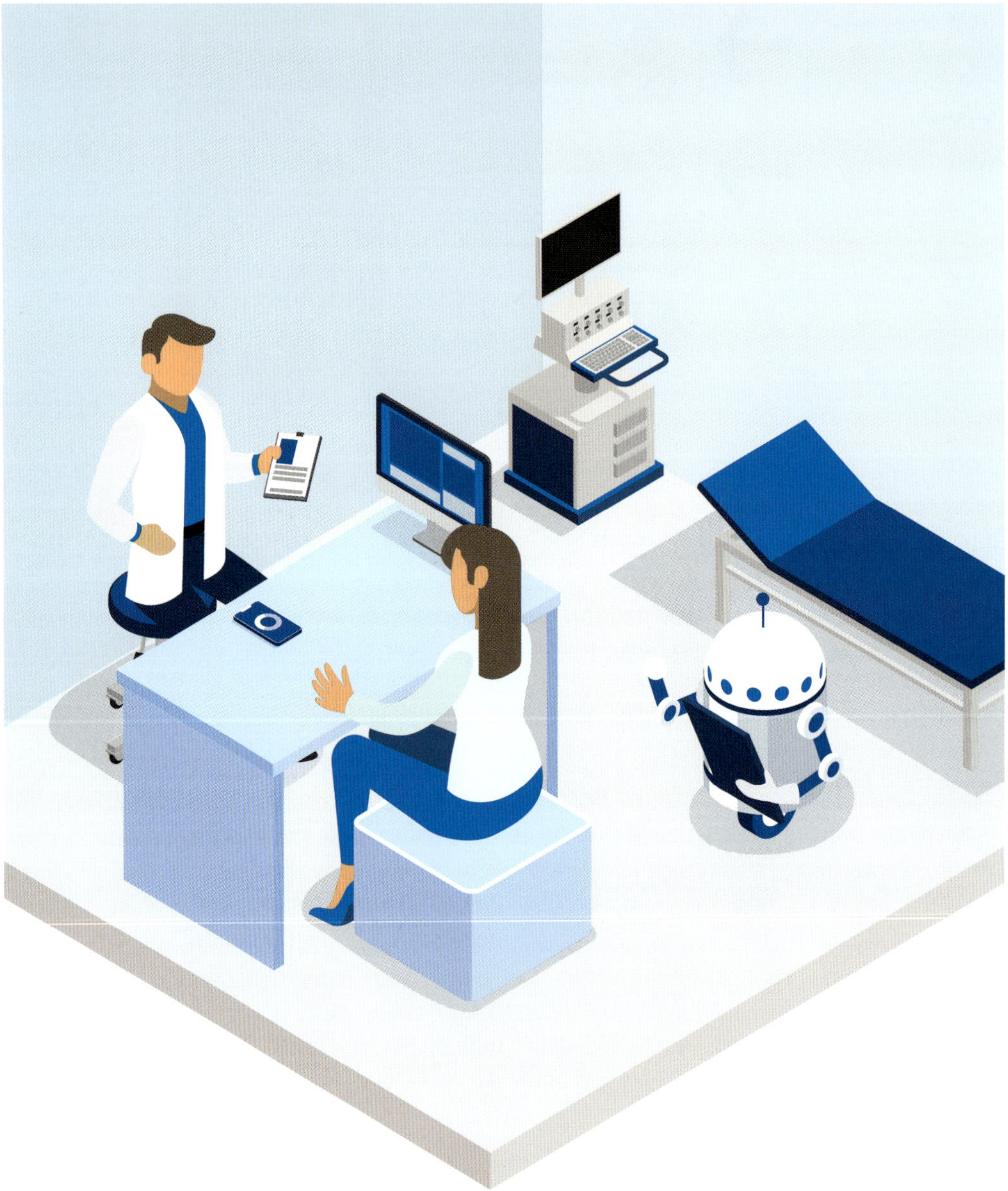

## 4.2 Arztpraxen

### Die mögliche Zielvision: Die Arztpraxen der Zukunft

In fünf Jahren könnte die Arztpraxis der Zukunft ein digital integrierter Gesundheitsort sein, in dem virtuelle Medizinische Praxisassistent:innen (MPAs-KI-Bots) am Telefon die Terminplanung und administrative Aufgaben effizient übernehmen. Telemedizinische Konsultationen könnten zum Standard geworden sein und auch mithilfe von Virtual-Reality-/Augmented-Reality-Brillen (VR/AR) sinnvoll erweitert werden. KI-Lösungen könnten aktiv das Personal unterstützen, sowohl bei administrativen als auch bei medizinischen Fragestellungen. Das elektronische Patientendossier (EPD) wäre ein selbstverständlicher Bestandteil des Praxisalltags und könnte für einen nahtlosen Informationsfluss zwischen Leistungserbringern sorgen. Neben klassischen Arztpraxen könnten sich die „ohne-Arzt-Praxen“ verbreiten, wo hochqualifizierte Pflegefachpersonen eigenständig arbeiten und nur bei Bedarf Ärzt:innen per Videocall dazuschalten.

### *Der heutige Stand: Ausgewählte Ergebnisse aus den erfolgten Analyseuntersuchungen*

- **Die Sicht der Kund:innen**: Die allermeisten digitalen Lösungen erzeugen Begeisterung oder werden schon aktiv gefordert.
- **Die Sicht der Mitarbeitenden**: MPAs und Ärzt:innen begrüssen vor allem die Werkzeuge zur Entlastung der administrativen Tätigkeiten.
- **Der Reifegrad**: Hier werden eher unterdurchschnittliche Werte erzeugt, v.a. in der Unterdimension „Digitalisierungsstrategie und Transformationsplan“.
- **Die Prognosen von Expert:innen für die Schweiz in fünf Jahren**: Die virtuelle MPA, die eigenständig Anrufe entgegennimmt und Termine vergibt, wird kommen. Die EPD-Verbreitung ist immer noch sehr schwach.

### *Drei Handlungsoptionen für die Transformation*

1. **Auf Administrationstools fokussieren.** Arztpraxen sollten die vorhandenen Digital-Health-Mittel gezielt einsetzen und weiterentwickeln, um administrative Prozesse wie Terminmanagement und Dokumentation effizienter zu gestalten.
2. **Mit Lösungen für die Erlebnisse der Patient:innen experimentieren.** Arztpraxen sollten digitale Lösungen (insbesondere im Bereich Telemedizin und KI) aktiv ausbauen, um das Patientenerlebnis nachhaltig zu verbessern.
3. **Erfahrungen mit dem EPD sammeln.** Auch wenn sich eine praxistaugliche EPD-Lösung noch nicht durchgesetzt hat, sollten Praxen bereits heute mit den bestehenden Möglichkeiten arbeiten, um Erfahrungen zu sammeln und vorbereitet zu sein.

> **„In den heutigen Tarif- und Honorarsystemen sind gute Digitalisierung und erforderliche Innovationen nicht eingepreist. Arztpraxen können nicht in eine visionäre IT-Strategie und deren Umsetzung investieren, wenn sie die Mittel dafür nicht erwirtschaften.“**
>
> *Prof. Dr. Barbara Biedermann, Hausärztin, COBEDIAS Institut Adetswil*

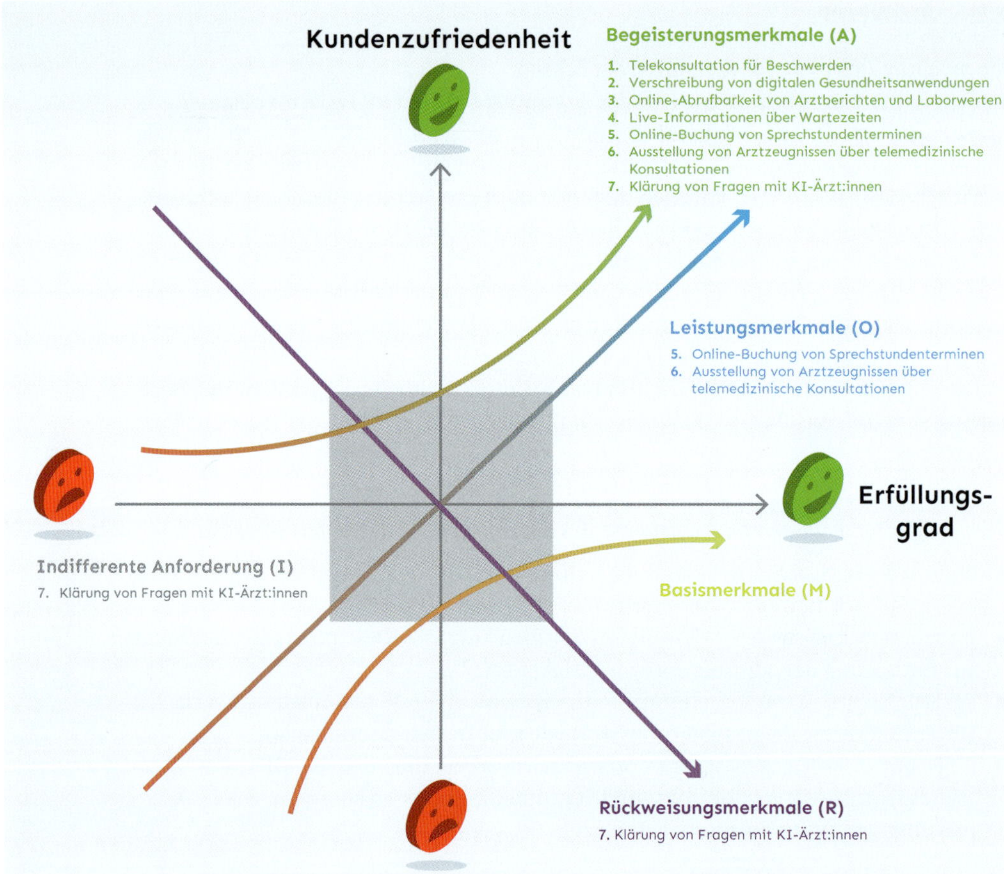


**Abb. 14** Kano-Befragung Arztpraxen (n = 86 Bürgerantworten)

Tabelle zu Abb. 14

| Kundenanforderung | A | O | M | I | R | Q | Merkmal |
|---|---|---|---|---|---|---|---|
| 1. Telekonsultation für Beschwerden | **47.1 %** | 17.6 % | 5.9 % | 27.1 % | 2.4 % | 0.0 % | A |
| 2. Verschreibung von digitalen Gesundheitsanwendungen (DiGAs) | **43.0 %** | 16.3 % | 3.5 % | 32.6 % | 3.5 % | 1.2 % | A |
| 3. Online-Abrufbarkeit von Arztberichten und Laborwerten | **41.9 %** | 33.7 % | 11.6 % | 11.6 % | 1.2 % | 0.0 % | A |
| 4. Live-Informationen über Wartezeiten | **39.5 %** | 23.3 % | 1.2 % | 29.1 % | 5.8 % | 1.2 % | A |
| 5. Online-Buchung von Sprechstundenterminen | **34.9 %** | **31.4 %** | 16.3 % | 15.1 % | 1.2 % | 1.2 % | A/O* |
| 6. Ausstellung von Arztzeugnissen über telemedizinische Konsultationen | **33.7 %** | **34.9 %** | 8.1 % | 16.3 % | 5.8 % | 1.2 % | A/O* |
| 7. Klärung von Fragen mit KI-Ärzt:innen | **32.6 %** | 3.5 % | 0.0 % | **33.7 %** | **29.1 %** | 1.2 % | A/I/R* |
| A: Begeisterungsmerkmal | O: Leistungsmerkmal | | | | M: Basismerkmal | | |
| I: Indifferentes Merkmal | R: Rückweisungsmerkmal | | | | Q: Fragliches Merkmal | | |

*Keine eindeutige Zuordnung, da die Differenz der häufigsten Antwortkategorien unter 5 Prozentpunkten liegt.

## Kano-Befragung: Das wünschen sich die Bürger:innen von Arztpraxen

**1. Telekonsultation für Beschwerden:** Begeisterungsmerkmal (A), Anteil: 47%
Diese Kategorie beschreibt die Möglichkeit, bei Beschwerden ärztliche Konsultationen digital per Video oder Telefon durchzuführen. Fast die Hälfte der Befragten bewertete diese Funktion als Begeisterungsmerkmal. Telekonsultationen bieten ortsunabhängige medizinische Betreuung und verbessern die Flexibilität hausärztlicher Leistungen.

**2. Verschreibung von digitalen Gesundheitsanwendungen (DiGAs):** Begeisterungsmerkmal (A), Anteil: 43%
Die Möglichkeit, DiGAs zur Therapieunterstützung zu verschreiben („Apps auf Rezept"), wurde von einem grossen Teil der Befragten als Begeisterungsmerkmal eingestuft. Solche Lösungen stehen für moderne Versorgung und erweitern die Betreuung auf digitale Weise.

**3. Online-Abrufbarkeit von Arztberichten und Laborwerten:** Begeisterungsmerkmal (A), Anteil: 42%
42% der Patient:innen bewerteten den unkomplizierten Zugriff auf ihre medizinischen Unterlagen überwiegend als wertvolle Funktion. Für weitere 34% ist dies ein Leistungsmerkmal, dass gefordert wird. Ein weiterer Beleg für den Wunsch der Bevölkerung nach einem gut funktionierenden EPD.

**4. Live-Informationen über Wartezeiten:** Begeisterungsmerkmal (A), Anteil: 40%
Diese Funktion ermöglicht es Patient:innen, aktuelle Wartezeiten über eine App oder einen Bildschirm im Wartezimmer zu verfolgen. Sie wurde von vielen als begeisternd eingestuft, da sie Transparenz schafft und den Aufenthalt in der Praxis besser planbar macht. Dies erhöht den Komfort und verbessert das Erlebnis der Patient:innen.

**5. Online-Buchung von Sprechstundenterminen:** Begeisterungsmerkmal (A), Anteil: 35% oder Leistungsanforderung (O), Anteil: 31%
Die Möglichkeit, Arzttermine digital über eine Website oder App zu buchen, wurde von der Mehrheit der Befragten als Begeisterungsmerkmal eingestuft. Dennoch zeigt der hohe Anteil an Leistungsbewertungen (31%), dass diese Funktion zunehmend als hilfreicher Standard wahrgenommen wird, der den Praxisalltag für Patient:innen spürbar erleichtert.

**6. Ausstellung von Arztzeugnissen über telemedizinische Konsultationen:** Begeisterungsmerkmal (A), Anteil: 34% oder Leistungsanforderung (O), Anteil: 35%
Diese Funktion ermöglicht es Patient:innen, im Krankheitsfall ein Arztzeugnis digital, bspw. per Video- oder Telefonkonsultation, zu erhalten, ohne die Praxis vor Ort aufsuchen zu müssen. Mit 35% wurde sie mehrheitlich als Leistungsmerkmal eingestuft, wobei 34% der Befragten sie sogar als Begeisterungsmerkmal bewerteten.

**7. Klärung von Fragen mit KI-Ärzt:innen:** Begeisterungsmerkmal (A), Anteil: 33%, Indifferent (I), Anteil: 34% oder entgegengesetzte Anforderung (R), Anteil: 29%
Die Meinungen zur KI-basierten Beratung, etwa via Chatbot, waren gemischt: 33% bewerteten sie als begeisternd, 34% als indifferent und 29% als rückweisend. Diese Polarisierung zeigt, dass viele Patient:innen dem Einsatz von Künstlicher Intelligenz in der medizinischen Beratung noch skeptisch gegenüberstehen.

**Fazit:** Alle sieben Funktionen wurden als Begeisterungsmerkmale eingestuft. Onlinebuchung von Sprechstunden und die Ausstellung von Arztzeugnissen wurden gleichermassen als Leistungsanforderung bewertet. Die KI-Beratung wurde gleichermassen als indifferent und rückweisend beurteilt. Digitale Services bieten somit grosses Potenzial zur Differenzierung und Steigerung der Patientenzufriedenheit.

## Denken und Fühlen

- Digitalisierung wird als notwendig und hilfreich für die Patientenversorgung wahrgenommen.
- Ärzt:innen und MPAs schätzen insbesondere Tools für Spracherkennung oder automatisierte Terminvereinbarungen.
- Es bestehen Frustrationen über technische Hürden oder unklare Standards (bspw. EPD).
- Datenschutz wird als Herausforderung wahrgenommen, aber nicht als Blockade.

## Hören

- Vorgesetzte (v. a. Praxisinhaber:innen) werden häufig als treibende Kräfte der Digitalisierung wahrgenommen.
- Kolleg:innen äussern sich je nach Persönlichkeit und Erfahrung unterschiedlich, nicht nur altersabhängig.
- Jüngere Mitarbeitende sind oft aufgeschlossener, ältere teils zurückhaltender, es besteht jedoch eine generelle Offenheit.
- Patient:innen zeigen sich grundsätzlich offen, sofern digitale Angebote intuitiv und nützlich sind.

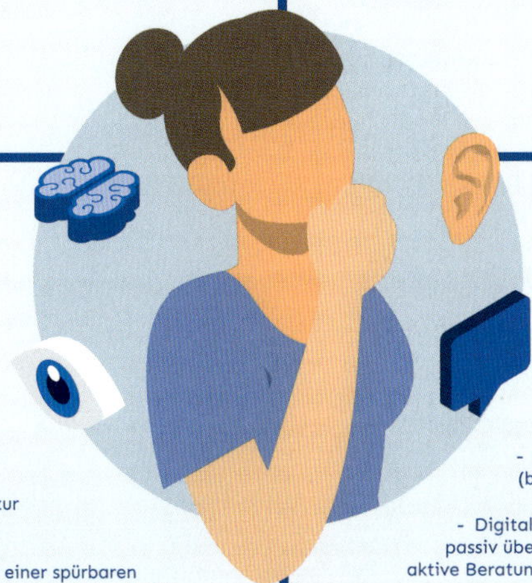

## Sehen

- Häufig genutzte Tools sind E-Mail, elektronische Krankengeschichten (bspw. VitoMed), Diktiergeräte, Outlook, MS Teams und OneDoc.
- Die Digitalisierung ist fortgeschritten, aber oft nicht durchgängig integriert oder interoperabel.
- KI wird punktuell eingesetzt (bspw. zur Dokumentenzusammenfassung).
- Die digitale Kommunikation führt zu einer spürbaren Belastung durch Informationsflut (bspw. hunderte E-Mails pro Woche).

## Sagen und Tun

- Im Team finden aktive Diskussionen statt, v. a. bei Sicherheitsfragen, neuen Tools oder Problemen.
- Mobile Geräte (bspw. Tablets) werden zunehmend genutzt, etwa bei speziellen Untersuchungen.
- Bei Systemausfällen gibt es Notfallpläne (bspw. Papieragenda).
- Digitale Angebote werden Patient:innen meist passiv übermittelt (bspw. über die Website), eine aktive Beratung via Apps erfolgt selten.

## Herausforderung

- Fehlende Interoperabilität und mangelnde Standardisierung erschweren den Datenaustausch.
- Das EPD wird als unausgereift und schwer praktikabel empfunden.
- Technische Probleme (bspw. unzuverlässige Tools) stören den Arbeitsfluss.
- Die Digitalisierung verdrängt den menschlichen Aspekt der Medizin.

## Wünsche

- Die Patientenversorgung soll im Vordergrund stehen und nicht die Administration. Digitalisierung soll entlasten, nicht belasten.
- Es werden intelligente Assistenzsysteme gewünscht (bspw. To-do-Management).
- KI und wissenschaftliche Datenbanken sollen besser in die Praxissoftware integriert werden.
- Es braucht automatisierte, patientenzentrierte Apps (bspw. für chronische Erkrankungen wie Diabetes).

**Abb. 15** Empathiekarte Arztpraxen (n = 4 Interviews)

## Empathiekarte: Das wünschen sich die Mitarbeitenden von Arztpraxen

**Denken und Fühlen:** Die Mitarbeitenden in Arztpraxen verbinden mit der digitalen Transformation primär Effizienzsteigerung, Automatisierung und eine verbesserte Patientenversorgung. Digitale Tools wie elektronische Krankengeschichten, E-Mail-Kommunikation, Spracherkennungssysteme oder Terminplattformen wie OneDoc sind im Alltag fest verankert. Gleichzeitig wird die Informationsflut – etwa durch hunderte E-Mails pro Woche – als belastend empfunden. Die Integration von Künstlicher Intelligenz (KI) wird punktuell als hilfreich erlebt, bspw. zur Dokumentenzusammenfassung oder Vorbereitung von Gesprächen, jedoch bestehen auch Vorbehalte hinsichtlich ihrer Evidenzbasis. Datenschutz und Systemsicherheit sind zentrale Themen: Während einige Vertrauen in bestehende Schutzmechanismen haben, äussern andere Sorgen über Phishing-Risiken oder Systemausfälle. Insgesamt zeigt sich ein pragmatischer Umgang mit digitalen Neuerungen, wobei die Freude über funktionierende Systeme der Frustration bei technischen Problemen gegenübersteht.

**Hören:** Im Team wird Digitalisierung aktiv diskutiert, insbesondere bei Sicherheitsfragen oder der Einführung neuer Tools. Dabei variieren die Meinungen: Jüngere Mitarbeitende zeigen sich oft aufgeschlossener, während ältere Kolleg:innen gelegentlich skeptisch reagieren, wobei diese Tendenz nicht ausschliesslich altersbedingt ist. Patient:innen äussern sich ambivalent: Während technikaffine Personen digitale Angebote wie Online-Termine oder verschlüsselte Kommunikation schätzen, empfinden andere, v.a. ältere, diese als Hürde. Die Akzeptanz hängt stark von der Benutzerfreundlichkeit ab. Vorgesetzte fördern die Digitalisierung meist aktiv, wobei operative Rückmeldungen häufig direkt über IT-Teams erfolgen.

**Sehen:** Im Praxisalltag dominieren Tools wie Outlook, Praxisinformationssysteme (PIS) (Axenita, Aeskulap, VitoMed) oder MS Teams. KI-gestützte Anwendungen wie zur Zusammenfassung von Dokumenten kommen punktuell zum Einsatz. Die Einführung neuer Systeme hat die Effizienz vieler Arbeitsprozesse gesteigert, so z.B. durch automatisierte Terminbestätigungen oder strukturierte Dokumentation. Der persönliche Patientenkontakt bleibt trotz Digitalisierung erhalten – digitale Tools ergänzen, ersetzen ihn aber nicht.

**Sagen und Tun:** Über Digitalisierung wird meist dann gesprochen, wenn Systeme nicht funktionieren oder neue Tools eingeführt werden. In der Kommunikation mit Patient:innen dominieren weiterhin E-Mail und Telefon, Apps werden selten genutzt. Die Vorteile digitaler Angebote werden nur vereinzelt aktiv erklärt. Bei Systemausfällen greifen Praxen auf Notfallpläne zurück wie Papieragenden oder mobile Hotspots. Der Umgang mit technischen Problemen erfolgt pragmatisch: erst Eigenprüfung, dann IT-Support.

**Herausforderungen:** Zentrale Herausforderungen sind fehlende Standards, mangelnde Interoperabilität und ineffiziente Prozesse, bspw. bei der Zuordnung von Fotos zu Patientendossiers oder der Konvertierung von Arztbriefen. Auch die Informationsflut durch digitale Kanäle wird als problematisch empfunden. Datenschutz bleibt ein sensibles Thema. Ein zentrales Anliegen ist, dass Digitalisierung entlasten und nicht belasten soll und dabei den menschlichen Aspekt der Medizin nicht verdrängt.

**Wünsche:** Die Mitarbeitenden wünschen sich intelligente Assistenzsysteme, bessere Integration von KI in Praxissoftware, optimierte Suchfunktionen (z.B. in MS Teams) und automatisierte Transkription – idealerweise auch in Schweizerdeutsch. Auch eine App zur strukturierten Betreuung chronisch Kranker (z.B. Diabetes) wird angeregt. Ziel ist eine digitale Infrastruktur, welche die administrativen Aufgaben reduziert und Raum für eine persönliche Patientenbetreuung schafft.

**Fazit:** Die Digitalisierung wird in Arztpraxen als Chance wahrgenommen, vorausgesetzt, sie ist funktional, benutzerfreundlich und sicher und der Mensch bleibt dabei im Zentrum. Digitale Systeme sollen unterstützen, nicht dominieren.

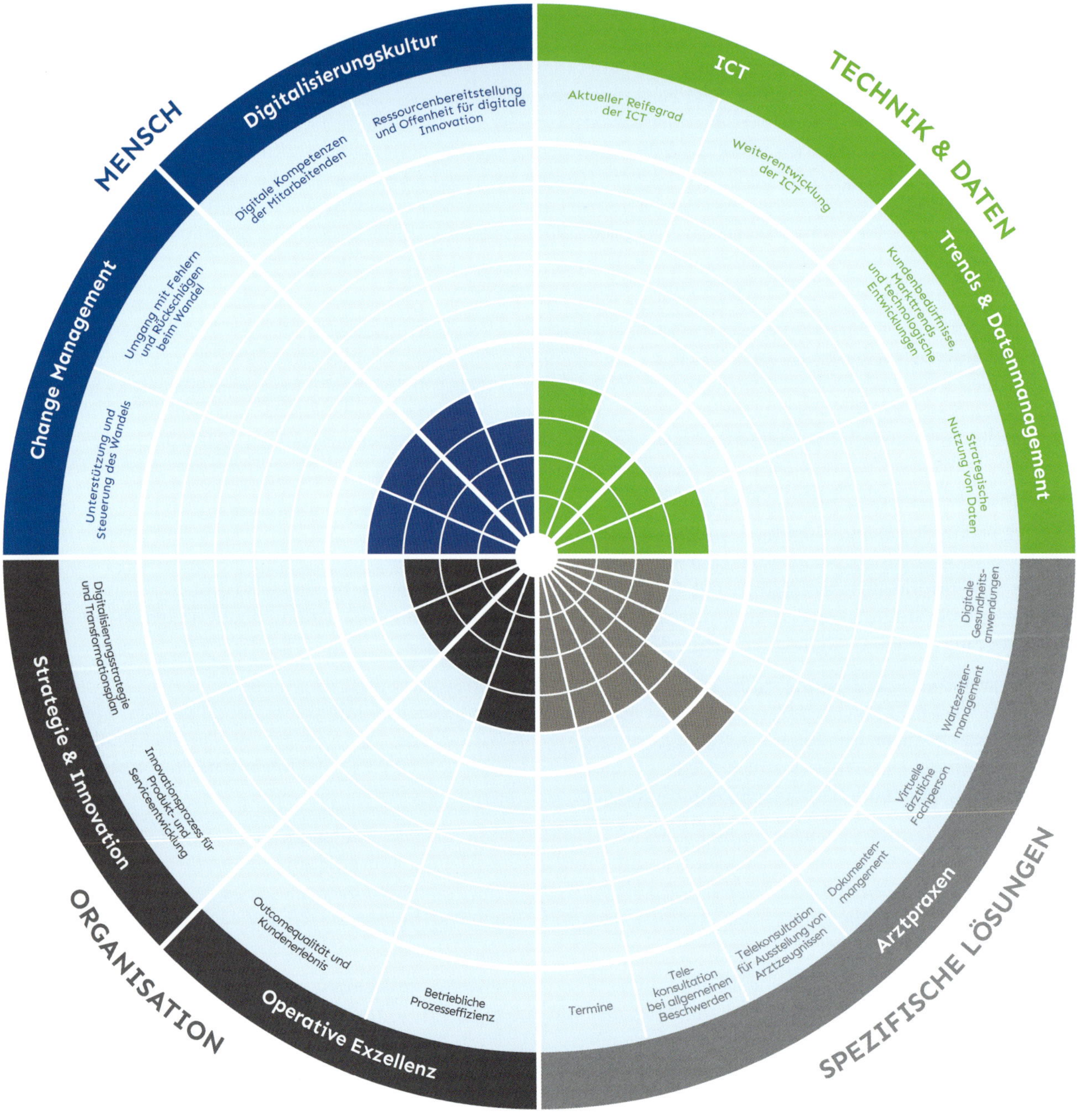


**Abb. 16** Digitaler Reifegrad Arztpraxen (n = 11 Experteneinschätzungen)

## Digitaler Reifegrad: Hauptergebnisse der Arztpraxen

**Mensch (M):** Der digitale Reifegrad in der Dimension „Mensch" ist insgesamt nur mässig ausgeprägt. Am besten bewertet wurde der Umgang mit Fehlern und Rückschlägen (Ø 4.2), was auf erste Ansätze einer konstruktiven Fehlerkultur hinweist. Die digitalen Kompetenzen der Mitarbeitenden (Ø 3.6) sowie die Unterstützung und Steuerung des Wandels (Ø 3.5) liegen im unteren Mittelfeld – ein Zeichen dafür, dass digitale Fähigkeiten und Change Management weiter gestärkt werden müssen. Am schwächsten wurde die Ressourcenbereitstellung und Offenheit für digitale Innovation bewertet (Ø 3.3).

**Technologie & Daten (T/D):** Diese Dimension zeigt ein durchwachsenes Bild. Die strategische Nutzung von Daten erzielt mit Ø 3.8 den höchsten Wert und weist auf punktuelle Ansätze datenbasierter Entscheidungen hin. Der Reifegrad der ICT liegt bei Ø 3.7, während ihre Weiterentwicklung mit Ø 3.0 deutlich schwächer ausfällt – ein Hinweis auf fehlende Innovationsdynamik und Investitionen. Die Berücksichtigung von Kundenbedürfnissen, Markttrends und technologischen Entwicklungen (Ø 3.2) bleibt ebenfalls ausbaufähig. Insgesamt fehlt es an kontinuierlicher Entwicklung und klarer strategischer Ausrichtung.

**Organisation (O):** Die Bewertung zeigt einen ausbaufähigen digitalen Reifegrad. Die betriebliche Prozesseffizienz zeigt mit Ø 3.5 auf, dass noch viel Optimierungsbedarf besteht. Auch die Dimensionen Outcomequalität und Kundenerlebnis sowie Innovationsprozesse (je Ø 3.2) werden eher schlecht bewertet. Die Digitalisierungsstrategie und der Transformationsplan schneiden mit Ø 3.0 am schwächsten ab, was auf eine fehlende strategische Gesamtperspektive hinweist.

**Arztpraxenspezifische Dimensionen:** Besonders auffällig ist das leicht positive Abschneiden des digitalen Dokumentenmanagements (Ø 5.6), was Patient:innen einen digitalen Zugriff auf ihre medizinischen Dokumente erlaubt. Die Möglichkeit für Patient:innen, online Termine einzusehen, zu buchen und zu verwalten, befindet sich im Mittelbereich (Ø 4.1). Im eher unteren Reifegrad bewegen sich „Telekonsultationen bei allgemeinen Beschwerden" (Ø 3.7) sowie „Telekonsultationen für die Ausstellung von Arztzeugnissen" (Ø 3.8). Der Punkt zur Integration von digitalen Gesundheitsanwendungen (Digitale Therapeutika) in die Behandlung schneidet mit einem Durchschnitt von 3.3 zwar objektiv gering ab, erscheint aber trotzdem sehr hoch dafür, dass diese in der Schweiz nicht vergütet werden. Einen niedrigen Reifegrad erzielt die Dimensionen „Virtuelle ärztliche Fachperson" (Ø 2.9), sprich KI-gestützte virtuelle Ärzt:innen. Auf diese Innovation müssen Patient:innen wohl noch länger warten. Der Wert „Wartezeitenmanagement" ist mit Ø 2.7 erstaunlich tief ausgefallen. Hierbei geht es um Lösungen, die über eine Praxis-App oder Bildschirme Echtzeitinformationen zu Wartezeiten anzeigen und diese für Patient:innen sichtbar machen. Im Gegensatz dazu sind solche Lösungen in anderen Branchen schon lange auf dem Markt erhältlich.

**Fazit:** Insgesamt zeigt sich ein moderater digitaler Reifegrad über alle untersuchten Dimensionen hinweg. Höhere Werte wurden beim Dokumentenmanagement, bei Telekonsultationen und im Umgang mit Fehlern erreicht. Niedrige Bewertungen betreffen das Wartezeitenmanagement, virtuelle Fachpersonen, die Weiterentwicklung der ICT sowie die strategische Ausrichtung und Ressourcenbereitstellung der Arztpraxen.

### *Für wie wahrscheinlich halten Sie es, dass in der Schweiz in 5 Jahren …*

**Prognose 1:** … Arztpraxen existieren, in denen virtuelle MPAs (sprich KIs, die die Rolle der MPA übernehmen) die Anrufe von Patient:innen entgegennehmen und Termine vergeben?

**Prognose 2:** … Arztpraxen existieren, die telemedizinische Beratung anbieten, welche mit Virtual-Reality-/Augmented-Reality-Brillen durchgeführt werden, die den Patient:innen zur Verfügung gestellt werden?

**Prognose 3:** … mehr als 50 „ohne-Arzt-Praxen" existieren (also Praxen, in denen nur eine Pflegefachperson vor Ort ist und eine Ärzt:in bei Bedarf per Videocall zugeschaltet wird)?

**Prognose 4:** … in Arztpraxen das EPD bei mehr als 10% aller Patientenbehandlungen selbstverständlich genutzt wird?

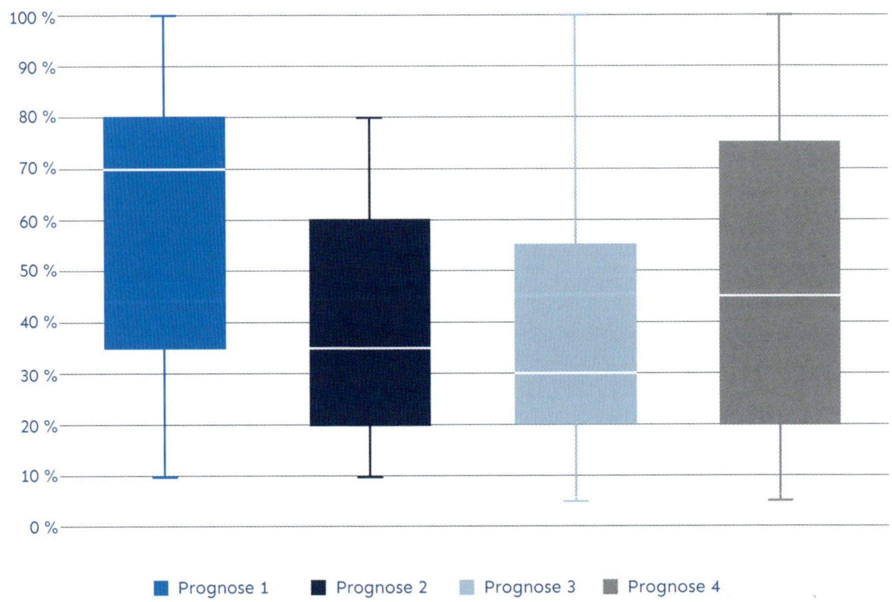


**Abb. 17** **Zukunftsprognosen Arztpraxen (N = 24 Experteneinschätzungen)**

### Die Zukunftsprognosen: So schätzen Expert:innen die Zukunft der Arztpraxen ein

**Prognose 1:** Die Expert:innen halten es für wahrscheinlich, dass in fünf Jahren in der Schweiz Arztpraxen existieren, in denen virtuelle MPAs – also KI-basierte Systeme zur Anrufannahme und Terminvergabe – eingesetzt werden. Der Median der Einschätzungen liegt bei 70%. Die technischen Voraussetzungen sind schon vorhanden, denn erste Experimente in Form von Chatbots oder digitalen Assistenten sind bereits am Laufen (Visionary AG, 2024).

**Prognose 2:** Bei der Prognose zur Nutzung von VR/AR-Brillen für telemedizinische Beratungen liegt der Median bei 35%. Damit sehen unsere Expert:innen die Zukunft dieser Brillen eher als unwahrscheinlich an. Die Einschätzungen reichen von 10 bis 80%, was auf eine grosse Unsicherheit schliessen lässt. Pilotprojekte mit VR/AR-Technologien wurden in einzelnen Kliniken dokumentiert, bspw. am Inselspital Bern in der Schmerzbehandlung (Inselgruppe, 2022) sowie an der Universitätsklinik Balgrist in der chirurgischen Visualisierung (Balgrist, 2020) oder beim SHIFT-Projekt C.1 (www.future.hospital). In der ambulanten Hausarztversorgung ist ein regelhafter Einsatz solcher Technologien bisher noch nicht erfolgt.

**Prognose 3:** Bei der Frage, ob mehr als 50 sog. „ohne-Arzt-Praxen" existieren werden, waren die Antworten mit einem Median von 30% auch eher im pessimistischen Bereich. Die Einschätzungen streuen besonders stark, von 5 bis 100% sind alle Antworten vertreten. Zur Zeit existieren in der Schweiz bereits erste Modelle mit delegierten Versorgungsaufgaben, bspw. durch Anbieter wie Medi24 (Medi24, o.J.) oder im Rahmen interprofessioneller Strategien zur Bekämpfung des Hausärztemangels (BAG, 2024).

**Prognose 4:** Bei dieser letzten Frage zur Nutzung des EPDs bei mehr als 10% aller Behandlungen liegt der Median bei 45%. Auch hier streuen die Einschätzungen sehr stark, nämlich von 5 bis 100%. Allgemein ist bekannt, dass die Verbreitung des EPDs bisher langsam verläuft, u.a. aufgrund technischer Hürden, begrenzter Bekanntheit und erheblicher Bedenken bezüglich der Datensicherheit. eHealth Suisse gibt an, dass per Ende April 2025 ca. 110.000 EPDs eröffnet sein werden, was nur einem Anteil von 1.2% der Bevölkerung entspricht (eHealth Suisse, 2025b).

**Fazit:** Unsere Expert:innen waren nur bei einer Frage eher positiv gestimmt: KI wird die administrativen Prozesse einer Arztpraxis erleichtern, bspw. indem diese Termine mit den Patient:innen mündlich vereinbart. Was vor einigen Jahren noch sehr futuristisch geklungen hat, soll schon in den nächsten 5 Jahren Teil der Schweizer Praxis sein. Bei den anderen Fragen sind die Antworten unterhalb der 50% Wahrscheinlichkeit eingeordnet worden. Die hohe Unsicherheit über die Zukunft des EPDs ist (so wie beim letzten Digital Health Report) immer noch vorhanden.

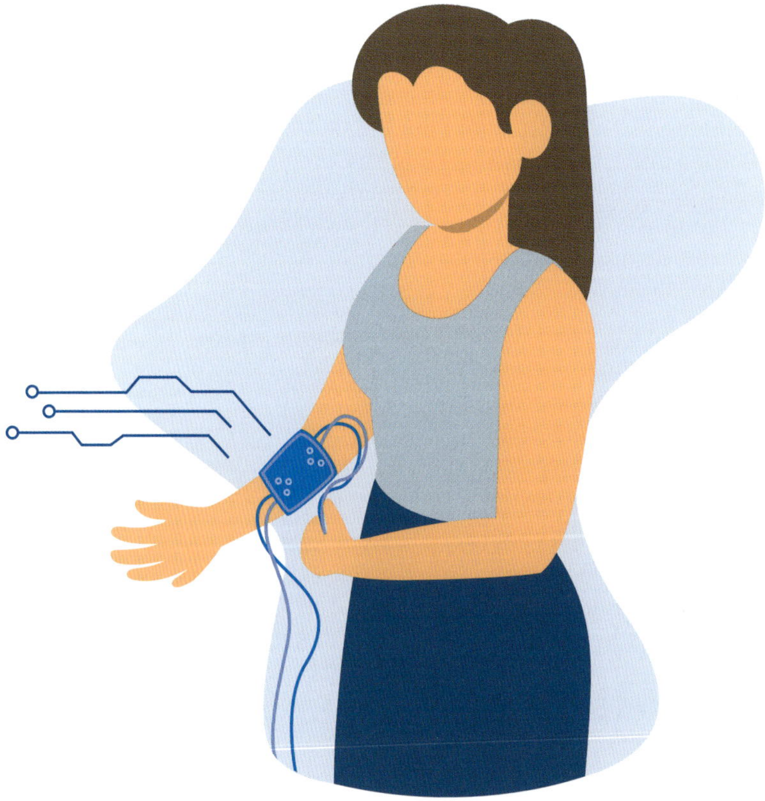

# Sponsoren-Gastbeitrag Schweizerische Post: Digitale Transformation in der Arztpraxis: Mehr Zeit für die Patientenversorgung

Pascal Brack, Head of IT Services Digital Health, Post CH Digital Services AG

Vom Online-Terminkalender über digitale Rezepte bis hin zur Integration medizinischer Geräte in die Praxissoftware: Gezielt eingesetzt, schaffen digitale Lösungen effizientere Abläufe und senken den administrativen Aufwand in Arztpraxen. Im hektischen Praxisalltag fehlt es jedoch häufig an Ressourcen, um sich verstärkt mit der Digitalisierung zu befassen.
Wie kann die steigende Nachfrage nach hochwertiger Versorgung effizienter und ressourcenschonend gestaltet werden? Die Antwort liegt auch für die ambulante Versorgung immer mehr in der digitalen Transformation.

### *Hohe Anforderungen an Arztpraxen*

Während Spitäler über eigene IT-Abteilungen verfügen, stehen ambulante Arztpraxen vor besonderen Herausforderungen. Neben der medizinischen Versorgung müssen sie den wachsenden Anforderungen an eine leistungsfähige IT-Infrastruktur gerecht werden – sei es bei der Datensicherheit, beim Gerätemanagement oder bei der Integration neuer digitaler Dienste. Die Systeme müssen nahtlos funktionieren, während gleichzeitig der Schutz sensibler Patientendaten gewährleistet wird.

### *Eine Lösung für die Praxis: „Time4Patient"*

Mit ihren ausgewiesenen Kernkompetenzen im sicheren Transport von schützenswerten Informationen geniesst die Schweizerische Post grosses Vertrauen und ist eine etablierte Anbieterin von digitalen Lösungen im Gesundheitsbereich.

Gerade ambulante Akteure verlangen nach einem Service, der sich nach den Bedürfnissen von Arztpraxen richtet. In Zusammenarbeit mit Partner:innen bietet die Post daher die Gesamtlösung Time4Patient an. Diese umfasst alle IT-Dienstleistungen und rüstet Arztpraxen für zukünftige digitale Anschlüsse im Gesundheitswesen. Praxen erhalten eine leistungsfähige Infrastruktur im Mietmodell (inkl. Installation, Wartung und Support). Die Praxissoftware erleichtert es medizinischen Fachpersonen, den Praxisalltag digital zu verwalten, und stellt die Anbindung an das elektronische Patientendossier (EPD) sicher. Auch die Datenmigration vom früheren auf das neue System sowie der laufende Unterhalt sind Teil des Angebots.

Bei Time4Patient spielt es keine Rolle, in welcher Digitalisierungsphase sich eine Praxis befindet. Ärzt:innen und Praxisteams sollen darin eine individuelle Lösung finden, die mehr Zeit schafft für das, was wirklich zählt – die Versorgung der Patient:innen.

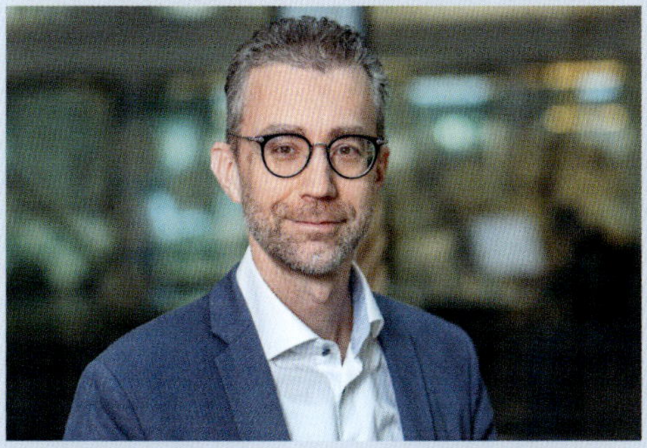

**„Mit Time4Patient sind Gesundheitspraxen immer auf dem neuesten Stand der Technik und haben die Gewissheit, dass ihre Daten sicher und zuverlässig verwaltet werden."**

## Weiterführende Links und Literatur

Time4Patient https://www.post.ch/time4patient

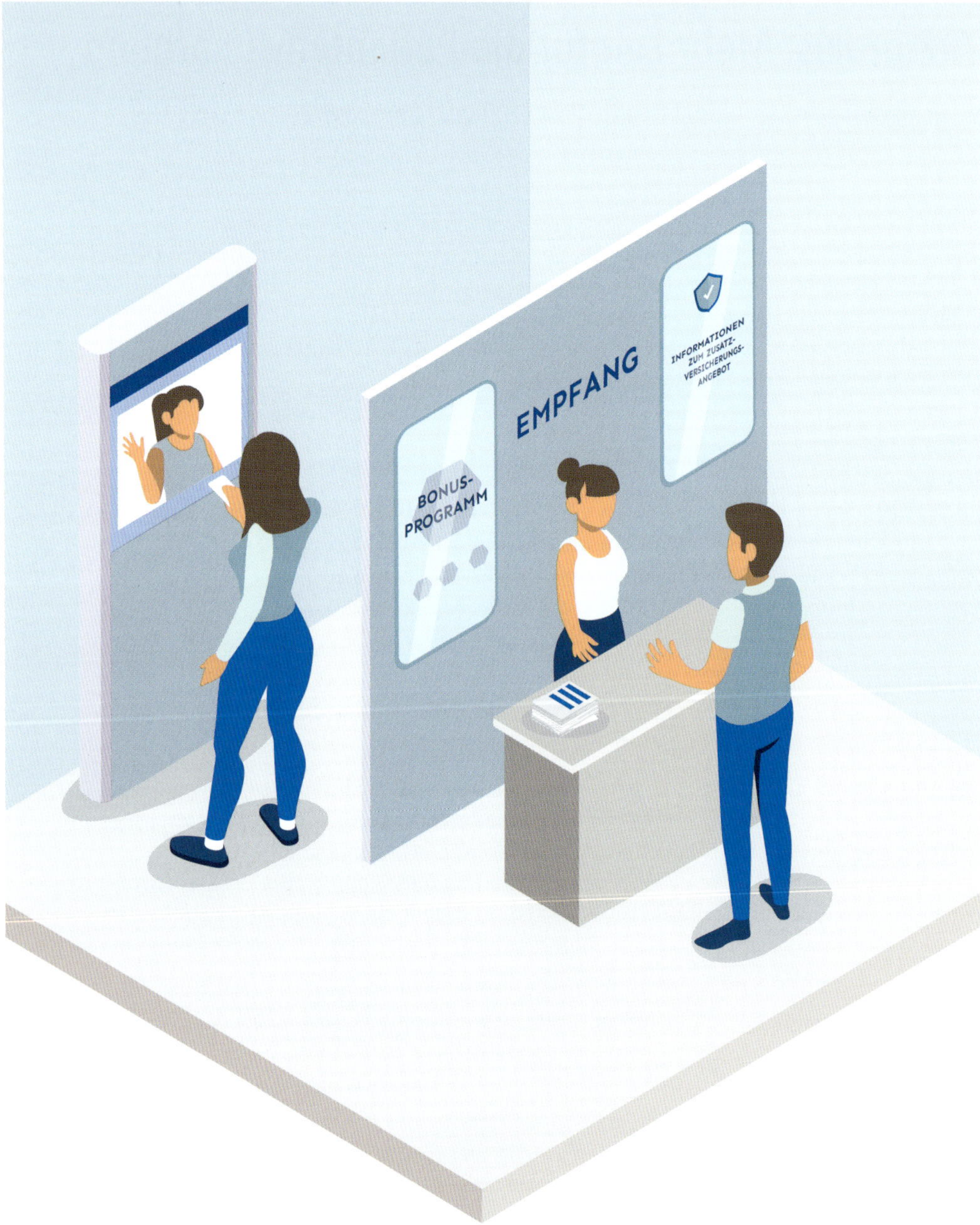
BONUS-
PROGRAMM
EMPFANG
INFORMATIONEN
ZUM ZUSATZ-
VERSICHERUNGS-
ANGEBOT

## 4.3 Krankenversicherungen

### Die mögliche Zielvision: Die Krankenversicherungen der Zukunft

Die Krankenversicherungen der Zukunft könnten sich im Zuge der Digitalisierung zu einem proaktiven Gesundheitsakteur wandeln. Anstatt sich wie heute primär auf die Kostenerstattung zu konzentrieren, könnten Krankenversicherungen zunehmend auch als Anbieter:innen medizinischer Leistungen auftreten, bspw. durch eigene Telemedizinplattformen, die einen niederschwelligen Zugang zur ärztlichen Beratung ermöglichen. Digitale Therapeutika (DTx), also evidenzbasierte Softwareanwendungen zur Behandlung von Krankheiten, könnten integraler, selbstverständlich mitfinanzierter Bestandteil des Leistungskatalogs werden. Ein zentrales Element der künftigen Versicherung könnte die Personalisierung sein: Durch die Analyse individueller Gesundheitsdaten wie von genetischen Profilen oder kontinuierlich erfassten Vitaldaten könnten massgeschneiderte Präventions- und Behandlungspläne entwickelt werden. Smarte Geräte, die zu Hause bspw. zur Schlafüberwachung, Bewegungskontrolle oder Früherkennung chronischer Erkrankungen eingesetzt werden, würden dabei selbstverständlich zur Grundausstattung der Versicherten gehören. Damit würde sich der Fokus der Krankenversicherung von der passiven Kostenübernahme hin zu einer aktiven Rolle im Gesundheitsmanagement verschieben.

### *Der heutige Stand: Ausgewählte Ergebnisse aus den erfolgten Analyseuntersuchungen*

- **Die Sicht der Kund:innen:** Viele Bürger:innen wünschen sich eine Analyse der eigenen Gesundheitsdaten, um mehr personalisierte Präventionsangebote zu erhalten.
- **Die Sicht der Mitarbeitenden:** Es besteht eine Offenheit für Digitalisierung mit dem Wunsch nach mehr Durchdringung im Alltag.
- **Der Reifegrad:** Insgesamt leicht überdurchschnittliche Werte, v.a. im Bereich Trends und Datenmanagement.
- **Die Prognosen von Expert:innen für die Schweiz in fünf Jahren:** Überraschend viele Expert:innen können sich in der Zukunft mehr Krankenversicherungen vorstellen, die gleichzeitig Leistungserbringer sind, indem sie telemedizinische Dienstleistungen anbieten.

### *Drei Handlungsoptionen für die Transformation*

1. **Digitale Infrastruktur und Partnerschaften aufbauen.** Krankenversicherungen sollten selbst oder mit Partner:innen in technologische Plattformen investieren, um Telemedizin, digitale Therapeutika (DTx) und Datenanalysen sicher und effizient anbieten zu können.
2. **Das Geschäftsmodell smarte Geräte weiter ausloten.** Krankenversicherungen sollten weiter mit Programmen zur Förderung und Integration smarter Gesundheitsgeräte experimentieren. Das kann durch gezielte Anreizsysteme wie Prämienrabatte, Kostenbeteiligungen oder Bonusmodelle für den regelmässigen Einsatz von Wearables und anderen Geräten geschehen.
3. **Kulturwandel und Kundenorientierung fördern.** Die Rolle der Versicherung verändert sich weiterhin vom Kostenträger zum Gesundheitscoach. Dafür braucht es ein Umdenken in der Organisation: Der konsequente Aufbau der internen digitalen Gesundheitskompetenz rückt stärker in den Fokus, um für die Digital-Health-Zukunft gerüstet zu sein.

> **„Die digitale Transformation ist der Schlüssel zu einer modernen und zukunftsfähigen Krankenversicherung."**
>
> *Daniel Volken, Leiter Generalsekretariat, Mitglied der Direktion, Groupe Mutuel*

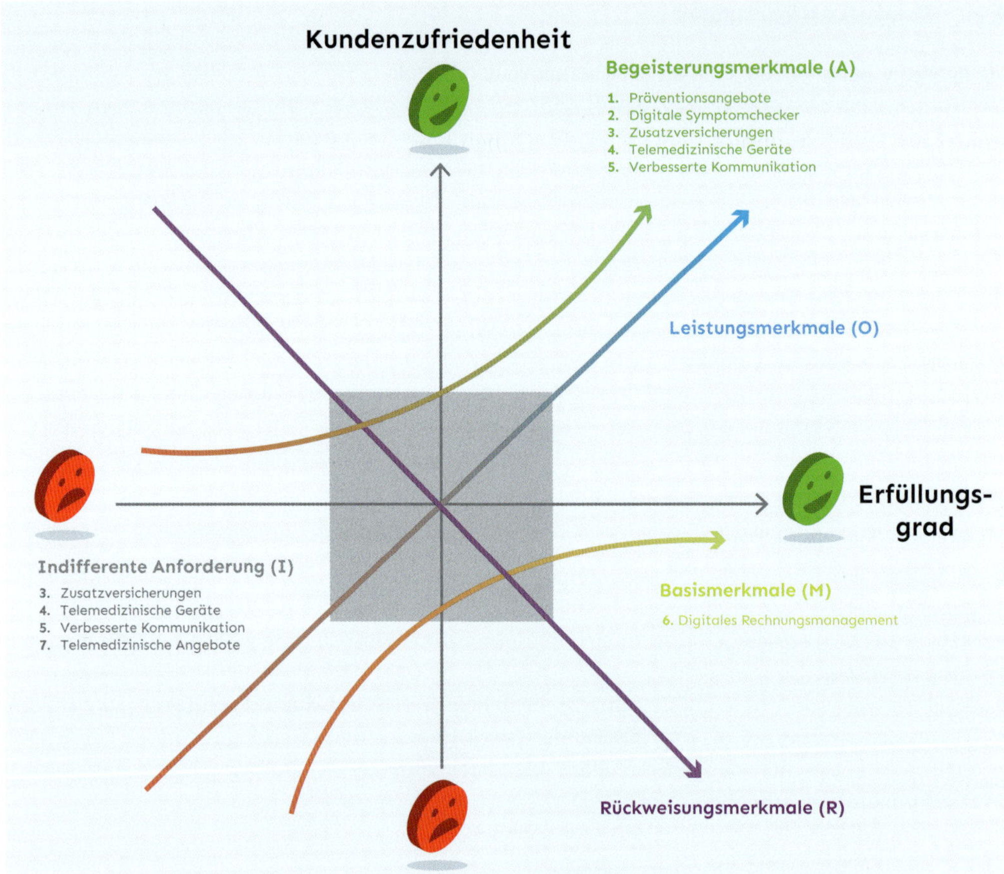


**Abb. 18** Kano-Befragung Krankenversicherungen (n = 69 Bürgerantworten)

Tabelle zu Abb. 18

| Kundenanforderung | A | O | M | I | R | Q | Merkmal |
|---|---|---|---|---|---|---|---|
| 1. Präventionsangebote | **40.6 %** | 21.7 % | 5.8 % | 26.1 % | 5.8 % | 0.0 % | A |
| 2. Digitale Symptomchecker | **37.3 %** | 10.4 % | 9.0 % | 23.9 % | 19.4 % | 0.0 % | A |
| 3. Zusatzversicherungen | **38.2 %** | 10.3 % | 2.9 % | **33.8 %** | 13.2 % | 1.5 % | A/I* |
| 4. Telemedizinische Geräte | **38.2 %** | 7.4 % | 1.5 % | **33.8 %** | 17.6 % | 1.5 % | A/I* |
| 5. Verbesserte Kommunikation | **27.5 %** | 17.4 % | 7.2 % | **33.3 %** | 13.0 % | 1.4 % | A/I* |
| 6. Digitales Rechnungsmanagement | 14.7 % | 33.8 % | **41.2 %** | 7.4 % | 1.5 % | 1.5 % | M |
| 7. Telemedizinische Angebote | 23.5 % | 23.5 % | 14.7 % | **32.4 %** | 4.4 % | 1.5 % | I |
| A: Begeisterungsmerkmal | O: Leistungsmerkmal | | | | M: Basismerkmal | | |
| I: Indifferentes Merkmal | R: Rückweisungsmerkmal | | | | Q: Fragliches Merkmal | | |

*Keine eindeutige Zuordnung, da die Differenz der häufigsten Antwortkategorien unter 5 Prozentpunkten liegt.

## Kano-Befragung: Das wünschen sich die Bürger:innen von Krankenversicherungen

**1. Präventionsangebote**: Begeisterungsmerkmal (A), Anteil: 41%
Personalisierte Gesundheitstipps und Präventionsprogramme, die auf den Daten der individuellen Krankengeschichten basieren, wurden als Begeisterungsmerkmal bewertet. Dies bedeutet, dass personalisierte Angebote zu einer spürbaren Erhöhung der Kundenzufriedenheit führen würden.

**2. Digitale Symptomchecker**: Begeisterungsmerkmal (A), Anteil: 37%
Digitale Symptomchecker (Anamnese-App), die eine erste Einschätzung bei Beschwerden ermöglichen und Anleitungen für die nächsten Behandlungsschritte anbieten, werden ebenfalls als Begeisterungsmerkmal bewertet. Sie helfen, Unsicherheiten abzubauen und bieten einen niederschwelligen Zugang zu medizinischer Orientierung.

**3. Zusatzversicherungen**: Begeisterungsmerkmal (A), Anteil: 38% oder Indifferent (I), Anteil: 34%
Eine digitale App-Funktion, die basierend auf individuellen Lebensumständen (z.B. Alter oder geplante Reisen) passende Zusatzversicherungsleistungen empfiehlt, wird von den Befragten als Begeisterungsmerkmal (38%) sowie als indifferente Anforderung (34%) eingestuft. Auch hier hebt die Personalisierung das Angebot positiv vom Wettbewerb ab.

**4. Telemedizinische Geräte**: Begeisterungsmerkmal (A), Anteil: 38% oder Indifferent (I), Anteil: 34%
Die Idee, dass Krankenversicherungen Telemedizingeräte zur Verfügung stellen, um telemedizinische Untersuchungen von zu Hause aus ermöglichen (z.B. Apparat zur Ohrenkontrolle), wird von den Befragten gleichermassen als Begeisterungsmerkmal (38%) und als indifferente Anforderung (34%) angesehen.

**5. Verbesserte Kommunikation**: Begeisterungsmerkmal (A), Anteil: 28% oder Indifferent (I), Anteil: 33%
Die Idee eines virtuellen Mitarbeitenden, wie bspw. ein KI-Chatbot, der auf die digitale Patientenakte mit personalisierten Informationen zugreifen könnte, um zu prüfen, ob bestimmte Leistungen durch die Versicherung abgedeckt sind, wurde von den Befragten mehrheitlich als Begeisterungsmerkmal (28%) oder als indifferente Anforderung (33%) beurteilt.

**6. Digitales Rechnungsmanagement**: Basismerkmal (M), Anteil: 41%
Die Möglichkeit, Rechnungen (z.B. für Erstattungen) automatisch digital per Foto über eine App oder ein Online-Portal einzureichen, wird als Basisanforderung eingestuft. Dies zeigt, dass Kund:innen diese Funktion als selbstverständlich voraussetzen. Fehlt diese Funktion, führt dies schnell zu Unzufriedenheit.

**7. Telemedizinische Angebote**: Indifferent (I), Anteil: 32%
Die Möglichkeit, im Rahmen von Telemedizinmodellen eine ärztliche Beratung per Telefon oder Video zu erhalten, wird als indifferente Anforderung wahrgenommen. Mit jeweils 24% gab es jedoch auch einige Befragten, die das Merkmal begeistert (A) oder als wichtigen Teil (O) des Angebots ansahen.

**Fazit**: Das Ergebnis der Befragung zeigt, dass Kund:innen sich mehr Präventionsangebote und einen digitalen Symptomchecker wünschen. Dass dazu der Zugriff auf individuelle Daten, bspw. die Krankengeschichte, notwendig ist, scheint sie nicht zu stören. Für Versicherer bedeutet dies, dass ihnen viel Vertrauen entgegen gebracht wird. Sie können Begeisterung durch Innovationen im Bereich personalisierter Leistungen erreichen.

## Denken und Fühlen

- Die Digitalisierung wird als strategisch wichtig und zukunftsweisend empfunden (bspw. zur Verbesserung des Kundenservices).
- Es besteht starkes Vertrauen in Datenschutz und IT-Sicherheit, unterstützt durch externe Prüfungen.
- Es gibt Bedenken hinsichtlich der Geschwindigkeit des Wandels, möglichem Stellenabbau und der Akzeptanz durch ältere Kund:innen.
- Der zwischenmenschliche Kontakt bleibt wichtig, insbesondere bei sensiblen Anliegen.

## Hören

- Kolleg:innen äussern sich überwiegend positiv zur Digitalisierung. Teils bestehen Unsicherheiten, die eher personen- als altersbedingt sind.
- Führungskräfte fördern aktiv die Digitalisierung.
- Das Kundenfeedback ist gemischt, jüngere Kund:innen schätzen digitale Services, ältere sind teils skeptisch.
- Es bestehen Datenschutzbedenken bei Kund:innen, insbesondere in Bezug auf sensible Gesundheitsdaten.

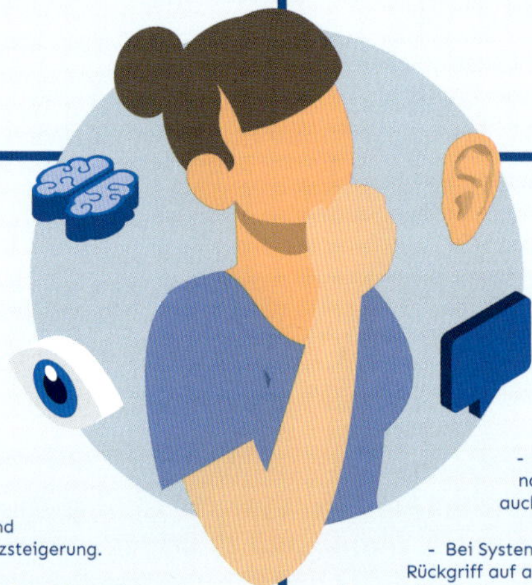

## Sehen

- Häufig genutzte Tools sind MS Teams, Outlook, SharePoint, Confluence, Jira, ChatGPT, Kundenportale und interne Dashboards.
- Die Digitalisierung ist weit fortgeschritten (bspw. papierloses Arbeiten und digitale interne Kommunikationstools).
- KI-gestützte Tools werden zunehmend eingesetzt, insbesondere zur Effizienzsteigerung.
- Kundenportale und Self-Services sind nicht flächendeckend etabliert, viele Kund:innen bevorzugen Papierdokumente.

## Sagen und Tun

- Im Team finden regelmässige Diskussionen statt (bspw. zur Tool-Stabilität).
- Mitarbeitende zeigen eine konstruktive Lernkultur im Umgang mit neuen Tools.
- Marketing und Kommunikation erfolgen je nach Präferenz zunehmend digital, aber auch weiterhin über klassische Kanäle.
- Bei Systemausfällen bestehen klare Prozesse (bspw. Rückgriff auf analoge Methoden und transparente Kommunikation).

## Herausforderung

- Unterschiedliche Digitalisierungsgrade bei Partner:innen erschweren die Vernetzung (bspw. mit Spitälern).
- Es bestehen Datenschutzbedenken intern und bei Kund:innen.
- Die Informationsflut und parallele Systeme führen zu Mehraufwand und Abstimmungsproblemen.
- Es fehlt an Akzeptanz, insbesondere bei älteren oder skeptischen Kundengruppen.

## Wünsche

- Standardprozesse sollen vollständig automatisiert werden (bspw. Leistungsabrechnung).
- Intelligente digitale Assistenten sollen im Alltag entlasten (bspw. bei der Terminorganisation).
- Das EPD und digitale Gesundheitsdaten sollen besser in die Versicherungsprozesse integriert werden.
- Krankenversicherungen sollen stärker vernetzt, effizient und individuell auf Kundenbedürfnisse abgestimmt sein.

**Abb. 19** Empathiekarte Krankenversicherung (n = 4 Interviews)

### Empathiekarte: Das wünschen sich die Mitarbeitenden von Krankenversicherungen

**Denken und Fühlen:** Mitarbeitende in Krankenversicherungen verbinden mit Digitalisierung vor allem Effizienzsteigerung, Automatisierung und Verbesserung des Kundenservices. Die Digitalisierung wird als notwendiger und weit fortgeschrittener Prozess wahrgenommen. Viele sehen darin eine Chance, sich auf komplexere Aufgaben zu konzentrieren, da Routineprozesse zunehmend automatisiert werden. Gleichzeitig bestehen Bedenken hinsichtlich der Datensicherheit und der Geschwindigkeit der Digitalisierung, wohingegen spezialisierte IT-Stellen im Unternehmen das Vertrauen in die IT-Sicherheit aufrechterhalten. Die Einführung neuer Tools wird meist positiv aufgenommen, kann aber auch Stress verursachen, insbesondere wenn Systeme instabil sind oder nicht wie erwartet funktionieren. Trotz hoher Digitalisierungsgrade bleibt der Wunsch nach zwischenmenschlichem Kontakt bestehen – insbesondere im Kundenkontakt.

**Hören:** Die Rückmeldungen aus dem Kollegenkreis sind überwiegend positiv, wobei eine konstruktive Lernkultur herrscht. Dennoch gibt es vereinzelt Unsicherheiten, v.a. im Umgang mit neuen Technologien wie KI. Führungskräfte fördern aktiv die Digitalisierung und setzen klare Erwartungen an deren Nutzen. Auf Kundenseite ist das Feedback gemischt: Jüngere Versicherte schätzen digitale Services, während ältere oft skeptisch bleiben oder eine persönliche Betreuung bevorzugen. Datenschutzbedenken sind bei Versicherten präsent und beeinflussen die Akzeptanz digitaler Angebote.

**Sehen:** Im Arbeitsalltag dominieren digitale Tools wie MS Teams, Outlook, SharePoint, Confluence, Jirah und ChatGPT. Die Nutzung mobiler Geräte und papierloses Arbeiten sind Standard. Mitarbeitende beobachten, dass digitale Tools die Flexibilität erhöhen und die Zusammenarbeit verbessern. Gleichzeitig zeigen sich Herausforderungen bei der Integration neuer Systeme wie etwa bei der Leistungsabwicklung oder der zentralen Dokumentenablage. Die Digitalisierung hat die Arbeitsweise nachhaltig verändert, bspw. durch Homeoffice und ortsunabhängiges Arbeiten.

**Sagen und Tun:** Digitalisierung ist ein häufiges Gesprächsthema im Team und findet meist lösungsorientiert und pragmatisch statt. Mitarbeitende helfen sich gegenseitig bei der Nutzung neuer Tools und diskutieren offen über Vor- und Nachteile. Die Kommunikation mit Versicherten erfolgt zunehmend digital, wobei Marketing und Kundenservice eine zentrale Rolle bei der Erklärung und Bewerbung digitaler Angebote spielen. Bei technischen Problemen wird schnell reagiert, entweder durch die IT oder durch die temporäre Rückkehr zu analogen Prozessen (bspw. schnelle Notizen auf einem Papier). Die Nutzung mobiler Endgeräte ist weit verbreitet und unterstützt die flexible Kundenbetreuung.

**Herausforderungen:** Zentrale Herausforderungen liegen in die Digitalisierungsheterogenität des Gesundheitssystems, der Akzeptanz digitaler Angebote bei älteren Versicherten und der Sicherstellung von Datenschutz und Datensicherheit. Auch die Stabilität und Benutzerfreundlichkeit neuer Systeme sowie die Schulung der Mitarbeitenden werden als kritische Punkte benannt. Die Einführung des EPDs wird als potenziell wertvoll, aber derzeit noch unzureichend umgesetzt wahrgenommen.

**Wünsche:** Mitarbeitende wünschen sich eine stärkere Vernetzung mit Partnern, workflowbasierte Prozesse statt E-Mail-Kommunikation und digitale Assistenten zur Entlastung im Alltag. Eine ideal digitalisierte Krankenkasse wird als papierlos, effizient, sicher und kundenorientiert beschrieben, die auf individuelle Präferenzen eingehen kann. Besonders betont wird der Wunsch nach einem stabilen, vertrauenswürdigen digitalen Ökosystem, das sowohl interne Prozesse als auch den Kundenkontakt optimal unterstützt.

**Fazit:** Die Digitalisierung wird von den Mitarbeitenden als Chance und Herausforderung zugleich wahrgenommen. Sie bietet Effizienzgewinne, erfordert aber auch kulturellen Wandel und technologische Stabilität. Entscheidend ist, dass alle Beteiligten – intern wie extern – mitgenommen werden.

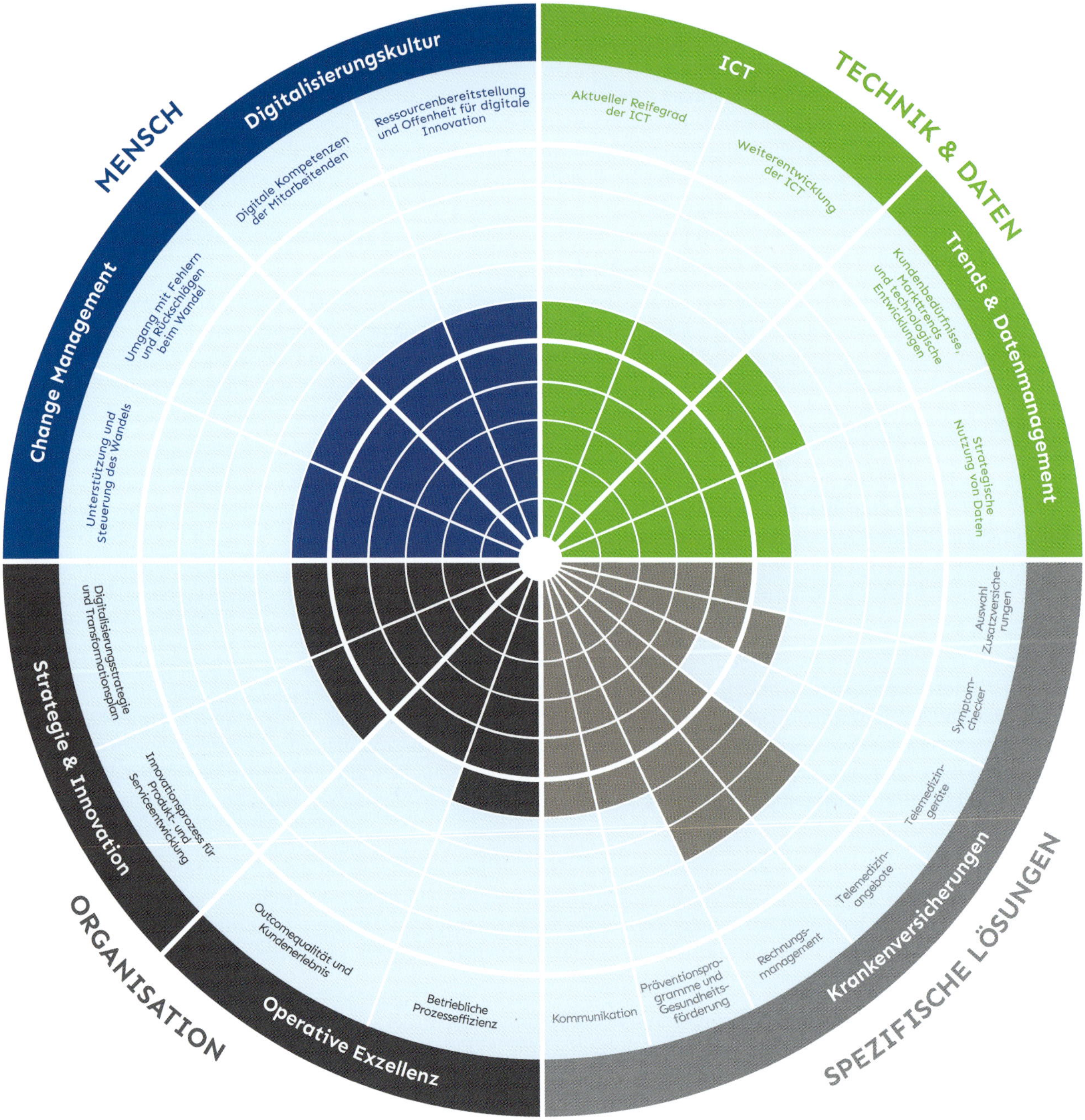


**Abb. 20** Digitaler Reifegrad Krankenversicherungen (n = 12 Experteneinschätzungen)

### Digitaler Reifegrad: Hauptergebnisse der Krankenversicherungen

**Mensch (M):** Die digitalen Kompetenzen der Mitarbeitenden werden eher systematisch gefördert (Ø 6.0). Weiterhin ist positiv, dass die Offenheit für digitale Innovationen auch leicht überdurchschnittlich ausgeprägt ist (Ø 6.3). Im Change Management sind eine Strategie und unterstützende Strukturen eher vorhanden (Ø 5.8). Eine etablierte Fehlerkultur, die Innovationen fördert, befindet sich tendenziell ebenfalls im guten Bereich (Ø 6.1).

**Technologie & Daten (T/D):** Die aktuelle ICT weist mit Ø 6.0 einen leicht erhöhten digitalen Reifegrad auf (Skala von 1 = niedrig bis 1 = hoch). Moderne Technologien und integrierte Systeme sind teilweise implementiert, Medienbrüche bestehen jedoch fort. Die Weiterentwicklung der ICT erfolgt eher strukturiert (Ø 6.3). Besonders fortgeschritten ist die systematische Analyse von Kundenbedürfnissen und Markttrends (Ø 6.9). Die strategische Nutzung von Daten kann als solide eingestuft werden (Ø 5.7).

**Organisation (O):** Digitalisierungsstrategie und Transformationspläne sind in den meisten Organisationen eher gut definiert und kommuniziert (Ø 5.7). Auch das Thema Innovationsprozess bekommt mit Ø 6.0 einen eher guten Wert zugeschrieben. In der operativen Exzellenz besteht noch Ausbaupotenzial (Ø 5.3), hier könnte das Kundenerlebnis noch nahtloser sein. Die Prozesseffizienz wird eher überdurchschnittlich eingeschätzt (Ø 6.4), was auf solide Automatisierungserfolge hinweist.

**Krankenversicherungsspezifische Dimensionen:** Das Angebot an Telemedizinmodellen ist gut etabliert (Ø 8.3). Auch das Einreichen und Verarbeiten von Rechnungen erfolgt heute schon digital und automatisiert und liegt somit ebenfalls im guten Bereich (Ø 8.1). Gesundheitsapps mit Symptomchecker-Funktionen sind seit den letzten Jahren im Aufschwung und in mehrere Tarifmodelle integriert (Ø 5.9). Auch gibt es bereits solide Angebote mit personalisierten Präventionsprogrammen (Ø 5.8). Beim Punkt der Kommunikation wurde abgefragt, inwieweit fortgeschrittene digitale Tools wie KI-Chatbots die Kommunikation mit Kund:innen über Tarifmodelle unterstützen. Der erreichte Wert von Ø 5.7 erscheint uns erstaunlich hoch. Das Angebot von Zusatzversicherungen könnte noch stärker auf den individuellen Lebensumständen (Ø: 5.2) basieren. Telemedizinische Geräte für Untersuchungen zu Hause (z.B. für Halskontrollen) sind selten vorhanden (Ø 3.6).

**Fazit:** Die Krankenversicherungen weisen im Bereich der Digitalisierung einen mittleren bis eher guten Reifegrad auf. Die Ergebnisse der Reifegradbefragung korrespondieren überwiegend mit den in Kano-Befragungen identifizierten Kundenbedürfnissen: Hohe Reifegrade werden insbesondere bei digitalen Services mit direktem Mehrwert für Versicherte (z.B. digitale Rechnungsabwicklung, Telemedizin, Symptomchecker) erzielt. Gleichzeitig zeigen sich Defizite in den Bereichen von Telemedizingeräten und der Personalisierung von Präventionsangeboten, welche von zahlreichen Versicherten als besonders relevant bewertet werden. Daraus ergibt sich ein Handlungsbedarf.

### *Für wie wahrscheinlich halten Sie es, dass in der Schweiz in 5 Jahren ...*

**Prognose 1:** ... mindestens fünf Krankenversicherungen existieren, die nicht nur als Versicherer auftreten, sondern auch als telemedizinische Gesundheitsanbieter analog zu SWICA mit Santé24?

**Prognose 2:** ... die notwendige Gesetzgebung verabschiedet wurde, damit digitale Therapeutika (DTx) über die Grundversicherung verschrieben werden können („App auf Rezept“)?

**Prognose 3:** ... mindesten fünf Krankenversicherungen die Erstellung breiter genetischer Profile für gesunde Personen finanzieren, um personalisierte Prävention zu ermöglichen?

**Prognose 4:** ... 25% der Krankenversicherungen Digital-Health-Geräte anbieten, die zur kontinuierlichen Gesundheitsüberwachung zu Hause eingesetzt werden können?

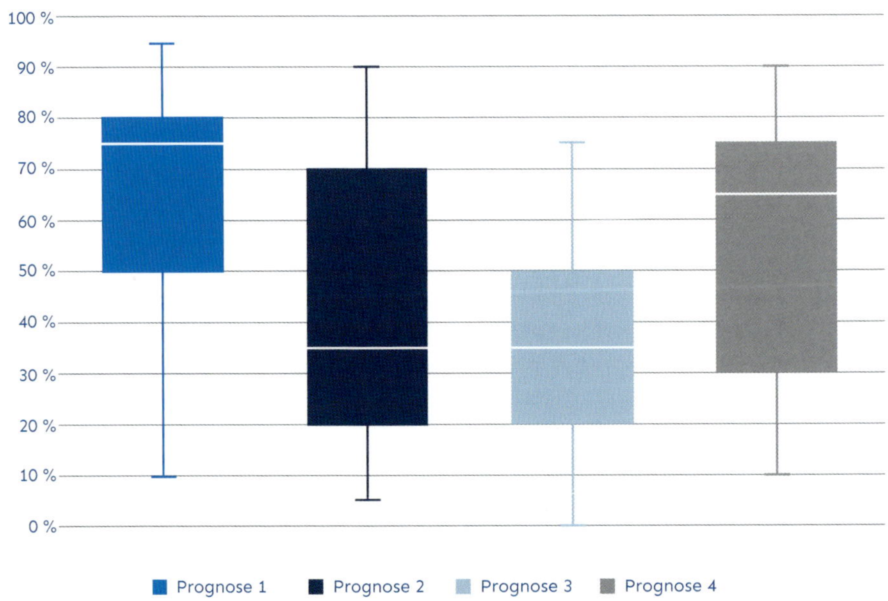


**Abb. 21** Zukunftsprognosen Krankenversicherungen (N = 24 Experteneinschätzungen)

## Die Zukunftsprognosen: So schätzen Expert:innen die Zukunft der Krankenversicherungen ein

**Prognose 1:** Die Integration telemedizinischer Dienstleistungen in das Angebot von Krankenversicherungen wird als naheliegende Entwicklung bewertet. Ein Grossteil der Expert:innen geht davon aus, dass Krankenversicherungen zukünftig in der Schweiz auch als Anbieter telemedizinischer Gesundheitsleistungen aktiv sein werden (Median 75%). Dies ist insofern ein überraschendes Ergebnis, als dass im Schweizer Gesundheitswesen in der Regel eine klare Trennung zwischen Leistungserbringern und Krankenversicherern vorliegt. Zumindest im Bereich der digitalen Gesundheit – genauer gesagt der Telemedizin – scheint die Verschmelzung beider Welten gut vorstellbar. Ob solche Angebote auf grosse Resonanz stossen würden, muss noch genauer untersucht werden, da in der Kano-Befragung die Telemedizin von der Mehrheit als indifferente Anforderung wahrgenommen wurde.

**Prognose 2:** Im Hinblick auf die gesetzliche Grundlage für die Verschreibung digitaler Therapeutika über die Grundversicherung herrscht Zurückhaltung. Der Median für das Eintreten dieses Szenarios liegt lediglich bei 35%. Dabei liegt das schlechte Abschneiden sicherlich nicht am fehlenden Glauben der Expert:innen an den Nutzen digitaler Therapeutika, sondern eher an den in der Schweiz häufig langsam verlaufenden politischen Prozessen. Hier könnten die politische Komplexität, die hohen Anforderungen an Evidenz oder schlicht die Finanzierungsfragen als hemmende Faktoren wirken. Obwohl das Potenzial digitaler Therapeutika international anerkannt ist, bleibt deren Integration in die Regelversorgung in der Schweiz eine Herausforderung.

**Prognose 3:** Die Prognose, dass Krankenversicherer zur Ermöglichung einer personalisierten Prävention an der Erstellung breiter genetischer Profile beteiligt sind, wird von den Befragten als gering eingeschätzt (Median 35%). Ausschlaggebend könnten hier vor allem ethische und datenschutzrechtliche Bedenken sein wie auch die Kosten, der unklare Nutzen und das Fehlen eines klaren regulatorischen Rahmens. Auch eine eingeschränkte gesellschaftliche Akzeptanz sowie die Diskussion um die Nutzung genetischer Daten im Versicherungswesen könnten als weitere limitierende Faktoren fungieren.

**Prognose 4:** Die Integration von Digital-Health-Geräten in das Leistungsangebot der Krankenversicherungen wird als eher realistischer Entwicklungspfad betrachtet (Median 65%), auch wenn die Streuung der Antworten und damit die Unsicherheit gross sind. Wearables und sensorbasierte Technologien gelten bereits heute als relevante Innovationen mit wachsender Bedeutung für Prävention und Versorgungssteuerung. Die Expert:innen scheinen zu erwarten, dass technologische Reife, steigende Nutzerakzeptanz und Effizienzpotenziale die Verbreitung solcher Angebote fördern. Herausforderungen bestehen weiterhin in der Sicherstellung der Datenqualität, im Datenschutz und in der evidenzbasierten Bewertung des Nutzens.

**Fazit:** Bei telemedizinischen Angeboten, mit oder ohne Unterstützung durch physische Apparate, sind unsere Expert:innen zuversichtlich, dass sie sich in den nächsten Jahren zunehmend durchsetzen werden. Weniger zuversichtlich sind sie bei den Themen DTx und genetische Analysen – beides Bereiche, die erhöhte finanzielle Aufwände sowie eine Anpassung der Regulationen bedeuten.

# Sponsoren-Gastbeitrag CSS: Die CSS nutzt KI, damit Gesundheit für alle zugänglich und bezahlbar bleibt

Torsten Butz, Leiter Partner Management und Venturing, CSS

Die CSS treibt die Digitalisierung weiter voran und nutzt neue Möglichkeiten im Interesse ihrer Versicherten. Künstliche Intelligenz wird bspw. eingesetzt, um Leistungsabrechnungen zu prüfen. 2024 trug KI auf diese Weise dazu bei, dass Leistungskosten von über 850 Mio. CHF vermieden werden konnten.

25 Mio. Rechnungen gehen jährlich bei der CSS ein. Ein intern entwickeltes System prüft die meisten davon automatisch. Dabei filtern Hunderte programmierte Regeln jene Leistungsabrechnungen heraus, die genauer geprüft werden müssen und damit Zeit beanspruchen. „Mit datenanalytischen Methoden und KI ist es uns gelungen, diese Zahl einzugrenzen und die Trefferquote stark zu erhöhen", sagt Samuel Haberthür, Leiter des Kompetenzzentrums für KI. „KI erkennt Auffälliges zuverlässig und präzise, z.B. Abrechnungen, die doppelt, unabsichtlich oder missbräuchlich eingereicht wurden."

Ebenso stellt das trainierbare und lernfähige System fest, ob eine Abrechnung auf einen Unfall statt auf eine Krankheit hinweisen könnte. Es sichtet mehrere Abrechnungsdokumente und empfiehlt dazu eine Entscheidung. Ebenso wird das System künftig Arztberichte analysieren und zusammenfassen. KI entlastet damit die Leistungsprüfer: innen, die sich somit den komplexen Fällen widmen können.

Die Beispiele zeigen stellvertretend, was KI leisten kann. Die CSS hat die Chancen von KI für das Gesundheitswesen früh erkannt und bereits 2017 ein KI-Team gegründet, das heute sieben Mitarbeitende umfasst.

KI und das Fachwissen der Mitarbeitenden haben dazu beigetragen, dass die CSS 2024 bei der Leistungskontrolle Kosten von 850 Mio. CHF vermeiden konnte – ein wichtiger Beitrag im übergeordneten Ziel, gemeinsam dafür zu

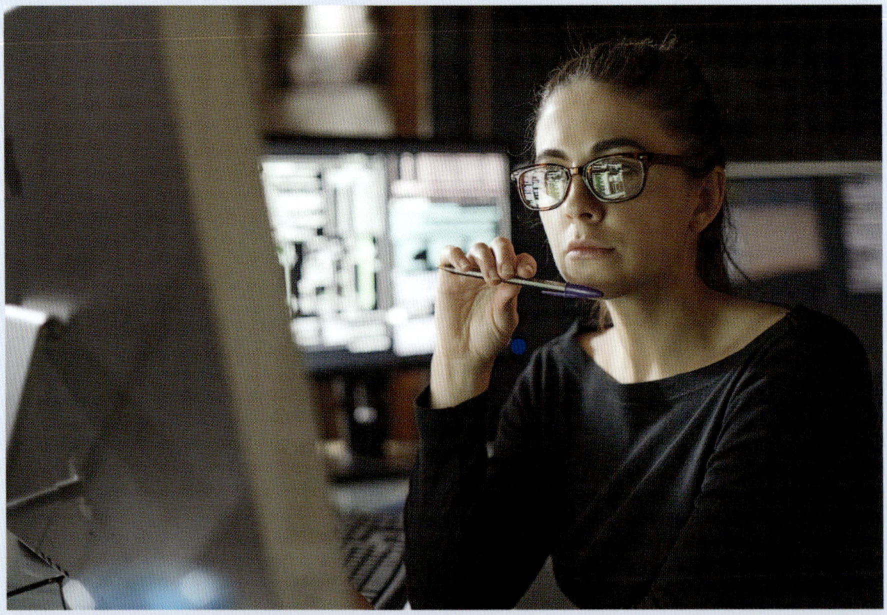

sorgen, dass Gesundheit für alle zugänglich und bezahlbar bleibt. Im vergangenen Jahr führten sämtliche KI-Massnahmen alleine zu Einsparungen von 20 Mio. CHF.

Neben den Leistungskosten sieht die CSS in der Betreuung ihrer Kund:innen am meisten Potenzial, um mit künstlicher Intelligenz Kosten zu reduzieren und die Gesundheitsversorgung durch digitale Kundenlösungen zu verbessern. Mit der myCSS-App können Versicherte beispielsweise alle Rechnungen bequem per Smartphone einreichen sowie von zahlreichen digitalen Gesundheitsangeboten profitieren.

Bei Kundenanliegen setzt die CSS vermehrt auf einen „FAQ-Bot". Dieser unterstützt das Kundenservicecenter nicht nur sprachlich bei der Korrespondenz, sondern trägt auch Informationen aus internen Datenbanken zusammen. Weitere Funktionen sind in Planung. „Es ist wichtig, dass wir die Mitarbeitenden in die Entwicklung miteinbeziehen", sagt Samuel Haberthür. „Sie sollen gerne mit KI arbeiten, damit am Ende jede Neuerung auch einen Mehrwert bringt."

Mittlerweile setzt die CSS 14 selbst entwickelte KI-Lösungen und zahlreiche externe Tools ein. Zwei weitere Beispiele:

- **„CSS GPT"**: Mitarbeitende nutzen ausschliesslich einen CSS-eigenen GPT-Dienst – auch aus Datenschutzgründen. Der „CSS GPT" gibt keine Daten an Dritte weiter.
- **Social Media**: KI erstellt zu Posts in den sozialen Medien dutzende Varianten, die auf die unterschiedlichen Zielgruppen zugeschnitten sind.

### *Kurz vor der Umsetzung*

- **Gesprächsvorbereitung**: Kund:innen können ihr Anliegen in der telefonischen Warteschleife kurz beschreiben. KI bereitet die Information im Handumdrehen schriftlich für das Kundenservicecenter auf.
- **Antworten generieren**: Das Kundenservicecenter kann schriftliche Kundenanfragen rascher und effizienter beantworten, indem die KI die stichwortartigen Antworten der Mitarbeitenden ausformuliert.

KI wird bleiben und auch das Gesundheitswesen prägen. Für Philomena Colatrella, CEO der CSS, bietet der technologische Fortschritt Chancen: „Durch den gezielten Einsatz von KI ergeben sich zusätzliche Effizienzpotenziale für unser Kerngeschäft. Wir erhalten neue Möglichkeiten für Interaktionen mit unseren Versicherten und haben mehr Zeit, um uns persönlich um ihre Anliegen zu kümmern."

> **CSS fördert Jungunternehmen**
> **Das 2020 gegründete Unternehmen SwissHealth Ventures (SHV) ist ein zentraler Bestandteil der CSS Gruppe. Es investiert in Start-ups, die das Gesundheitswesen durch digitale Technologien verbessern. Dasselbe Ziel verfolgt das Förderprogramm Future of Health Grant (FoHG), das die CSS 2022 zusammen mit dem Innovationspark an der technischen Hochschule in Lausanne (EPFL) lanciert hat. Mit finanzieller Hilfe und dem Wissen von Partnern aus Forschung und Wirtschaft fördern beide Engagements digitale Lösungen für die Gesundheitsversorgung von morgen.**

## Weiterführende Links und Literatur

SwissHealth Ventures www.css.ch/swisshealth-ventures

Future of Health Grant www.css.ch/health-grant

CSS Health Lab www.css.ch/health-lab

## 4.4 Pharmaunternehmen

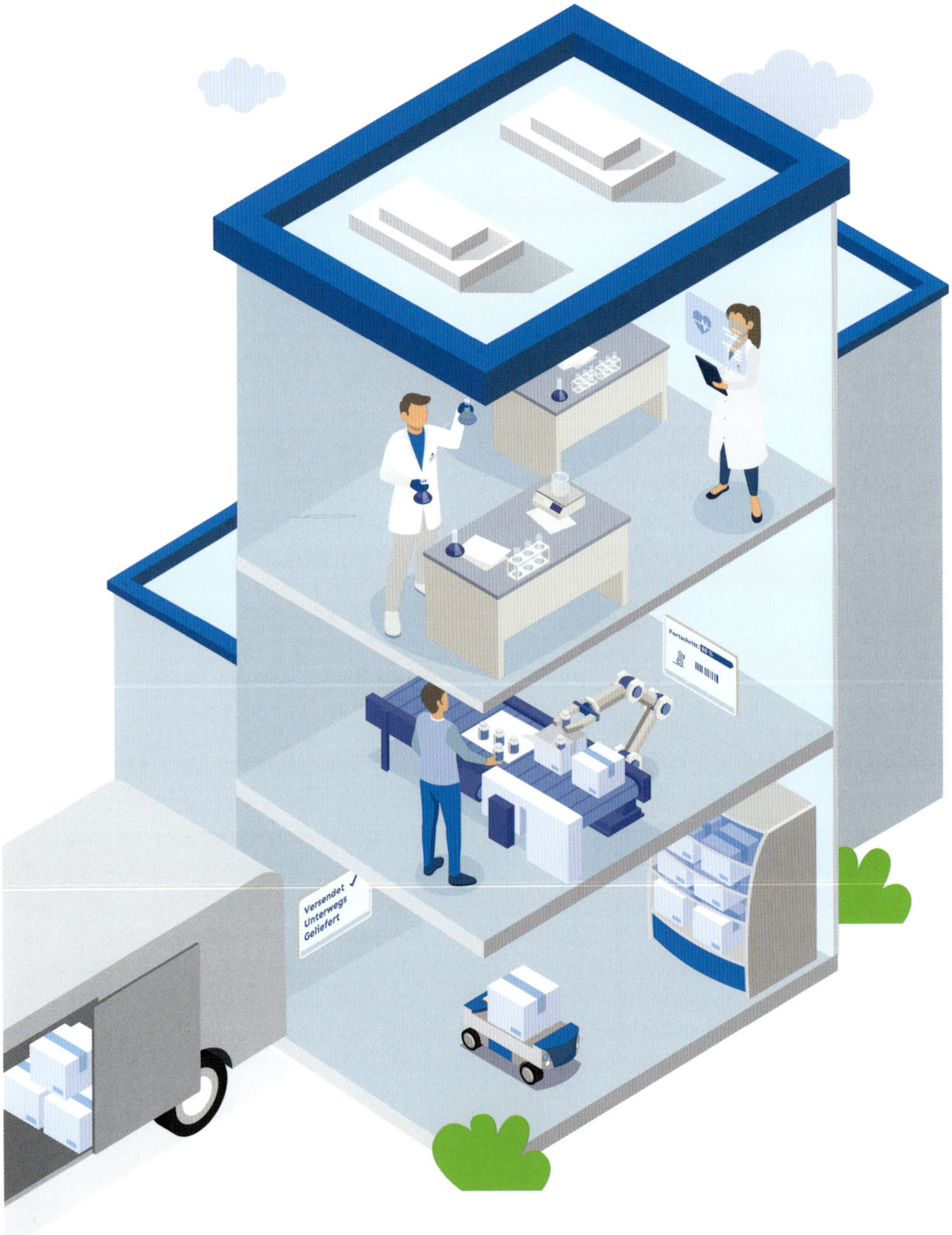


**Die mögliche Zielvision: Die Pharmaorganisation der Zukunft**

Durch die Fortschritte der digitalen Gesundheit könnten sich Pharmaunternehmen in den kommenden fünf bis zehn Jahren grundlegend wandeln. Klassische F & E werden zunehmend durch datengetriebene, digitale Methoden ergänzt oder ersetzt wie etwa durch den Einsatz von Künstlicher Intelligenz in der Medikamentenentwicklung oder durch virtuelle Studien. Die bisherige Blackbox der Medikamentenanwendung im Alltag würde durch Sensoren, Wearables und digitale Begleittools transparenter: Pharmafirmen erhielten erstmals systematisch Daten zur Wirksamkeit und Adhärenz im echten Leben. Auch die Nutzung physischer Produkte könnte sich verändern, bspw. durch personalisierte Medikamente aus dem 3D-Drucker oder durch Apps, die Medikamente mit digitalen Therapieelementen verknüpfen. Digitale Therapeutika (DTx) könnten an Bedeutung gewinnen, v.a. bei chronischen und psychischen Erkrankungen. Zudem werden sich Pharmaunternehmen mit neuen Angeboten in den stark wachsenden Longevity-Markt (= Langlebigkeit) vordrängen, wo Prävention, Genanalyse und digitale Lebensstilinterventionen zu neuen Geschäftsmodellen führen könnten.

### *Der heutige Stand: Ausgewählte Ergebnisse aus den erfolgten Analyseuntersuchungen*

- **Die Sicht der Kund:innen:** Eine hohe Begeisterung wird für mehr Information und Transparenz in Bezug auf Medikamente gezeigt. Intelligente Packungen sind hingegen weniger gefragt.
- **Die Sicht der Mitarbeitenden:** Es sind grosse Differenzen in der Verwendung digitaler Hilfsmittel zwischen den KMUs und den grossen Unternehmen vorhanden.
- **Der Reifegrad:** Erstaunlich hohe Werte im Bereich Strategie & Innovation signalisieren sehr gute Voraussetzungen für die digitale Transformation.
- **Die Prognosen von Expert:innen für die Schweiz in fünf Jahren:** Der Einstieg von Pharmaunternehmen in den Longevity-Bereich wird als sehr wahrscheinlich angesehen.

### *Drei Handlungsoptionen für die Transformation*

1. **Hohen Reifegrad nutzen.** Der grundsätzlich hohe digitale Reifegrad der Pharmaunternehmen steht im Widerspruch zu einer oft zurückhaltenden, trägen Innovationskultur. Diese gute Ausgangslage sollte mutiger für Experimente mit neuen digitalen Angeboten genutzt werden.
2. **Digitale F & E-Potenziale ausbauen.** Es sollte eher eine gezielte Investition in KI-gestützte Wirkstoffforschung und virtuelle Studienmodelle verfolgt werden, um Entwicklungszeiten zu verkürzen und Therapien näher an den tatsächlichen Patientenbedürfnissen auszurichten.
3. **Echtweltdaten systematisch erschliessen.** Durch Kooperationen mit Technologie- und Dienstleistungspartner:innen sollte eine Infrastruktur aufgebaut werden, um Daten aus Sensoren, Apps und Wearables sinnvoll zu nutzen. So lassen sich Therapieverläufe besser verstehen und Produkte gezielter weiterentwickeln.

> **„Die Pharmabranche darf Digitalisierung nicht nur zur Optimierung interner Operationsprozesse einsetzen, sondern muss besonders ihr strategisches Potenzial in der Bewältigung und Nutzung klinischer und kundenspezifischer Daten erkennen.“**
>
> *Vanessa Spörrer, Omnichannel & Content Manager, Pfizer AG*

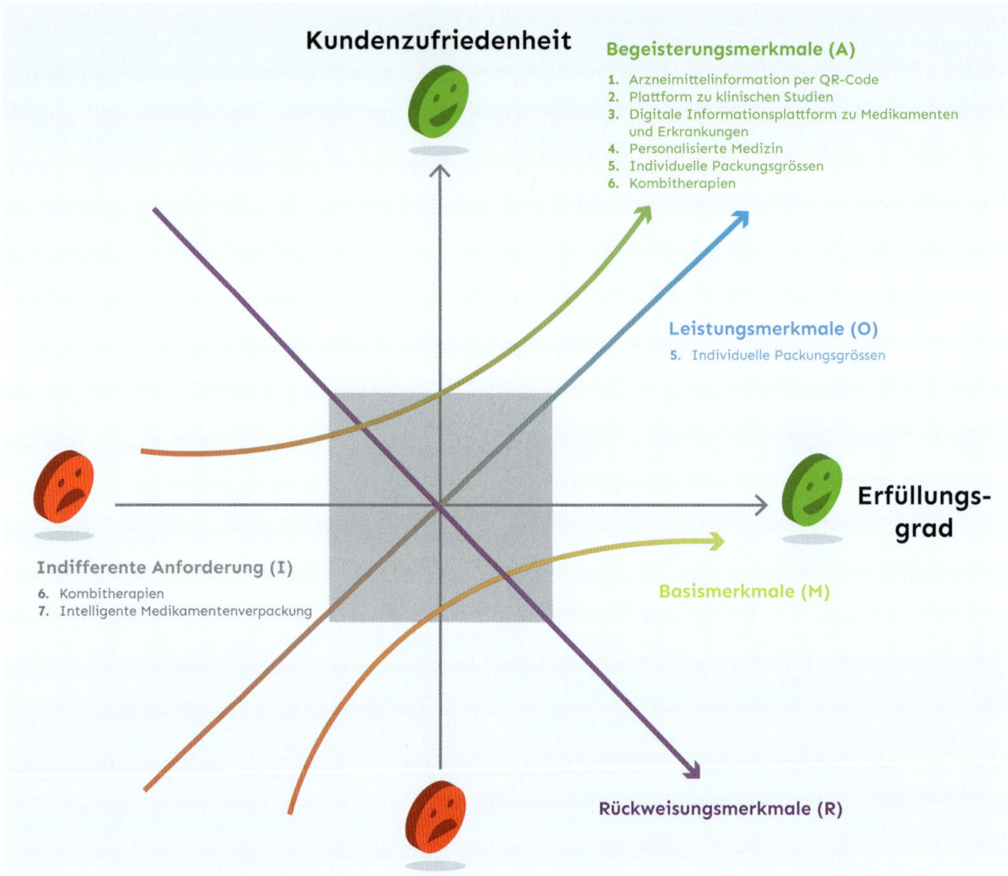


**Abb. 22** Kano-Befragung Pharmaunternehmen (n = 55 Bürgerantworten)

Tabelle zu Abb. 22

| Kundenanforderung | A | O | M | I | R | Q | Merkmal |
|---|---|---|---|---|---|---|---|
| 1. Arzneimittelinformation per QR-Code | **57.4 %** | 13.0% | 1.9 % | 27.8 % | 0.0 % | 0.0 % | A |
| 2. Plattform zu klinischen Studien | **44.4 %** | 29.6% | 0.0 % | 25.9 % | 0.0 % | 0.0 % | A |
| 3. Digitale Informationsplattform zu Medikamenten und Erkrankungen | **44.4 %** | 33.3% | 7.4 % | 14.8 % | 0.0 % | 0.0 % | A |
| 4. Personalisierte Medizin | **43.6 %** | 25.5% | 5.5 % | 23.6 % | 1.8 % | 0.0 % | A |
| 5. Individuelle Packungsgrössen | **35.2 %** | **33.3%** | 9.3 % | 22.2 % | 0.0 % | 0.0 % | A/O* |
| 6. Kombitherapien | **39.6 %** | 11.3% | 5.7 % | **35.8 %** | 7.5 % | 0.0 % | A/I* |
| 7. Intelligente Medikamentenverpackung | 18.5 % | 13.0% | 9.3 % | **57.4 %** | 0.0 % | 1.9 % | I |

| | | |
|---|---|---|
| A: Begeisterungsmerkmal | O: Leistungsmerkmal | M: Basismerkmal |
| I: Indifferentes Merkmal | R: Rückweisungsmerkmal | Q: Fragliches Merkmal |

*Keine eindeutige Zuordnung, da die Differenz der häufigsten Antwortkategorien unter 5 Prozentpunkten liegt.

### Kano-Befragung: Das wünschen sich die Bürger:innen von Pharmaunternehmen

**1. Arzneimittelinformation per QR-Code:** Begeisterungsmerkmal (A), Anteil: 57%
Dieses Angebot bezieht sich auf die Möglichkeit, über einen QR-Code auf der Medikamentenverpackung ergänzende digitale Informationen zu erhalten. Die Mehrheit der Befragten bewertete diese Lösung als Begeisterungsmerkmal. Der QR-Code bietet einen klaren digitalen Mehrwert und wurde besonders geschätzt, obwohl er bislang kaum verbreitet ist.

**2. Plattform zu klinischen Studien:** Begeisterungsmerkmal (A), Anteil: 44%
Abgefragt wurde hier der Nutzen einer digitalen Übersicht zu aktuellen klinischen Studien von Medikamenten. Die hohe Zustimmung zeigt, dass Patient:innen den Zugang zu aktuellen Forschungsdaten als relevant empfinden. Ob dieser auch tatsächlich genutzt werden würde, steht auf einem anderen Blatt.

**3. Digitale Informationsplattform zu Medikamenten und Erkrankungen:** Begeisterungsmerkmal (A), Anteil: 44%
Diese Lösung bietet allgemein verständliche Informationen zu Arzneimitteln und Krankheitsbildern. Sie wurde sowohl als begeisternd als auch leistungsrelevant bewertet. Das zeigt den hohen Informationsbedarf und den Wunsch nach benutzerfreundlicher Aufbereitung von Medikamenten und Erkrankungen.

**4. Personalisierte Medizin:** Begeisterungsmerkmal (A), Anteil: 44%
Diese Funktion bezieht sich auf die individuelle Anpassung von Medikamenten und Therapien an persönliche oder genetische Merkmale. Die Lösung wurde mehrheitlich als begeisternd bewertet, was den Wunsch nach personalisierten Behandlungsmöglichkeiten unterstreicht.

**5. Individuelle Packungsgrössen:** Begeisterungsmerkmal (A), Anteil: 35% oder Leistungsanforderung (O), Anteil: 33%
Hier wurde die Möglichkeit bewertet, Medikamente in passgenauen Mengen zu erhalten. Die Befragten sahen hier gleichermassen ein Begeisterungsmerkmal wie eine Leistungsanforderung. Das Problem zu grosser Packungen scheint für einen grossen Teil der Personen relevant zu sein.

**6. Kombitherapien:** Begeisterungsmerkmal (A), Anteil: 40% oder Indifferente Anforderung (I), Anteil: 36%
Die Integration von digitalen Gesundheitsanwendungen zur Unterstützung der Medikation wurde gleichermassen als Begeisterungsmerkmal (40%) und als indifferente Anforderung (36%) eingestuft. Gleichzeitig gab es einen kleinen, aber bedeutsamen Anteil an Personen, die diese Kombination ablehnten – möglicherweise aufgrund von Datenschutzbedenken oder Skepsis gegenüber digitalen Anwendungen.

**7. Intelligente Medikamentenverpackung:** Indifferente Anforderung (I), Anteil: 57%
QR-Codes auf der Packungsbeilage könnten Zugang zu Videos und zusätzlichen Informationen zur Anwendung des Medikaments anbieten. Dieses Angebot wurde überwiegend als indifferent (57%) eingeschätzt. Sie wird offenbar nicht als relevant für den persönlichen Nutzen wahrgenommen, obwohl sie potenziell zur Sicherheit beiträgt.

**Fazit:** Die Mehrheit der digitalen Pharmalösungen wurde von den Befragten als ausschliessliches oder teilweises Begeisterungsmerkmale eingestuft, v.a. wenn sie individuelle, informative oder interaktive Aspekte adressieren. Hingegen werden Sicherheits- oder Logistikfunktionen wie intelligente Verpackungen als weniger relevant wahrgenommen. Für Anbieter ergibt sich daraus die Chance, über innovative, patientennahe Lösungen positiver von Patient:innen wahrgenommen zu werden.

## Denken und Fühlen

- Die Digitalisierung wird als grosse Chance gesehen, insbesondere zur Automatisierung und Vereinfachung von Prozessen.
- In grossen Unternehmen wird die Digitalisierung sehr positiv erlebt und ist weit fortgeschritten (bspw. papierloses Arbeiten).
- In kleineren Unternehmen dominiert oft noch Papier, was als mühsam und ineffizient empfunden wird.
- KI-Tools gelten als hilfreich und zukunftsweisend, sollen jedoch mit Vorsicht und klaren Richtlinien eingesetzt werden.

## Hören

- In grossen Unternehmen äussern sich Mitarbeitende kaum zur Digitalisierung, was als gutes Zeichen gewertet wird.
- In kleineren Unternehmen zeigen sich ältere Mitarbeitende oft skeptisch gegenüber Digitalisierung und bevorzugen Papier.
- Die Digitalisierung wird durch Schulungen gefördert.
- Das Datenschutzbewusstsein ist höher als in Spitälern (bspw. durch regelmässige Trainings).

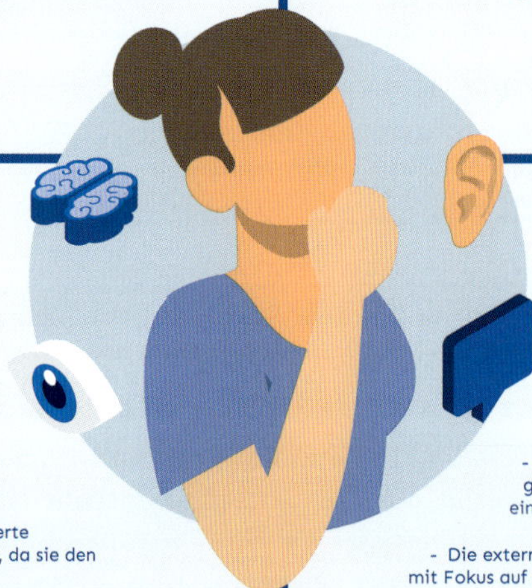

## Sehen

- Häufig genutzte Tools sind Google Workspace (inkl. Gemini), MS Office, Adobe Pro und interne Plattformen.
- Es besteht ein deutlicher Kontrast zwischen kleinen und grossen Unternehmen, von Mehrfachpapierablagen bis zu grösstenteils digitaler Arbeitsweise.
- Besonders gelobt werden automatisierte Reminder und digitale Unterschriften, da sie den Alltag deutlich erleichtern.
- Die Integration von KI nimmt zu (bspw. für interne Dokumentensuche oder Datenanalyse).

## Sagen und Tun

- Im Team finden Diskussionen bei der Einführung neuer Prozesse statt.
- Mitarbeitende nutzen verbreitet Peer-Learning beim Einsatz neuer Tools.
- Bei Systemausfällen wird pragmatisch gehandelt (bspw. durch den Wechsel auf einen anderen Firmenlaptop).
- Die externe Kommunikation ist lösungsorientiert mit Fokus auf Interoperabilität und Datenstruktur.

## Herausforderung

- In kleinen Unternehmen verursachen neue Systeme hohe Kosten und einen grossen Validierungsaufwand.
- Datenschutz ist bei sensiblen Daten besonders relevant (bspw. in der Pharmakovigilanz).
- Neue Softwareeinstellungen führen bei Mitarbeitenden zu Frustration.
- Zu viele Informationskanäle verursachen eine Informationsflut und unklare Verantwortlichkeiten.

## Wünsche

- Es werden einheitliche, interoperable Datenplattformen im Gesundheitssystem angestrebt.
- Alle Bereiche sollen vollständig digital ablaufen (bspw. SOPs, Schulungen, Change Controls).
- KI-gestützte Systeme sollen vernetzt arbeiten und relevante Informationen proaktiv bereitstellen.
- Es braucht weniger Tool-Wechsel, mehr Stabilität und eine langfristige Planung bei digitalen Lösungen.

**Abb. 23** Empathiekarte Pharmaunternehmen (n = 2 Interviews)

## Empathiekarte: Das wünschen sich die Mitarbeitenden von Pharmaunternehmen

**Denken und Fühlen:** Die Wahrnehmung der Digitalisierung in der Pharmabranche ist stark von der Unternehmensgrösse und -struktur geprägt. Mitarbeitende in grossen Unternehmen wie Roche empfinden die Digitalisierung als weit fortgeschritten und integrativ. Sie schätzen die Effizienzgewinne, die durch digitale Tools wie Google Workspace, AI-Tools oder rein digitale Dokumentenablagen entstehen. In kleineren Firmen hingegen dominiert noch die Papierablage, was als umständlich und zeitintensiv empfunden wird. Die Validierungspflicht digitaler Systeme wird von kleineren Unternehmen als zentrale Hürde wahrgenommen. Emotional überwiegt bei den Befragten eine positive Grundhaltung gegenüber digitalen Entwicklungen, gepaart mit einem pragmatischen Bewusstsein für regulatorische Einschränkungen und Datenschutzanforderungen.

**Hören:** Innerhalb der Teams herrscht weitgehend Konsens über die Vorteile digitaler Prozesse. Jüngere Mitarbeitende bevorzugen digitale Ablagen, während ältere Kolleg:innen teils an papierbasierten Arbeitsweisen festhalten. Vorgesetzte fördern aktiv die Nutzung effizienter Tools, insbesondere wenn sie Arbeitsabläufe vereinfachen. In grossen Unternehmen wird Digitalisierung teamübergreifend als strategisches Ziel verstanden, während in kleineren Firmen der Wandel schrittweise und oft ressourcenabhängig erfolgt. Schulungen werden als hilfreich empfunden, v.a. wenn sie praxisnah und flexibel gestaltet sind.

**Sehen:** Im Arbeitsalltag begegnen Mitarbeitende einer Vielzahl digitaler Systeme: von Microsoft Office über Google Workspace bis hin zu spezialisierten Tools für Qualitätsmanagement, Schulungen und Change Controls. In grossen Unternehmen sind diese Systeme meist gut integriert und ermöglichen automatisierte Erinnerungen und zentrale Datenablagen. In kleineren Firmen hingegen bestehen häufig parallele Papier- und Digitalstrukturen, was zu doppeltem Aufwand führt. Die Nutzung von KI ist in grossen Firmen wie Roche anhand spezifischer Firmenversionen bereits institutionalisiert, welche vertrauliche Inhalte schützen, während KI in kleineren Unternehmen aufgrund fehlender Validierungsmöglichkeiten kaum eingesetzt wird.

**Sagen und Tun:** Mitarbeitende äussern sich überwiegend positiv über digitale Tools, sowohl im beruflichen als auch im privaten Umfeld. Sie betonen die Vorteile hinsichtlich Flexibilität, Homeoffice-Fähigkeit und Zugriffsmöglichkeiten. Gleichzeitig wird auf die Notwendigkeit hingewiesen, sich nicht zu stark von einzelnen Tools abhängig zu machen. In der Zusammenarbeit mit externen Stakeholdern wird Digitalisierung als Mittel zur strukturierten Datennutzung und nicht als Selbstzweck verstanden. Die Kommunikation über Digitalisierung erfolgt meist kontextbezogen und lösungsorientiert.

**Herausforderungen:** Die grössten Herausforderungen liegen in der Validierung digitaler Systeme, dem Schutz sensibler Daten von Patient:innen und der fehlenden Datenstandardisierung des Gesundheitssystems allgemein. Besonders kleinere Unternehmen kämpfen mit den hohen Kosten und regulatorischen Anforderungen bei der Einführung neuer Tools. In grossen Unternehmen besteht die Herausforderung eher in der Harmonisierung von Datenstrategien über verschiedene Einheiten hinweg sowie in der Vermeidung von Informationsüberflutung durch digitale Kommunikation.

**Wünsche:** Mitarbeitende wünschen sich vollständig digitale Ablagen, automatisierte Erinnerungsfunktionen und eine stärkere interne Vernetzung. Systeme sollten so gestaltet sein, dass sie proaktiv auf relevante Informationen und Zuständigkeiten im Unternehmen hinweisen. Zudem wird eine einheitliche Datenstrategie angestrebt, die den kontinuierlichen Wissensaufbau unterstützt und Silostrukturen aufbricht.

**Fazit:** Die Digitalisierung wird von Mitarbeitenden in der Pharmabranche überwiegend als Chance wahrgenommen. Unterschiede zwischen grossen und kleinen Unternehmen bestehen v.a. in der Umsetzung und den Ressourcen. Eine erfolgreiche digitale Transformation erfordert validierte Systeme, klare Datenstrategien und eine Kultur der Offenheit gegenüber neuen Technologien.

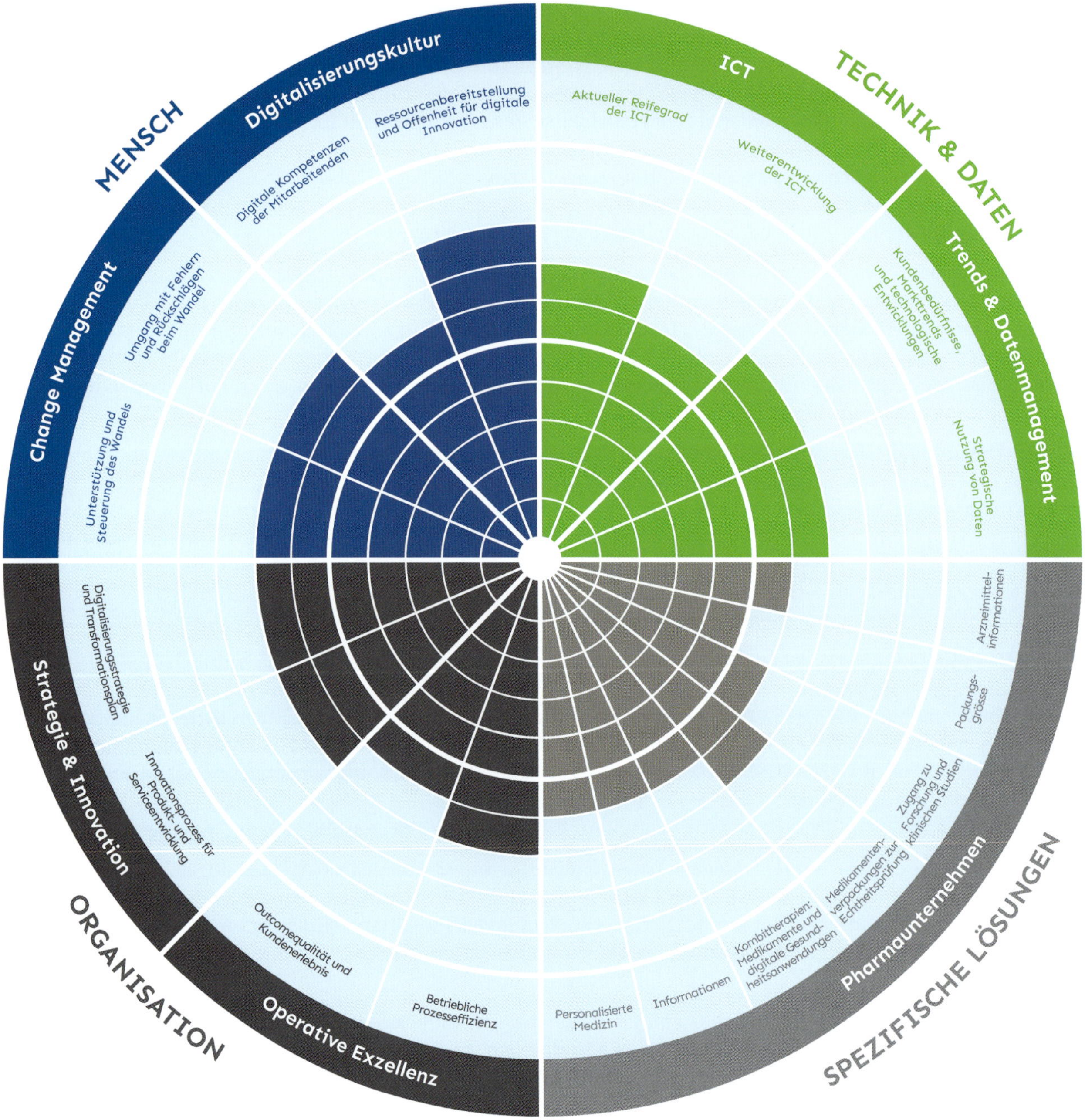


**Abb. 24** Digitaler Reifegrad Pharmaunternehmen (n = 13 Experteneinschätzungen)

### Digitaler Reifegrad: Hauptergebnisse der Pharmaunternehmen

**Mensch (M):** Mit einem Wert von Ø 6.8 bewegt sich der Faktor „Mensch“ auf gutem Niveau. Die digitalen Kompetenzen der Mitarbeitenden sind bei diesem Akteur eher gut ausgebaut. Mit Ø 6.3 liegt diese Dimension im oberen Mittelfeld – auf einer Skala von 1 bis 10, wobei Werte zwischen 4 und 6 dem mittleren Reifegrad entsprechen. Besonders positiv hervorzuheben ist die Ressourcenbereitstellung und Offenheit für digitale Innovation (Ø 7.7): Budgets, Zeitfenster und interne Promotor:innen scheinen verfügbar zu sein. Das Change Management (Ø 6.7) wird von Führungspersonen eher gut unterstützt. Positiv zu bewerten ist auch der Umgang mit Fehlern und Rückschlägen beim Wandel (Ø 6.8), der eine lernorientierte Kultur zeigt.

**Technologie & Daten (T/D):** Der aktuelle Reifegrad der ICT (Ø 6.7) zeigt moderne Kernsysteme, auch wenn vereinzelte Insellösungen noch vorhanden sind. Die Weiterentwicklung der ICT (Ø 6.4) ist projektbasiert etabliert, könnte jedoch von klareren Roadmaps profitieren. Positiv ist der ausgeprägte Fokus auf Kund:innen-, Markt- und Technologietrends (Ø 7.2); ebenso gewinnt die strategische Datennutzung (Ø 6.6) zunehmend an Bedeutung.

**Organisation (O):** Die Digitalisierungsstrategie samt Transformationsplan scheint bereits gut etabliert (Ø 7.3). Auch der Innovationsprozess für Produkt- und Serviceentwicklung (Ø 6.9) befindet sich auf einem guten Weg. Die betriebliche Prozesseffizienz (Ø 6.9) profitiert bereits deutlich von Automatisierungen. Beim Kundenerlebnis (Ø 6.2) gibt es durchaus mehr Potenzial, bspw. durch eine konsequentere Begleitung der Patient Journey.

**Pharmaspezifische Dimensionen:** Der Bereich Medikamentenverpackungen zur Echtheitsprüfung (bspw. mit QR-Codes zum Nachweis der Medikamentenherkunft) schneidet eher gut ab (Ø 6.7). Personalisierte Medizin bezieht sich weiter darauf, inwieweit personalisierte Medizin genetische und lebensstilbezogene Daten nutzt, um Diagnosen, Therapien und Präventionsmassnahmen individuell anzupassen. Der ermittelte Wert von Ø 6.2 erscheint uns relativ hoch – die Befragten gingen sicherlich nicht von einer flächendeckenden Verbreitung solcher Lösungen aus. Im Mittelbereich der Bewertungsverteilung befinden sich die anderen Lösungen. Digitale Informationen zu Arzneimitteln über QR-Codes (v.a. Erklärvideos) sind tendenziell schon verfügbar (Ø 5.8). Der Zugang zu Forschung und klinischen Studien (Ø 5.7), d.h. wie einfach Bürger:innen Zugang zu neuen Studien haben, wird ebenfalls leicht positiv bewertet. Kombitherapien, bei denen Medikamente durch Gesundheits-Apps begleitet werden, erreichen einen erstaunlich hohen Wert (Ø 5.5), wenn man bedenkt, dass digital ergänzte Therapieansätze noch nicht weit verbreitet sind. Die Dimension Informationen bezieht sich auf den Stand von digitalen Plattformen für Medikamenteninformationen mit der Idee, eine automatische Warnung vor Wechselwirkungsrisiken digital zu ermöglichen, und erreicht den Wert Ø 5.8. Der Aspekt Packungsgrösse wurde dabei am niedrigsten bewertet (Ø 4.7), was auf eine weiterhin überwiegende Nutzung von standardisierten Verpackungsgrössen statt personalisierten Grössen hindeutet.

**Fazit:** Die Pharmaunternehmen sind hinsichtlich Ressourcen, digitaler Systeme und strategischer Ausrichtung auf einem guten Weg. Es existieren jedoch weiterhin Möglichkeiten, den Mehrwert für Patient:innen durch adaptive Packungs- und Informationskonzepte, eine engere Vernetzung von Therapien und eine verbesserte Transparenz von Forschungsdaten- weiter zu erhöhen. Zukünftig könnte eine stärker patientenzentrierte Digitalisierung die Effektivität und Zufriedenheit signifikant fördern.

*Für wie wahrscheinlich halten Sie es, dass in der Schweiz in 5 Jahren …*

**Prognose 1**: …Pharmaunternehmen Tausende von Patient:innen ausserhalb klinischer Studien mit Wearables (z.B. Armbändern) ausgestattet haben, um direkten Zugang zu Echtzeitdaten für ihre Forschung zu erhalten?

**Prognose 2**: …Pharmaunternehmen mittels Blockchain-Technologie 10% aller ihrer wertvollen Medikamentenversände lückenlos überwachen und dokumentieren?

**Prognose 3**: …mindestens ein Pharmaunternehmen existiert, das 3D-Drucker für Medikamente eingeführt hat und einen solchen auch bei Leistungserbringern installieren und betreiben wird?

**Prognose 4**: …die Mehrheit der grossen Pharmaunternehmen auf den Longevity-Zug aufgesprungen ist und Produkte oder Dienstleistungen anbietet, welche die Grenzen zwischen klassischer Medizin und Lifestyle durchbrechen?

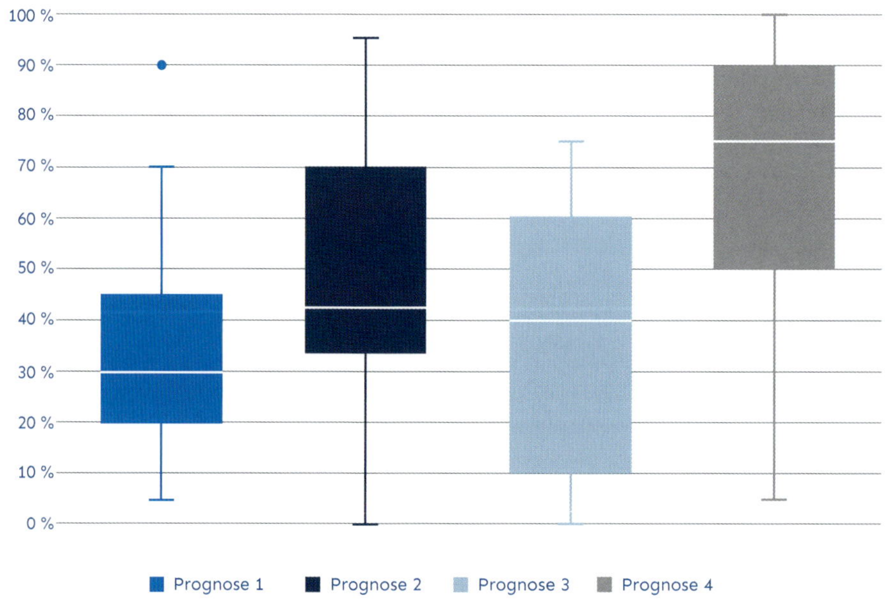


**Abb. 25** Zukunftsprognosen Pharmaunternehmen (N = 24 Experteneinschätzungen)

## Die Zukunftsprognosen: So schätzen Expert:innen die Zukunft der Pharmaunternehmen ein

**Prognose 1:** Die Pharmaunternehmen brauchen für ihre Forschung Zugang zu möglichst vielen Daten. Entsprechend würde es sich anbieten, diese direkt von den Patient:innen mit Armbändern zu sammeln. So praktisch diese Langzeitmessungen auch wären, die Expert:innen schätzen im Median die Eintrittswahrscheinlichkeit mit 30%. Dieser eher niedrige Wert dürfte weniger an der technischen Umsetzung, sondern eher im Bereich der regulatorischen Hürden liegen. Spannend wäre es zu untersuchen, ob unabhängig davon die Akzeptanz der Patient:innen vorhanden wäre. Mit der richtigen (monetären) Incentivierung und klar geregelten datenschutzrechtlichen Rahmenbedingungen ist eine hohe Mitmachquote durchaus vorstellbar.

**Prognose 2:** Eine der Technologien, die immer noch auf ihren Durchbruch wartet, ist die Blockchain-Technologie. Der Use Case vom lückenlosen Medikamenten-Tracking in der ganzen Supply Chain ist einer der am häufigsten genannten Anwendungsfälle mit hohem Potenzial, denn bei den hohen Warenwerten ist eine reibungslose Supply Chain essenziell. Der Median der Einschätzung hierzu liegt bei 43%. Dieses Ergebnis kann einerseits so interpretiert werden, dass die Blockchain durchaus als eine valide Lösung für das Überwachen der Logistikkette gesehen wird, andererseits könnten Blockchain-Kritiker:innen das Ganze auch so interpretieren, als dass selbst in diesem vielversprechenden Use Case weniger als die Hälfte der Expert:innen an die Machbarkeit glaubt.

**Prognose 3:** Bereits heute existieren Anbieter von 3D-Druckern für die Herstellung von Medikamenten. Diese Drucker können wertvoll sein, um bspw. eine bestimmte Dosierung innerhalb einer Tablette zu erzielen oder mehrere Wirkstoffe in einer Tablette patientenspezifisch zu kombinieren. Die befragten Expert:innen halten die Verbreitung solcher Geräte für eher unwahrscheinlich (Median 40%). Dies könnte einerseits am fehlenden Glauben an einen Markt für solche Angebote liegen, andererseits könnten Expert:innen skeptisch sein, dass entsprechende 3D-Drucker bereits reif genug für eine solch grosse Skalierung oder regulatorische Aspekte noch nicht ausreichend geklärt sind.

**Prognose 4:** Deutlich optimistischer wird hingegen die vierte Prognose beurteilt, wonach die Pharmaunternehmen in fünf Jahren auf den Longevity-Zug aufgesprungen sein werden. Die Einschätzung liegt hier im Median bei 75%. Dieser hohe ermittelte Wert könnte auf die Attraktivität des Marktes zurückgeführt werden. Aufgrund des demografischen Wandels und der wachsenden Nachfrage nach präventiven Gesundheitsangeboten könnte sich das Thema Longevity in der Tat als grosser Zukunftsmarkt mit ökonomisch attraktiven Aussichten herausstellen.

**Fazit:** Die Prognosen zeigen ein gemischtes Bild: Zwei der vier Prognosen haben ihren Median bei 40% mit einer relativ hohen Streuung. Ob sich die Technologien Blockchain und 3D-Druck durchsetzen, wird sehr unterschiedlich beurteilt. Eindeutig positiver fällt das Thema Besetzung von neuen Märkten aus. Sollte sich der Longevity-Markt langfristig etablieren, werden die grossen Akteure des Gesundheitswesens aktiv dabei sein, so die Meinung der Expert:innen. Die Komplexität der direkten Datengewinnung von Patient:innen wird auch in fünf Jahren von der Pharma nicht gelöst worden sein.

# Sponsoren-Gastbeitrag Interpharma: Forschung mit Gesundheitsdaten

Marie-Jeanne Semnar, Public Policy Manager Interpharma

### *Ausgangslage in der Schweiz*

Unser Gesundheitssystem wird – u.a. getrieben durch den demographischen Wandel und technologischen Fortschritt – immer komplexer und teurer. Ein Hebel für die Abfederung dieser Entwicklung liegt in der digitalen Transformation. Sie kann administrativen Aufwand verringern und für mehr Effizienz, Patientenzentrierung und eine verbesserte Transparenz hinsichtlich der Behandlungsqualität sorgen. Ein datenbasiertes Gesundheitssystem kann administrativen Aufwand reduzieren, indem Patientendaten jeweils nur einmal erfasst werden und Patienteninformationen den verschiedenen Leistungserbringern ohne Medienbrüche verfügbar gemacht werden. Es verbessert die Effizienz, indem Informationen zum Behandlungsverlauf schneller zugänglich sind, aber auch Doppelspurigkeiten wie bspw. die doppelte Erhebung eines Blutbilds bei verschiedenen Leistungserbringenden vermieden werden. Die konsequente Messung und Vergleichbarkeit der Behandlungsqualität wirken sich positiv auf die Qualität der Versorgung im Schweizer Gesundheitswesen aus.

Personalisierte Medizin und Innovationen basieren auf einer guten Datengrundlage. Für zukunftsgerichtete Forschung und Entwicklung an neuen innovativen Medikamenten braucht es entsprechend ein funktionierendes Gesundheitsdatenökosystem und Offenheit für neue Technologien im Forschungsbereich. Gleichzeitig muss die Relevanz der digitalen Transformation für den Standort Schweiz erkannt werden, der international in Bezug auf die Digitalisierung bereits im Hintertreffen ist. Dabei ist es wichtig, kontinuierlich in Forschung und Innovation zu investieren: Dies ist der Trumpf der Schweiz im internationalen Wettbewerb. Bei der Digitalisierung müssen wir zwingend besser und schneller werden.

### *Wie forscht die Pharmaindustrie mit Daten?*

Die Pharmaindustrie hat eine umfangreiche Expertise in der Sammlung, Analyse und Nutzung von Gesundheitsdaten, die aus klinischen Studien und der Kooperation mit externen Datenbanken stammen. Ein bedeutender Aspekt dieser Expertise ist die Fähigkeit, Daten sicher und verantwortungsvoll zu verwalten, wobei strenge Datenschutzrichtlinien eingehalten werden. Die Verfügbarkeit und Nutzbarmachung von Real World Data aus der Versorgung kann den pharmazeutischen Forschungs- und Entwicklungsprozess an verschiedenen Stellen unterstützen (s. Abb. 26). In klinischen Studien zum Beispiel, in denen eine neue Therapie gegen den aktuellen Standard of Care getestet wird, können mit Real World Data angereicherte digitale Vergleichsgruppen genutzt werden, sodass Studien keine Placebo-Vergleichsgruppe benötigen. Die etablierte Therapie wird anhand der bestehenden Daten bereits behandelter Patient:innen analysiert und dann verglichen. Auch nach der Zulassung eines Medikaments können die echten Behandlungsdaten nützlich sein. Sie geben Aufschluss über etwaige seltene unerwünschte Nebenwirkungen, die im kontrollierten Studiensetting mit kleinen Patientenzahlen nicht zum Vorschein gekommen sind, oder könnten als Grundlage für die Erweiterung von Indikationen dienen. Die pharmazeutische Forschung nutzt KI bereits in einem frühen Stadium des Forschungszyklus zur Analyse grosser Datenmengen, allerdings nicht bei Daten aus der Versorgung, sondern bspw. zur Identifikation von Zielmolekülen (besonders bei Erkrankungen, die noch wenig erforscht oder sehr selten sind). Algorithmen für maschinelles Lernen werden zur Prognose von Krankheitsverläufen, Therapieansprechen oder Nebenwirkungsrisiken angewendet.

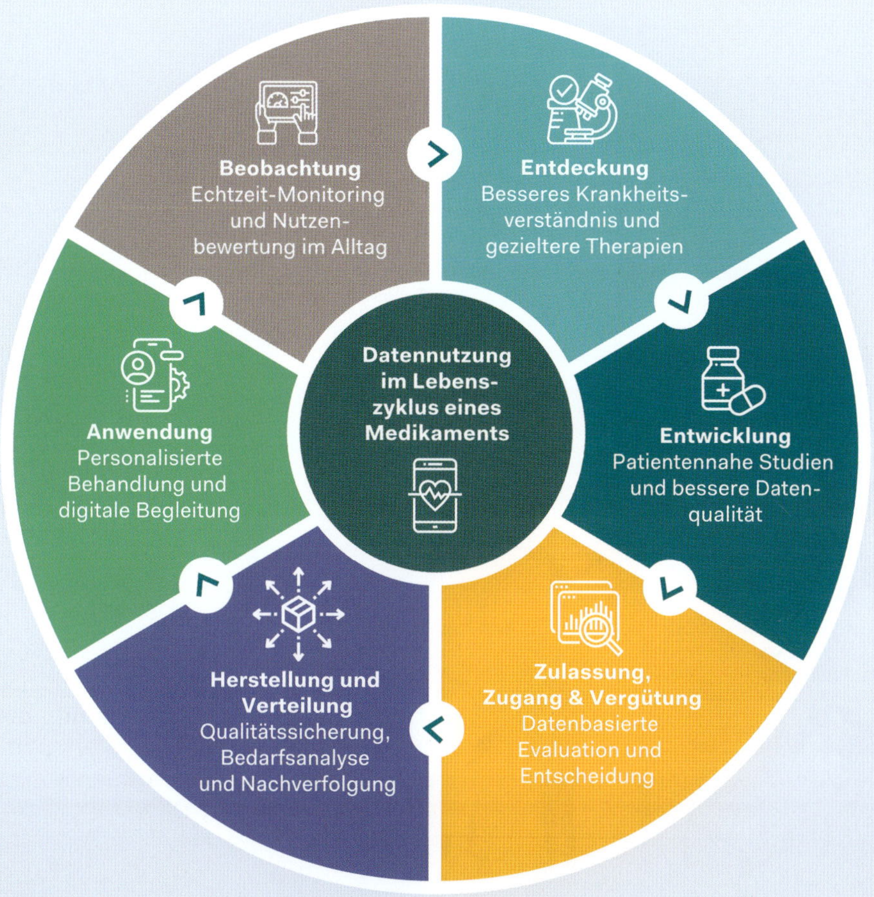
Datennutzung im Lebenszyklus eines Medikaments
Beobachtung
Echtzeit-Monitoring und Nutzenbewertung im Alltag
Entdeckung
Besseres Krankheitsverständnis und gezieltere Therapien
Entwicklung
Patientennahe Studien und bessere Datenqualität
Zulassung, Zugang & Vergütung
Datenbasierte Evaluation und Entscheidung
Herstellung und Verteilung
Qualitätssicherung, Bedarfsanalyse und Nachverfolgung
Anwendung
Personalisierte Behandlung und digitale Begleitung

**Abb. 26** Datennutzung im Lebenszyklus eines Medikaments

### *Was brauchen wir jetzt?*

Neben dem nachhaltigen Aufbau von gemeinsam nutzbarer Infrastruktur, einer tragfähigen Governance, gemeinsamen Datenstandards und einem konstruktiven rechtlichen Rahmen, muss das Vertrauen in das digitale Gesundheitssystem gestärkt werden. Untersuchungen zeigen, dass dies möglich ist, wenn durch Infrastruktur (z.B. nationale Datenkoordinationsstelle), Qualität (z.B. Standards) und klare Regeln (z.B. Opt-out) die richtigen Leitplanken gesetzt werden. Die breite Bevölkerung ist ausserdem bereit, ihre Daten zu teilen, wenn ihre Anliegen wie bspw. der Datenschutz adressiert werden. Bei den laufenden Arbeiten sind die Bedürfnisse der Akteure einzubeziehen und ihr Beitrag für Versorgung und Gesundheit der Bevölkerung zu berücksichtigen.

## Weiterführende Links und Literatur

Nutzung von Gesundheitsdaten https://www.interpharma.ch/themen/fuhrend-in-forschung-entwicklung/mit-hochwertigen-gesundheitsdaten-medizinischen-fortschritt-sichern/nutzung-von-gesundheitsdaten/

Paola Daniore, Federica Zavattaro, Felix Gille (2024): Public Trust in a Swiss Health Data Space. https://health.dsi.uzh.ch/app/uploads/2024/03/Daniore-Zavattaro-Gille-2024-Public-Trust-in-a-Swiss-Health-Data-Space.pdf

Flurina Pletscher, Karin Mändli Lerch, Dominik Glinz (2022): Willingness to share anonymised routinely collected clinical health data in Switzerland: a cross-sectional survey. In: Swiss Medical Weekly. https://smw.ch/index.php/smw/article/view/3212/5390

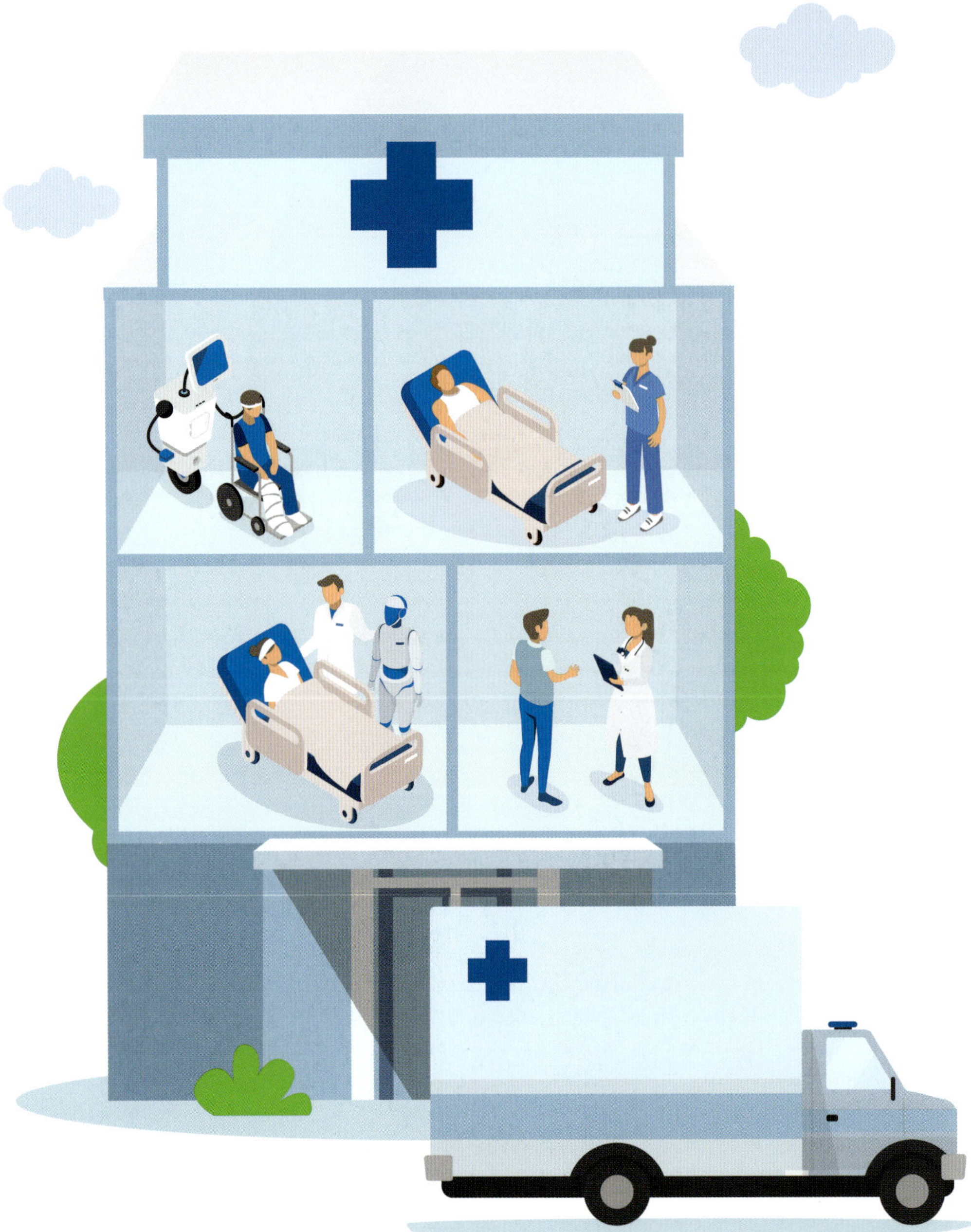

## 4.5 Spitäler

### Die mögliche Zielvision: Die Spitäler der Zukunft

In fünf Jahren könnte das smarte Spital seine klassischen Grenzen aufgelöst haben: Hospital@Home-Angebote würden somit zum Standard gehören, sodass zahlreiche Behandlungen und Überwachungen ortsunabhängig erfolgen könnten. Patient:innen könnten mittels moderner Sensorik kontinuierlich überwacht werden, wobei wichtige Vitalparameter in Echtzeit in die Patientenakten einfliessen und so eine proaktive Betreuung ermöglichen würden. Gleichzeitig könnten digitale Assistenten und KI-gestützte Systeme die administrativen Aufgaben der Mitarbeitenden deutlich reduzieren. Insbesondere die medizinische Dokumentation, das Erstellen von Berichten und die Kommunikation mit Leistungserbringern und Versicherungen würden durch intelligente Softwarelösungen nahezu automatisch erfolgen. Dadurch bliebe den Fachpersonen mehr Zeit für die direkte Patientenbetreuung. Dem anhaltenden Fachkräftemangel könnte mit einem umfassenden Massnahmenpaket begegnet werden: Neben technologischen Innovationen wie Robotik, KI-Chatbots und Telemedizin kämen auch organisatorische und managementbezogene Lösungen zum Einsatz wie etwa neue Berufsprofile, flexible Arbeitsmodelle und modernes Management im Sinne des New-Healthcare-Managements (Angerer, 2021). Das Zusammenspiel dieser Elemente könnte eine hochgradig vernetzte, patientenzentrierte und resiliente Versorgungsstruktur ermöglichen.

### *Der heutige Stand: Ausgewählte Ergebnisse aus den erfolgten Analyseuntersuchungen*

- **Die Sicht der Kund:innen:** Hilfreiche Apps (z.B. Kommunikation mit dem Spital) werden sehr begrüsst; KI-Ärzt:innen und Pflegerobotern steht die Mehrheit eher indifferent gegenüber.
- **Die Sicht der Mitarbeitenden:** Der Einsatz von digitalen Mitteln im Alltag steigt zunehmend an, jedoch variieren die Begeisterung und Einstellung gegenüber diesen Mitteln individuell sehr stark.
- **Der Reifegrad:** Es zeigen sich nur mittelmässige Ergebnisse in den Dimensionen MTDO und auffällig niedrige Werte bei konkreten digitalen Anwendungen.
- **Die Prognosen von Expert:innen für die Schweiz in fünf Jahren:** Der Erfolg der Hospital@Home-Initiativen wird sehr uneinheitlich bewertet und die Wahrscheinlichkeit mit 50% eingestuft.

### *Drei Handlungsoptionen für die Transformation*

1. **Einen eigenen Transformationsplan entwickeln.** Ohne eine klare Vision und eine konkrete digitale Transformationsstrategie wird der Wandel nicht gelingen. Als Orientierung dazu kann der Transformationsmasterplan dienen (www.future.hospital), der im Rahmen des Innosuisse Flagship-Projekts SHIFT entstanden ist.
2. **Ein strukturiertes Innovationsmanagement aufbauen und gezielt digitale Kompetenzen entwickeln.** Die erzielten, eher niedrigen Werte dieser zwei Dimensionen sollten aktiv angegangen werden, um die Produkt- und Serviceentwicklungen systematisch zu steuern. Parallel dazu sind gezielte Schulungsprogramme nötig, um die digitalen Kompetenzen aller Berufsgruppen praxisnah zu stärken.
3. **Schrittweise digitale Assistenzsysteme integrieren.** Das Ziel ist es, die administrativen Aufgaben der Mitarbeitenden deutlich zu reduzieren und so mehr Zeit für die direkte Patientenversorgung zu schaffen. Dazu könnten bspw. KI-gestützte Dokumentations- und Kodierungshilfen eingeführt werden, die nahtlos in die bestehenden KIS-Systeme (Krankenhausinformationssysteme) integriert werden.

> **„So vielfältig wie die medizinischen Fachgebiete, sind auch die Wege zur Digitalisierung."**
>
> *Charles Tima, Leiter Medizininformatik, Kantonsspital Winterthur*

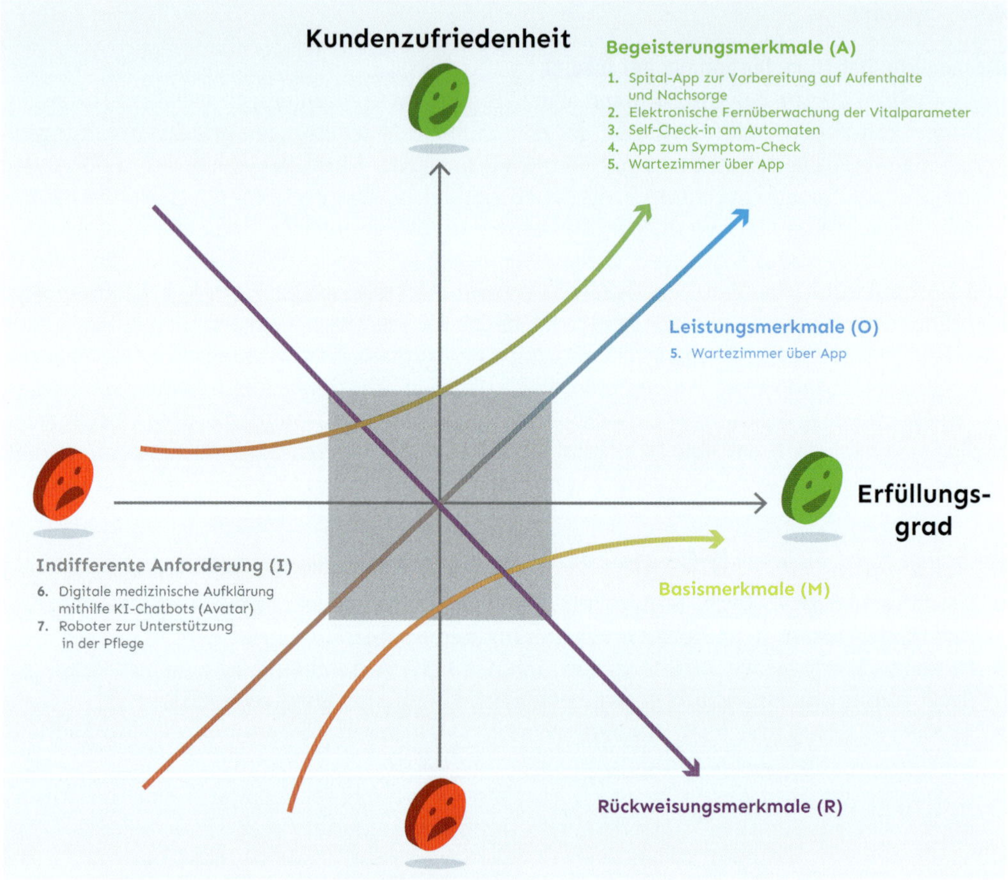


**Abb. 27** Kano-Befragung Spitäler (n = 102 Bürgerantworten)

Tabelle zu Abb. 27

| Kundenanforderung | A | O | M | I | R | Q | Merkmal |
|---|---|---|---|---|---|---|---|
| 1. Spital-App zur Vorbereitung auf Aufenthalte und Nachsorge | **56.9 %** | 24.5 % | 4.9 % | 8.8 % | 2.9 % | 2.0 % | A |
| 2. Elektronische Fernüberwachung der Vitalparameter | **46.1 %** | 16.7 % | 2.9 % | 27.5 % | 6.9 % | 0.0 % | A |
| 3. Self-Check-in am Automaten | **42.6 %** | 11.9 % | 3.0 % | 33.7 % | 8.9 % | 0.0 % | A |
| 4. App zum Symptom-Check | **42.4 %** | 11.1 % | 5.1 % | 33.3 % | 7.1 % | 1.0 % | A |
| 5. Wartezimmer über App | **39.2 %** | **34.3 %** | 5.9 % | 17.6 % | 1.0 % | 2.0 % | A/O* |
| 6. Digitale medizinische Aufklärung mithilfe KI-Chatbots (Avatar) | 29.4 % | 2.9 % | 0.0 % | **42.2 %** | 23.5 % | 2.0 % | I |
| 7. Roboter zur Unterstützung in der Pflege | 24.5 % | 8.8 % | 2.9 % | **39.2 %** | 23.5 % | 1.0 % | I |

A: Begeisterungsmerkmal — O: Leistungsmerkmal — M: Basismerkmal

I: Indifferentes Merkmal — R: Rückweisungsmerkmal — Q: Fragliches Merkmal

*Keine eindeutige Zuordnung, da die Differenz der häufigsten Antwortkategorien unter 5 Prozentpunkten liegt.

## Kano-Befragung: Das wünschen sich die Bürger:innen von Spitälern

**1. Spital-App zur Aufenthalts- und Nachsorgevorbereitung:** Begeisterungsmerkmal (A), Anteil: 57%
Die Möglichkeit einer Spital-App zur Vorbereitung auf stationäre oder ambulante Aufenthalte (z.B. Checklisten) sowie einer digitalen Übersicht über den gesamten Behandlungsablauf bis zur Nachsorge (inkl. Kontrollterminen und Statusupdates) wurde als besonders relevant und als Begeisterungsmerkmal eingeschätzt. Eine breite Mehrheit würde sich über diese Option einer Spital-App sehr freuen.

**2. Elektronische Fernüberwachung der Vitalparameter:** Begeisterungsmerkmal (A), Anteil: 46%
Die kontinuierliche Fernüberwachung zur regelmässigen Messung von Vitalparametern im häuslichen Umfeld sowie zur elektronischen Übermittlung der Ergebnisse an das medizinische Fachpersonal, bspw. bei chronischen Erkrankungen, wurde ebenfalls als Begeisterungsmerkmal eingestuft.

**3. Self-Check-in am Automaten:** Begeisterungsmerkmal (A), Anteil: 43%
In dieser Kategorie steht die Möglichkeit der selbstständigen Anmeldung via Self-Check-in am Automaten bei einem Termin im Spital. Die meisten Befragten würden diese Option sehr begrüssen und stufen diese als Begeisterungsmerkmal ein. Sehr hoch ist auch der Anteil der Menschen, die so einem Angebot indifferent gegenüberstehen würden (34%).

**4. App zum Symptom-Check:** Begeisterungsmerkmal (A), Anteil: 42%
Ebenfalls einen klaren Mehrwert würde eine App zur Symptomerfassung und Einschätzung der Beschwerden erzeugen. Diese App würde bei der Beurteilung der Notwendigkeit eines Notfallbesuchs helfen und mögliche Alternativen aufzeigen. Sie gilt ebenfalls als Begeisterungsmerkmal.

**5. Wartezimmer über App:** Begeisterungsmerkmal (A), Anteil: 39% oder Leistungsanforderung (O), Anteil: 34%
Die Vorstellung, live über aktuelle Wartezeiten für geplante Untersuchungen oder Behandlungen im Spital informiert zu werden – etwa über einen Bildschirm im Wartezimmer oder eine Spital-App – haben die meisten Befragten sehr begrüsst. 39% stufen die App als Begeisterungsmerkmal ein und 34% als Leistungsanforderung – eine klare Chance für Anbieter:innen, Mehrwert bei ihren Kund:innen zu schaffen.

**6. Digitale medizinische Aufklärung mithilfe KI-Chatbots (Avatar):** Indifferent Anforderung (I), Anteil: 42%
Eine digitale medizinische Aufklärung durch eine jederzeit verfügbare KI-Figur (Avatar), die unbegrenzt Zeit zur Beantwortung individueller Fragen bietet, wurde im Rahmen der Befragung bewertet. Die Mehrheit der Teilnehmenden stufte diese Option als indifferente Anforderung ein. Ihre Verfügbarkeit hätte demnach weder einen spürbaren Einfluss auf die Zufriedenheit noch auf die Unzufriedenheit. 24% der Befragten stehen dieser Idee sehr kritisch gegenüber.

**7. Roboter zur Unterstützung in der Pflege:** Indifferente Anforderung (I), Anteil: 39%
Die Idee, Roboter zur Unterstützung bei körperlich belastenden Tätigkeiten in der Pflege einzusetzen (z.B. zum Stützen oder Heben von Patient:innen) wurde im Rahmen der Befragung beurteilt. Die (einfache) Mehrheit der Teilnehmenden stufte diese Option als indifferente Anforderung ein, was darauf hinweist, dass ihre Anwesenheit oder Abwesenheit kaum Einfluss auf die wahrgenommene Qualität des Angebots hätte. Auch hier stellen sich 24% der Befragten gegen diese Idee und würden den Einsatz von Robotern zurückweisen.

**Fazit:** Die meisten der untersuchten Digital-HealthLösungen werden von den Bürger:innen der Schweiz als Begeisterungsmerkmale eingestuft. Hier bietet sich für Spitäler die Chance an, mehr Innovationen zu wagen. Erstaunlich ist, dass jede vierte befragte Person einen Widerstand gegenüber der Idee von Robotik in der Pflege aufzeigt sowie gegenüber KI-Chatbots zur medizinischen Beratung. Hier müsste überprüft werden, ob diese Widerstände bestehen bleiben, wenn die Befragten die Chance hatten, solche digitalen Lösungen in der Praxis zu testen.

## Denken und Fühlen

- Die Digitalisierung wird als Chance zur Entlastung im Pflegealltag gesehen.
- Es bestehen Sorgen bezüglich Datenschutz, Systemausfällen, Überforderung und Verlust menschlicher Interaktion.
- Neue Systeme (bspw. KISIM) werden vorwiegend positiv erlebt, erfordern jedoch intensive Schulung und Zeit.
- Es besteht ein Spannungsfeld zwischen technologischem Fortschritt und dem Wunsch nach persönlicher Nähe in der Pflege.

## Hören

- Kolleg:innen zeigen Begeisterung und Skepsis, bei älteren Mitarbeitenden besteht teils Überforderung.
- Vorgesetzte fördern die Digitalisierung unterschiedlich stark, jüngere Führungskräfte sind meist aktiver.
- Es gibt zu wenig Schulungszeit bei der Einführung neuer Systeme.
- Patient:innen und Angehörige zeigen Offenheit (bspw. beim E-Mail-Versand von Dokumenten), aber auch Datenschutzbedenken.

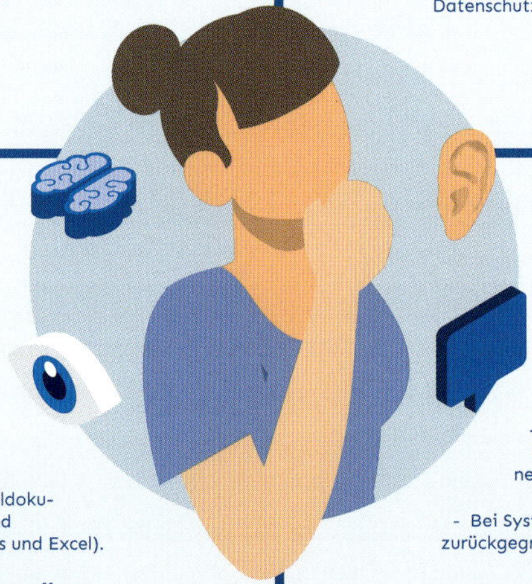

## Sehen

- Häufig genutzte Tools sind KISIM, MEONA, CATO, SITRA, Outlook, SharePoint, OneNote, Viva Engage und Folio.
- Die Digitalisierung ist weit fortgeschritten (bspw. digitale Medikamentenverwaltung), aber oft fragmentiert.
- Ineffizienzen entstehen durch Doppeldokumentation, fehlende Schnittstellen und parallele Systeme (bspw. Whiteboards und Excel).
- Patient:innen stehen der Digitalisierung offen gegenüber, schätzen jedoch auch die persönliche Kommunikation.

## Sagen und Tun

- Teams tauschen sich aktiv über digitale Tools aus.
- Mitarbeitende nutzen digitale Tools (bspw. Apps) zur Kommunikation und Informationsbeschaffung.
- Tutorials, Peer Learning und Learning by Doing werden zur Einarbeitung in neue Systeme genutzt.
- Bei Systemausfällen wird auf analoge Prozesse zurückgegriffen (bspw. manuelle Dokumentation).

## Herausforderung

- Doppeldokumentation (analog und digital) belastet den Arbeitsalltag.
- Datenschutz, IT-Sicherheit und Systemstabilität bleiben sensible Themen.
- Die Digitalisierungsgrade in den Teams sind heterogen und führen zu Kommunikationsbarrieren.
- Es besteht die Gefahr, dass Digitalisierung den menschlichen Aspekt der Pflege verdrängt.

## Wünsche

- Es werden einheitliche, interoperable Systeme mit intuitiver Bedienung und klarer Struktur gewünscht.
- Der administrative Aufwand soll durch digitale Tools reduziert werden (bspw. KI-gestützte digitalisierte Dokumentation).
- Es werden bessere Schulungskonzepte mit ausreichend Zeit und Praxisbezug gefordert.
- Innovative Versorgungskonzepte sollen gefördert werden (bspw. hybride Modelle mit digitalen Plattformen für ambulante Betreuung).

**Abb. 28** Empathiekarte Spitäler (n = 4 Interviews)

## Empathiekarte: Das wünschen sich die Mitarbeitenden von Spitälern

**Denken und Fühlen:** Die Digitalisierung wird von den Befragten grundsätzlich als Chance zur Effizienzsteigerung, Fehlerreduktion und Prozessoptimierung wahrgenommen. Besonders die papierlose Dokumentation, automatisierte Personaleinsatzplanung und digitale Medikamentenverwaltung gelten als zentrale Fortschritte. Gleichzeitig bestehen Bedenken hinsichtlich der Systemkomplexität, der Datensicherheit und der Gefahr, dass der menschliche Aspekt der Pflege durch technologische Prozesse verdrängt wird. Die Einführung neuer Systeme wird oft mit Stress verbunden, insbesondere wenn Schulungen fehlen oder Systeme nicht intuitiv bedienbar sind. Dennoch überwiegt bei vielen die Zuversicht: Digitale Systeme sind sicherer als Papier, wenn sie richtig eingesetzt werden.

**Hören:** Im Team herrscht ein gemischtes Meinungsbild. Jüngere Mitarbeitende zeigen sich meist offen und neugierig, während ältere Kolleg:innen häufiger Skepsis oder Überforderung äussern. Aussagen wie „Warum etwas ändern, das funktioniert?" spiegeln diese Haltung wider. Vorgesetzte agieren unterschiedlich: Einige fördern aktiv digitale Innovationen, andere zeigen Zurückhaltung. Patient:innen und Angehörige äussern sich meist positiv, insbesondere wenn digitale Lösungen wie E-Mail-Versand von Dokumenten oder Online-Terminvereinbarungen den Alltag erleichtern. Gleichzeitig bestehen bei älteren Patient:innen vereinzelt Datenschutzbedenken.

**Sehen:** Im Arbeitsalltag sind digitale Tools wie KISIM, MEONA, Outlook, OneNote oder spezialisierte Apps wie SITRA und CATO präsent. Die Einführung neuer Technologien wird häufig als unruhige Phase erlebt, die jedoch langfristig zu effizienteren Abläufen führt. Beobachtbar ist auch, dass digitale Systeme die Interaktion mit Patient:innen verändern: Während die Dokumentation schneller und präziser erfolgt, beklagen einige Mitarbeitende den Verlust an direkter Kommunikation: „Man schaut mehr auf den Bildschirm als ins Gesicht der Patient:innen", so eine kritische Beobachtung.

**Sagen und Tun:** Die Mitarbeitenden sprechen aktiv über digitale Tools, tauschen Erfahrungen aus und unterstützen sich gegenseitig bei der Anwendung. Besonders engagierte Fachpersonen fördern die Akzeptanz durch Tutorials oder informelle Schulungen. Bei Systemausfällen greifen Teams auf analoge Notfallprozesse zurück oder nutzen Back-ups. Die Haltung gegenüber digitalen Neuerungen ist überwiegend positiv, sofern die Systeme funktional, benutzerfreundlich und gut integriert sind. Gleichzeitig wird betont, dass digitale Lösungen nicht Selbstzweck sein dürfen, sondern einen echten Mehrwert bieten müssen.

**Herausforderungen:** Die grössten Herausforderungen liegen in der Systemvielfalt, mangelnden Schnittstellen, unzureichender Schulungszeit und heterogen digitalisierten Teams. Doppeldokumentationen, langsame Systeme oder fehlende Erinnerungsfunktionen führen zu Frustration. Auch die Abhängigkeit von funktionierender Technik wird kritisch gesehen, v.a. bei Stromausfällen oder IT-Störungen.

**Wünsche:** Einheitliche, intuitiv bedienbare Systeme mit klaren Schnittstellen stehen ganz oben auf der Wunschliste, ebenso ein funktionierendes EPD. Mitarbeitende wünschen sich mehr Zeit für Schulungen, kontinuierliche Weiterbildung und eine stärkere Einbindung in die Auswahl und Einführung neuer Tools. Als Ziel genannt wurde die Reduktion des administrativen Aufwandes für mehr Zeit mit den Patient:innen. Visionen reichen bis hin zu KI-gestützten Dokumentationsprozessen oder hybriden Versorgungsmodellen, die digitale und persönliche Betreuung kombinieren.

**Fazit:** Die Digitalisierung im Spitalumfeld wird von den Mitarbeitenden als notwendiger und potenziell entlastender Wandel wahrgenommen. Entscheidend für den Erfolg sind benutzerfreundliche Systeme, gezielte Schulungen und eine offene Teamkultur. Nur wenn Technologie den Menschen dient – und nicht umgekehrt –, kann sie ihr volles Potenzial entfalten.

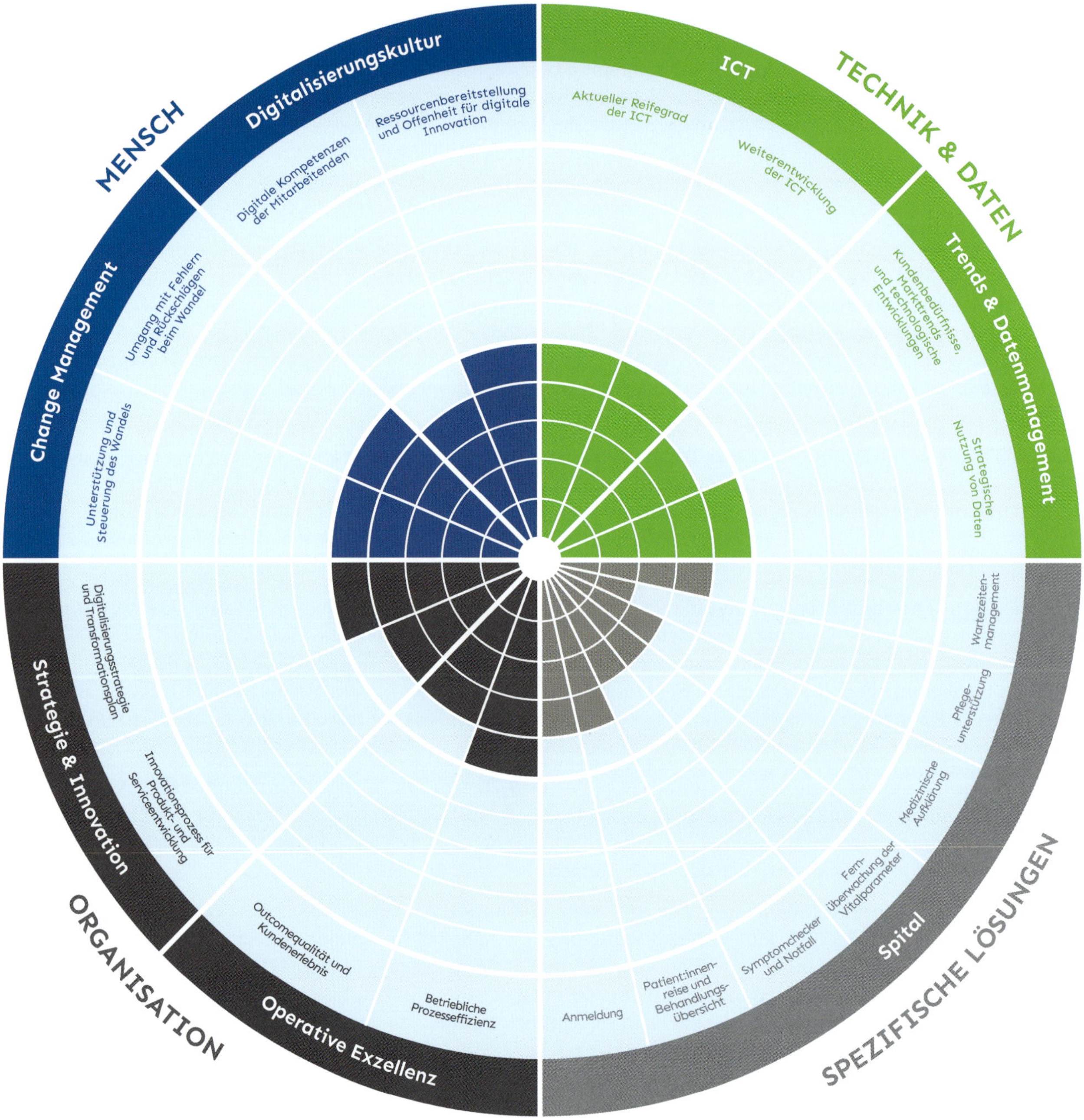


**Abb. 29** Digitaler Reifegrad Spitäler (n = 17 Experteneinschätzungen)

### Digitaler Reifegrad: Hauptergebnisse der Spitäler

**Mensch (M)**: Die Digitalisierungskultur zeigt mit Werten von Ø 4.0 bei digitalen Kompetenzen und Ø 5.4 bei Ressourcen und Offenheit einen leicht niedrigen bis mittleren Reifegrad auf. Digitale Kompetenzen scheinen nur teilweise systematisch gefördert zu werden. Ein ähnliches Bild zeigt sich auch im Bereich des Change Managements: Die Werte liegen bei Ø 4.6 für Unterstützung und Steuerung des Wandels sowie Ø 5.2 für den Umgang mit Fehlern und Rückschlägen beim Wandel. Eine klare Change-Strategie sowie eine etablierte Fehlerkultur sind bislang nicht gut genug ausgeprägt.

**Technologie & Daten (T/D)**: Die Bewertung der ICT liegt im ähnlich mittelmässigen Bereich. Mit Werten von Ø 4.9 sowohl für den aktuellen Reifegrad der ICT als auch für ihre Weiterentwicklung zeigen sich noch gute Ausbaupotenziale. Ebenfalls im mittelmässigen Reifegradbereich liegen Trends und Entwicklungen (Ø 4.4, Kundenbedürfnisse, Markttrends und technologische Entwicklungen) sowie die strategische Nutzung von Daten (Ø 4.5). Markt- und Technologietrends sowie Daten werden bislang nur begrenzt systematisch erfasst und genutzt.

**Organisation (O)**: Die Dimension Strategie und Innovation ist ebenfalls mittelmässig ausgefallen. So haben die Digitalisierungsstrategie und der Transformationsplan einen Wert von Ø 5.1 erhalten. Zwar existieren erste strategische Grundlagen für die Transformation, doch konkrete Innovationsprozesse sind eher nicht etabliert (Ø 3.9). Auch in der Unterdimension Operative Exzellenz bleibt der Reifegrad mit Ø 4.3 (Outcomequalität und Kundenerlebnis) bzw. mit Ø 4.6 (betriebliche Prozesseffizienz) insgesamt im leicht schlechten bis mittelmässigen Bereich. Digitale Technologien werden nur begrenzt eingesetzt, durchgängige Integration und Automatisierung könnten ausgebaut werden.

**Spitalspezifische Dimensionen**: Die Mittelwerte der sieben Spitaldimensionen reichen von Ø 2.1 bis Ø 3.9 und deuten auf einen eher grösseren digitalen Rückstand hin. Besonders auffällig ist dies u.a. beim Aspekt Pflegeunterstützung, bei dem es um Robotik für körperlich belastende Tätigkeiten wie dem Heben oder Umlagern von Patient:innen geht. Der Reifegrad liegt hier nur bei einem Wert von Ø 2.1. Die Fernüberwachung der Vitalparameter, sprich die kontinuierliche Messung und Übermittlung der Vitaldaten von zu Hause aus, ist mit Ø 2.6 auch wenig fortgeschritten. Medizinische Aufklärungen durch KI scheinen gleichermassen kaum vorhanden zu sein (Ø 2.9), ebenso wenig wie digitale Symptomchecker (Ø 3.2), die eine Ersteinschätzung von Patient:innen vornehmen und beurteilen, ob ein Besuch im Notfall angeraten ist. Der Wert für die Verbreitung von Apps, die eine zentrale digitale Übersicht über die Patient Journey (Termine, Behandlungsabläufe) ermöglichen (Ø 3.5), sieht auch nicht viel besser aus. Hier schnitten die Aspekte Wartezeitenmanagement (Ø 3.6) und Anmeldung (Ø 3.9) am besten ab. Der erste Aspekt fragt, zu welchem Grad Echtzeitsysteme Patient:innen über Wartezeiten in Spitälern informieren. Der zweite Aspekt bezieht sich darauf, inwieweit Patientenanmeldungen digital über Self-Check-in-Schalter oder vorab online durchgeführt werden.

**Fazit**: Der digitale Reifegrad in den Spitälern wird insgesamt als niedrig bis mittelmässig eingeschätzt. Damit gibt es einen starken Kontrast zum Reifegrad der Medizintechnologie an sich, der in der Schweiz insgesamt als hoch betrachtet wird (Ragaz, 2025; Triebe, 2025). Zwar sind in Bereichen wie Strategie, Change Management und ICT erste Strukturen vorhanden, doch die Umsetzung erfolgt oft nicht systematisch genug und bleibt auf Teilbereiche beschränkt.

*Für wie wahrscheinlich halten Sie es, dass in der Schweiz in 5 Jahren …*

**Prognose 1:** … in Spitälern auch Notfalldrohnen zum Einsatz kommen, die als erste am Unfallort eintreffen und bspw. Material für die Erste Hilfe transportieren?

**Prognose 2:** … die Digitalisierung der Spitäler so weit fortgeschritten ist, dass der Administrationsaufwand (z.B. für die Dokumentation) des Pflege- und ärztlichen Personals um 25% reduziert wird?

**Prognose 3:** … mindestens 10% der Spitäler das Konzept „Hospital@Home" erfolgreich anbieten?

**Prognose 4:** … mindestens 20% der Spitäler ihren Fachkräftemangel signifikant dadurch beheben, dass sie dauerhaft im Ausland lebendes Fachpersonal per Remote-Work einsetzen (z.B. zur Befundung von Röntgenbildern)?

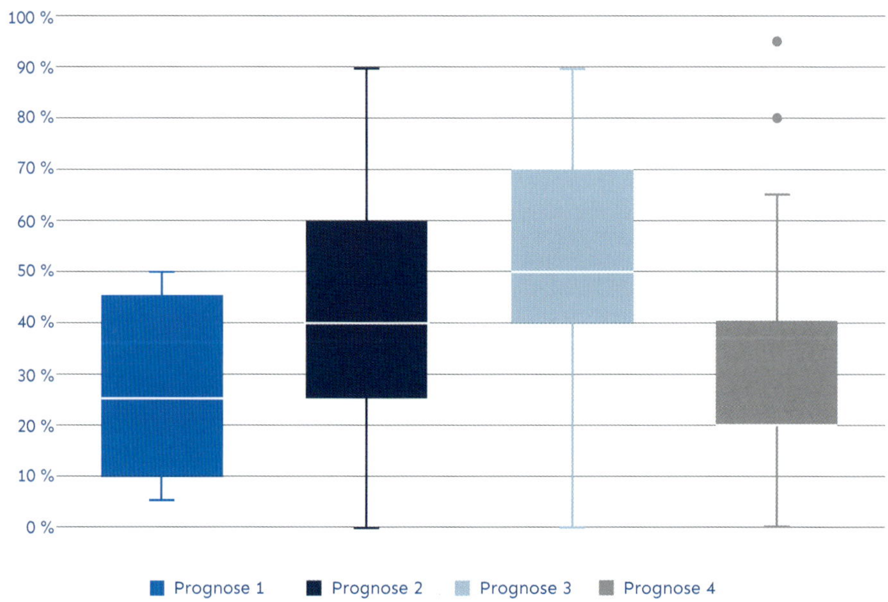


**Abb. 30** Zukunftsprognosen Spitäler (N = 24 Experteneinschätzungen)

### Die Zukunftsprognosen: So schätzen Expert:innen die Zukunft der Spitäler ein

**Prognose 1**: Die Befragten schätzen den Einsatz von Notfalldrohnen durch Spitäler mit einer Eintrittswahrscheinlichkeit von 25% als eher unwahrscheinlich ein. Die geringe Erwartung lässt vermuten, dass der Nutzen solcher Drohnen eventuell erkannt wird, aber ihr Einsatz im Spitalalltag schwierig umzusetzen ist. Mögliche Gründe für die schwierige Umsetzung könnten infrastrukturelle und regulatorische Hürden sowie ein zu schlechtes Kosten-Nutzen-Verhältnis sein. Zudem ist denkbar, dass die Expert:innen an der einwandfreien Zuverlässigkeit solcher Drohnen im Notfalleinsatz gezweifelt haben – eine Voraussetzung, die in kritischen Situationen besonders entscheidend wäre.

**Prognose 2**: Aufgrund der Streuung der Werte wird das Eintreten der Reduktion des Administrationsaufwandes für das Pflege- und ärztliche Personal als eher polarisierend eingeschätzt. Die mittlere Eintrittswahrscheinlichkeit von 40% deutet darauf hin, dass die Digitalisierung in diesem Bereich zwar als zentral angesehen wird, es jedoch Unsicherheit darüber besteht, ob konkrete Entlastungen in einem Zeitraum von fünf Jahren tatsächlich erreicht werden können. Dieser Zweifel könnte mehrere Gründe haben: Die organisatorische Komplexität in Verbindung mit den begrenzten Ressourcen könnte als hemmender Faktoren angesehen worden sein. Möglich ist auch, dass die Automatisierung zwar effizienter gestaltet wird, die Verwaltungstätigkeiten jedoch in einem solchen Masse zunehmen könnte, dass der Zeitaufwand insgesamt gleich bleiben würde.

**Prognose 3**: Auch die Frage zur Etablierung des Konzepts Hospital@Home wird unterschiedlich eingeschätzt. Die Hälfte der Befragten hält es für realistisch, dass Spitäler künftig vermehrt Behandlungen zu Hause ermöglichen, die andere Hälfte ist eher pessimistisch eingestellt (Median 50%). Wir vermuten hinter dieser gespaltenen Antwort nicht, dass grundsätzlich Zweifel am Konzept Hospital@Home bestehen. Dieser Ansatz wird bei Expert:innen überwiegend als sinnvoll erachtet, auch wenn für eine abschliessende Einschätzung noch weitere Experimente und Forschungsunternehmungen notwendig sind. Stand heute ist die grösste Herausforderung das Thema der Finanzierung, da solche innovativen Lösungen im heutigen Tarifsystem ökonomisch sehr unattraktiv sind. Auch andere Herausforderungen wie das Thema Akzeptanz durch Patient:innen und Leistungserbringer sind denkbar für das gemischte Bild der Expert:innen-Einschätzungen.

**Prognose 4**: Sehr zurückhaltend wird die Eintrittswahrscheinlichkeit (20%) des Einsatzes von Remote-Fachpersonal im Ausland gegen den Fachkräftemangel eingestuft. Die Mehrheit der Expert:innen rechnet nicht mit einer Umsetzung von Remote-Fachkräften in einer Höhe, die den Fachkräftemangel signifikant reduzieren würde. Mögliche Gründe könnten u.a. in rechtlichen Unsicherheiten oder kulturellen Vorbehalten (z.B. Sprachkompetenzen) gegenüber telemedizinischer Arbeit über Ländergrenzen hinweg liegen.

**Fazit**: Auch wenn Digital-Health-Lösungen wie KI für die Dokumentation in der Regel als sehr sinnvoll betrachtet werden, wird ihre Durchsetzung in den nächsten fünf Jahren von unseren Expert:innen als eher unwahrscheinlich eingestuft. Zu viele Faktoren wie politische Entwicklungen, Tarifanpassungen und operative Herausforderungen scheinen hier eine einschränkende Rolle zu spielen. Es bleibt spannend zu beobachten, ob sich das Thema Hospital@Home durchsetzen wird.

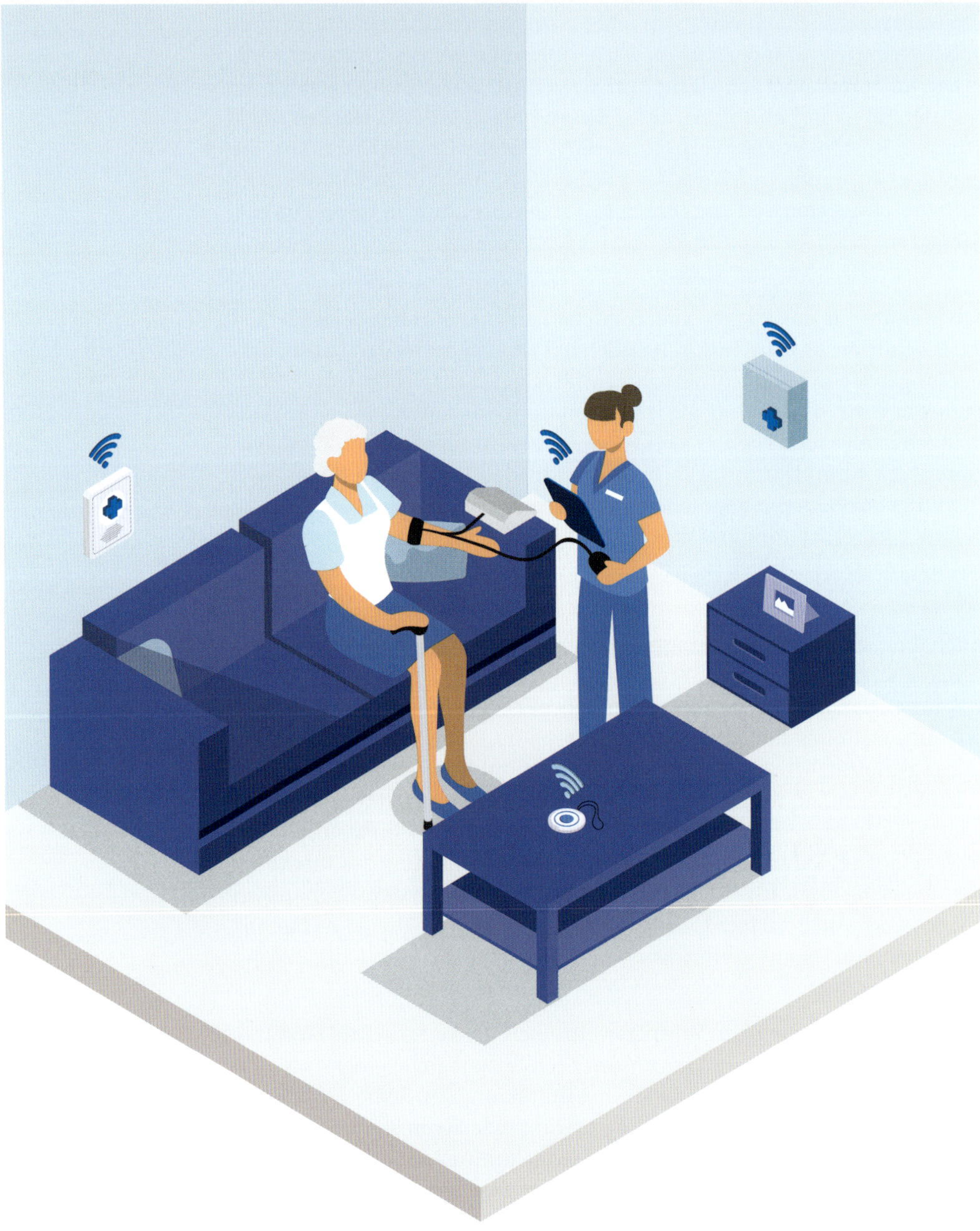

## 4.6 Spitexorganisationen

### Die mögliche Zielvision: Die Spitexorganisationen der Zukunft

In der nahen Zukunft könnte die smarte, digitale Spitexorganisation deutlich anders aussehen: Smarte Geräte und Sensoren bei den Klient:innen könnten die Gesundheitswerte kontinuierlich erfassen und der Pflege wichtige Informationen in Echtzeit liefern. Dadurch würde sich der Pflegeaufwand vor Ort verringern und die Fachpersonen könnten sich verstärkt auf komplexere Aufgaben konzentrieren. Administrative Tätigkeiten wie die Pflegedokumentation könnten dank KI-gestützter Systeme weitgehend automatisiert und dadurch erheblich vereinfacht werden. Auch für die Klient:innen könnte der Service transparenter werden: Ähnlich wie bei Mobilitätsdiensten (z.B. Uber) könnten sie jederzeit sehen, wo sich ihre Pflegefachperson aktuell befindet und wann der nächste Besuch ansteht. Auch könnte der Alltag der Klient:innen durch smarte Geräte unterstützt werden (bspw. mittels einer Medikationsbox, die das richtige Medikament zur richtigen Uhrzeit ausgibt). Insgesamt könnte so eine effizientere, patientenzentrierte und entlastende Versorgung entstehen.

### *Der heutige Stand: Ausgewählte Ergebnisse aus den erfolgten Analyseuntersuchungen*

- **Die Sicht der Kund:innen:** Am meisten Begeisterung erzielt das Thema Videoanleitungen für pflegende Angehörige. Sensoren zur Prävention von Stürzen werden eher als indifferent betrachtet.
- **Die Sicht der Mitarbeitenden:** Mitarbeitende zeigen sich gespalten. Zum einen zeigen sie Begeisterung für die Erleichterung des Alltags, zum anderen äussern sie ein Gefühl der Überforderung bezüglich eines zu schnellen Wandels.
- **Der Reifegrad:** Die Werte gestalten sich insgesamt eher mittelmässig. Tendenziell werden höhere Werte bei den weichen Faktoren (Dimension Mensch) erzielt, v.a. wenn es um das Thema Ressourcenbereitstellung/Offenheit für Innovation und im Umgang mit Fehlern und Rückschlägen geht.
- **Die Prognosen von Expert:innen für die Schweiz in fünf Jahren:** Hier werden der Einsatz von KI zur Unterstützung der Administration sowie mehr Transparenz bei der Einsatzplanung als wahrscheinlich prognostiziert.

### *Drei Handlungsoptionen für die Transformation*

1. **Den digitalen Wandel strategisch angehen.** Die Spitexorganisationen sollten ein interdisziplinäres Digital-Health-Kompetenzteam aufbauen, das sowohl die Entwicklung einer klaren Digitalisierungsstrategie samt Transformationsplan koordiniert als auch einen strukturierten Innovationsprozess etabliert, um neue digitale Dienstleistungen systematisch in die Versorgung zu integrieren.
2. **Das Erlebnis der Kund:innen verbessern.** Um den Klient:innen einen einfachen Zugang zu Informationen, Terminvereinbarungen und Kommunikation mit dem Pflegeteam zu ermöglichen, könnten Spitexorganisationen verstärkt in personalisierte digitale Betreuungsplattformen investieren.
3. **Die gute kulturelle Ausgangslage der Mitarbeitenden ausnutzen.** Die grundsätzliche Offenheit der Mitarbeitenden für den Wandel sollte genutzt werden, um mithilfe von modularen Schulungsprogrammen wichtige Digital-Health-Anwendungskompetenzen zu fördern. Damit kann die Organisation agiler und zukunftsfähiger aufgestellt werden.

> **„Ohne digitale Hilfe bleibt Menschlichkeit auf der Strecke – Emotion braucht Entlastung, keine Erschöpfung. Lasst Technik schuften!“**
>
> *Thomas Heiniger, Präsident Spitex Schweiz*

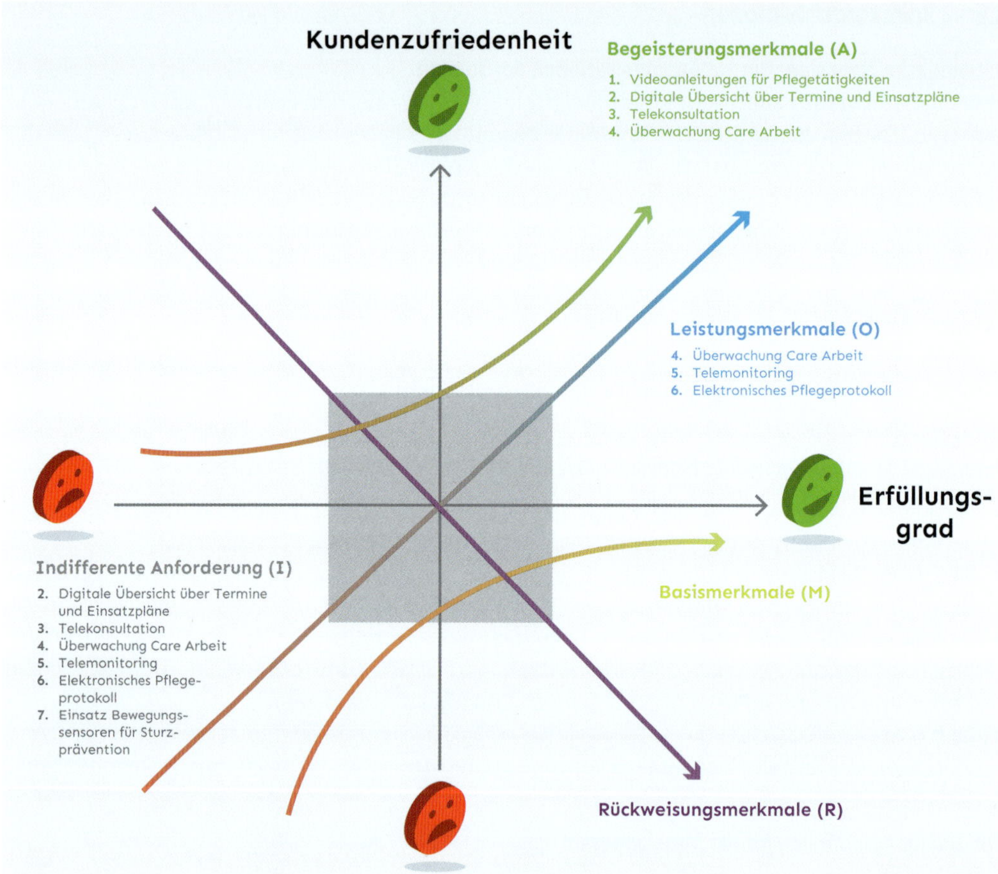


**Abb. 31** Kano-Befragung Spitexorganisationen (n = 57 Bürgerantworten)

Tabelle zu Abb. 31

| Kundenanforderung | A | O | M | I | R | Q | Merkmal |
|---|---|---|---|---|---|---|---|
| 1. Videoanleitungen für Pflegetätigkeiten | **42.1 %** | 21.1 % | 10.5 % | 17.5 % | 7.0 % | 1.8 % | A |
| 2. Digitale Übersicht über Termine und Einsatzpläne | **35.1 %** | 28.1 % | 5.3 % | **31.6 %** | 0.0 % | 0.0 % | A/I* |
| 3. Telekonsultation | **30.2 %** | 17.0 % | 11.3 % | 32.1 % | 9.4 % | 0.0 % | A/I* |
| 4. Überwachung Care-Arbeit | **31.6 %** | **29.8 %** | 7.0 % | **28.1 %** | 3.5 % | 0.0 % | A/O/I* |
| 5. Telemonitoring | 26.3 % | **31.6 %** | 8.8 % | **28.1 %** | 5.3 % | 0.0 % | O/I* |
| 6. Elektronisches Pflegeprotokoll | 24.6 % | **28.1 %** | 14.0 % | **31.6 %** | 1.8 % | 0.0 % | O/I* |
| 7. Einsatz Bewegungssensoren für Sturzprävention | 19.6 % | 17.9 % | 8.9 % | 37.5 % | 16.1 % | 0.0 % | I |
| A: Begeisterungsmerkmal | O: Leistungsmerkmal | | | | M: Basismerkmal | | |
| I: Indifferentes Merkmal | R: Rückweisungsmerkmal | | | | Q: Fragliches Merkmal | | |

*Keine eindeutige Zuordnung, da die Differenz der häufigsten Antwortkategorien unter 5 Prozentpunkten liegt.

### Kano-Befragung: Das wünschen sich die Bürger:innen von Spitexorganisationen

**1. Videoanleitungen für Pflegetätigkeiten:** Begeisterungsmerkmal (A), Anteil: 42%
Die Idee, Videoanleitungen für pflegerische Tätigkeiten zu nutzen (z.B. Tutorials für Wundpflege), wurde von den Befragten als Begeisterungsmerkmal eingestuft und somit als wichtige Alltagsunterstützung empfunden.

**2. Digitale Übersicht über Termine und Einsatzpläne:** Begeisterungsmerkmal (A), Anteil: 35% oder Indifferente Anforderung (I), Anteil: 32%
Die digitale Übersicht, die den Kund:innen Einblick in Einsatzzeiten, die zuständige Pflegefachperson sowie deren aktuellen Standort bietet, wurde von den Befragten sowohl als Begeisterungsmerkmal als auch als indifferente Anforderung wahrgenommen. Dies zeigt, dass innovative Transparenzlösungen im Pflegealltag bei einer Gruppe auf eine hohe Wertschätzung stossen.

**3. Telekonsultation:** Begeisterungsanforderung (A), Anteil: 30% oder Indifferente Anforderung (I), Anteil: 32%
Per Chat oder Videounterstützung bei pflegerischen Tätigkeiten durch eine Pflegefachperson zu erhalten (bspw. beim Verbandwechsel), wurde von den Befragten sowohl als Begeisterungsanforderung wie auch als indifferente Anforderung wahrgenommen. Solche Telekonsultationen könnten entsprechend spannend sein für Spitexmitarbeitende – so könnte so manche Anfahrt zu den Kund:innen eingespart werden.

**4. Überwachung Care-Arbeit:** Begeisterungsanforderung (A), Anteil: 32% oder Leistungsanforderung (O), Anteil: 30% oder Indifferente Anforderung (I), Anteil: 28%
Auch pflegende Angehörige sollten auf ihre eigene physische und psychische Belastung achten. Dabei können Apps oder Tools unterstützen, indem sie bspw. die Belastung messen. Die Befragten definierten dies gleichermassen als ein Begeisterungsmerkmal, Leistungsanforderung und indifferente Anforderung. Das unterschiedliche Meinungsbild könnte darauf hinweisen, dass nicht alle Befragten sich der Belastung bewusst sind, die pflegende Angehörigen auf sich nehmen.

**5. Telemonitoring:** Leistungsanforderung (O), Anteil: 32% oder Indifferente Anforderung (I), Anteil: 28%
Das Telemonitoring wurde sowohl als Leistungsanforderung als auch als indifferente Anforderung definiert. In der Befragung wurde gezielt nach der automatischen Überwachung und Übertragung von Vitalwerten (z.B. Blutdruck, Blutzucker) zur Unterstützung der Pflege gefragt.

**6. Elektronisches Pflegeprotokoll:** Leistungsmerkmal (O), Anteil: 28% oder Indifferente Anforderung (I), Anteil: 32%
Das elektronische Pflegeprotokoll, in welches auch Angehörige ständig Einsicht haben können, wurde weniger eindeutig bewertet: Auch hier wäre es spannend zu untersuchen, inwieweit pflegende Angehörige zu einer anderen Bewertung kommen würden als Menschen ohne Erfahrung.

**7. Einsatz von Bewegungssensoren zur Sturzprävention:** Indifferente Anforderung (I), Anteil: 38%
Als indifferent wurde die Idee eingestuft, im Haushalt Bewegungssensoren einzusetzen, um Unregelmässigkeiten im Verhalten von Klient:innen zu erkennen und bei Bedarf automatisch einen Alarm auszulösen, bevor es zu Stürzen kommt. Dies könnte darauf zurückzuführen sein, dass mit den aktuell bestehenden Notrufknopflösungen das Bedürfnis nach Sicherheit bei Sturzgefahr bereits befriedigt ist.

**Fazit:** Die Ergebnisse zeigen, dass insbesondere transparente Informationen Begeisterung bei den Befragten auslösen. Insgesamt ist das Potenzial für digitale Lösungen auch im Spitexbereich noch hoch.

## Denken und Fühlen

- Digitalisierung ist zentral für die Spitexarbeit aufgrund der mobilen und dezentralen Arbeitsstruktur.
- Es besteht Skepsis gegenüber Aktionismus. Tools sollen einen gezielten und strategischen Nutzen haben.
- Tools (bspw. Perigon) sind hilfreich und notwendig, aber auch komplex und ressourcenintensiv.
- KI wird zur Prozessoptimierung geschätzt, gleichzeitig bestehen Sorgen bzgl. des Datenschutzes und der Überforderung durch die Informationsflut.

## Hören

- Vorgesetzte sind offen, aber es fehlt an strategischer Planung und Digitalisierungsstrategien.
- Mitarbeitende sind positiv, wenn der Nutzen klar ist, reagieren jedoch kritisch bei Überforderung oder fehlender Schulung.
- Pflegedokumentationssysteme sind oft nicht intuitiv oder bedürfnisgerecht gestaltet (nicht-inklusive Entwicklung).
- Patient:innen und Angehörige haben geteilte Meinungen, sie schätzen digitale Transparenz, empfinden aber auch Irritation (bspw. durch Tablets während des Einsatzes).

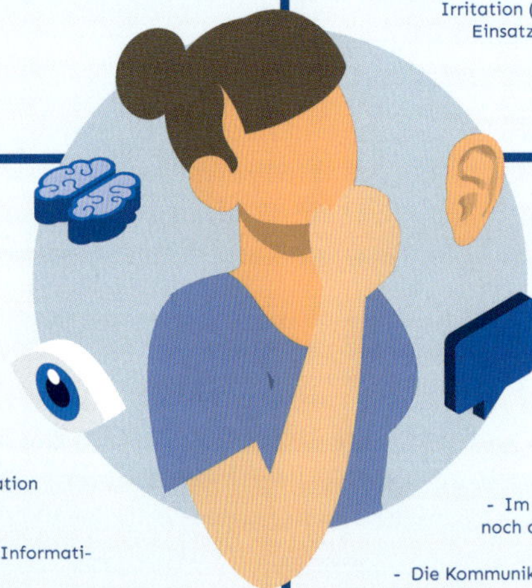

## Sehen

- Häufig genutzte Tools sind Perigon (Pflegedokumentation, Einsatzplanung), Abacus (Buchhaltung), Beekeeper (Kommunikation), Moodle (E-Learning), Outlook/Teams und ChatGPT.
- Tablets und Smartphones sind Standard, und papierlose Dokumentation ist etabliert.
- Es besteht Stress durch eine erhöhte Informationsdichte (bspw. Push-Nachrichten).
- Schnittstellenprobleme zwischen Systemen treten häufig auf (bspw. E-Mediplan mit Apotheken und Hausärzt:innen).

## Sagen und Tun

- Führungspersonen fördern die Digitalisierung aktiv, betonen aber den Bedarf an Strategie und Kompetenzaufbau.
- Im Team findet ein offener Austausch statt, die Meinungen zu Nutzen und Risiken der Digitalisierung sind geteilt.
- Im privaten Umfeld werden Diskussionen noch offener und breiter geführt.
- Die Kommunikation mit Patient:innen ist zielgruppengerecht gestaltet.

## Herausforderung

- Es mangelt an strategischer Planung. Oft herrscht Aktionismus anstatt gezielter Digitalisierung.
- Schnittstellenprobleme bestehen zwischen Systemen und Akteuren (bspw. Spitäler, Apotheken, Hausärzt:innen).
- Es besteht eine Informationsflut durch neue Tools und Kommunikationskanäle.
- Digitale Kompetenzen sind im Team sehr heterogen/unterschiedlich, da Schulungen und Begleitung oft fehlen.

## Wünsche

- Es werden einheitliche, interoperable Systeme mit möglichst wenigen Schnittstellen gefordert.
- Zentralisierte Plattformen für Kommunikation, Planung, Dokumentation und Schulung sind gewünscht.
- Speech-to-Text-Lösungen sollen die Dokumentation vereinfachen und mehrsprachig verfügbar sein.
- Es wird mehr digitale Unterstützung im Wissensmanagement benötigt (bspw. Lernvideos).

**Abb. 32** Empathiekarte Spitexorganisationen (n = 3 Interviews)

### Empathiekarte: Das wünschen sich die Mitarbeitenden von Spitexorganisationen

**Denken und Fühlen:** Die Digitalisierung wird von den Mitarbeitenden der Spitexbranche überwiegend als Erleichterung und als stark fortgeschritten im Vergleich zum restlichen Gesundheitssystem wahrgenommen. Sie ermöglicht effizientere Prozesse, insbesondere in der Einsatzplanung, Leistungs- und Zeiterfassung sowie in der Pflegedokumentation. Viele Mitarbeitende sehen in digitalen Tools wie Perigon, Beekeeper oder E-Mediplan eine Chance zur Qualitätssteigerung und Prozessoptimierung. Gleichzeitig bestehen jedoch auch Sorgen hinsichtlich des Datenschutzes, der Informationsflut und der Geschwindigkeit technologischer Entwicklungen. Die Einführung neuer Tools wird dann als positiv erlebt, wenn der Nutzen klar erkennbar ist. Besonders KI-basierte Anwendungen wie Speech-to-Text werden als zukunftsweisend empfunden.

**Hören:** Rückmeldungen aus dem Team zeigen eine differenzierte Haltung: Während viele Mitarbeitende die Vorteile digitaler Systeme anerkennen, äussern andere Skepsis, v.a. dann, wenn der Nutzen nicht unmittelbar erkennbar ist oder die Systeme als wenig intuitiv empfunden werden. Auch Angehörige und Klient:innen reagieren unterschiedlich: Hier begrüssen einige die Transparenz und eigene Kontrolle durch digitale Schnittstellen wie OXOA, während andere durch die Nutzung von Tablets und Smartphones der Mitarbeitenden während der Pflege irritiert sind. Vorgesetzte und Dozierende zeigen sich grundsätzlich offen, mahnen jedoch zur strategischen und reflektierten Einführung neuer Systeme.

**Sehen:** Im Arbeitsalltag sind digitale Tools allgegenwärtig. Die Mitarbeitenden nutzen Smartphones und Tablets zur Dokumentation, Kommunikation und Planung. Besonders die automatisierte Einsatzplanung wird als zentrales Element beschrieben, welche jedoch weiterhin menschliche Kontrolle erfordert. Tools wie Perigon und Abacus sind weit verbreitet, stossen jedoch bei Schnittstellen zu externen Systemen (z.B. Apotheken, Spitälern) an Grenzen. Die visuelle und funktionale Gestaltung der Tools beeinflusst zusätzlich die Akzeptanz durch die Mitarbeitenden.

**Sagen und Tun:** Die Haltung gegenüber der Digitalisierung ist im Team meist konstruktiv, jedoch auch geprägt von Vorsicht gegenüber Überaktionismus. Führungspersonen betonen die Notwendigkeit, Mitarbeitende aktiv in die Einführung neuer Systeme einzubeziehen und kontinuierlich zu schulen. Im privaten Umfeld der Mitarbeitenden wird offener über technologische Entwicklungen gesprochen, während im beruflichen Kontext gezielter und gefilterter kommuniziert wird. Der persönliche Kontakt zu Klient:innen soll trotz Digitalisierung erhalten bleiben.

**Herausforderungen:** Die grössten Herausforderungen liegen in der Schnittstellenkompatibilität, der strategischen Systemintegration und der Vermeidung von Tool-Fragmentierungen. Fehlende langfristige Digitalisierungsstrategien, unzureichende Schulungen und mangelnde Ressourcen zur effizienten Nutzung bestehender Systeme erschweren die Umsetzung der Digitalisierung in Spitexorganisationen. Darüber hinaus bleibt auch die Balance zwischen technologischem Fortschritt und menschlicher Nähe ein zentrales Spannungsfeld.

**Wünsche:** Mitarbeitende wünschen sich einheitliche, benutzerfreundliche Systeme mit möglichst wenigen Schnittstellen und Anmeldeschritten. Idealerweise sollen alle relevanten Funktionen in einem Tool integriert sein – inkl. der Anbindung an Spitäler und Hausarztpraxen. Zudem wird eine stärkere Automatisierung administrativer Aufgaben angestrebt, um mehr Zeit für die direkte Pflege zu gewinnen.

**Fazit:** Die Digitalisierung wird in der Spitexbranche als weit fortgeschrittener und notwendiger Wandel erlebt. Ihre Akzeptanz hängt jedoch stark von der konkreten Umsetzung, dem erkennbaren Nutzen und der Einbindung der Mitarbeitenden ab. Eine strategisch geplante, kompetenzorientierte und partizipative Digitalisierung gilt als Schlüssel zur nachhaltigen Verbesserung der Versorgungsqualität.

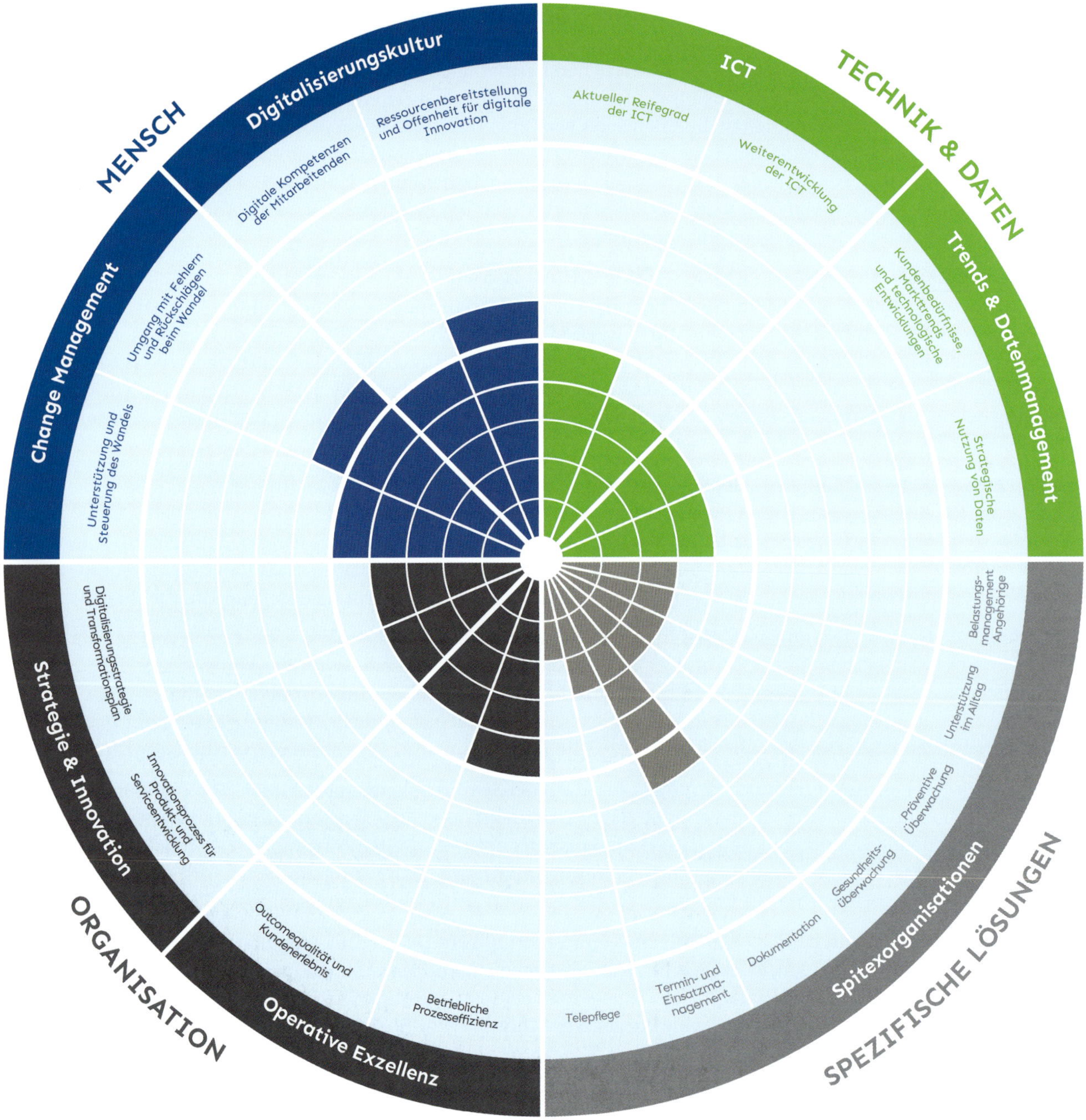


**Abb. 33** Digitaler Reifegrad Spitexorganisationen (n = 16 Experteneinschätzungen)

## Digitaler Reifegrad: Hauptergebnisse der Spitexorganisationen

**Mensch (M):** Die digitale Kompetenz der Mitarbeitenden (Ø 5.1) spricht für eine solide Basis, sollte jedoch noch weiter professionalisiert werden. Die Ressourcenbereitstellung und Offenheit für digitale Innovationen weist eine etwas höhere Reife auf (Ø 5.8). Das Change Management zeigt ebenfalls einen mittelmässigen bis guten Reifegrad: Die Unterstützung und Steuerung des Wandels liegt bei einem Wert von Ø 5.0, der Umgang mit Fehlern und Rückschlägen immerhin bei Ø 5.9, was auf eine tendenziell gute kulturelle Basis für den Wandel deutet.

**Technologie & Daten (T/D):** Der aktuelle Reifegrad der ICT wird mit Ø 4.5 bewertet und deren Weiterentwicklung mit Ø 4.2, was eher mittelmässig ist. Die Dimension Trends und Datenmanagement wurde ebenfalls zurückhaltend bewertet. Die systematische Beobachtung von Trends und Entwicklungen zeigt sich eher schlecht ausgeprägt (Ø 4.2). Auch bei der strategischen Nutzung von Daten (Ø 4.4) besteht ein grosses Optimierungspotenzial.

**Organisation (O):** Die Digitalisierungsstrategie (Ø 3.9) wie auch der Innovationsprozess (Ø 3.9) stellen sich leider als eher unterentwickelt dar. Die Dimension der operativen Exzellenz zeigt sich unterschiedlich ausgeprägt. Während die betriebliche Prozesseffizienz mit einem Wert von Ø 4.8 als mittelmässig bewertet wird, weist die Einschätzung der Outcomequalität und des Kundenerlebnisses einen tieferen Wert von Ø 3.6 auf. Das Thema Optimierung der Customer Journey zeichnet sich somit durch Verbesserungspotenzial aus.

**Spitexspezifische Dimensionen:** Ein grosser positiver Ausreisser ist die Dimension der digitalen Dokumentation der Pflegeleistung, die einen eher hohen Wert aufweist (Ø 6.3). Auf dem anderen Ende der Skala liegt mit Ø 2.2 der Bereich Telepflege, welcher es Menschen ermöglicht, über Chat oder Video sofortige Unterstützung von Pflegeexperten zu erhalten. Die Frage zur Dimension Unterstützung im Alltag bezieht sich darauf, ob Patient:innen oder Angehörige bei der Pflege Zugang zu Videoanleitungen haben. Hier signalisiert der Wert von Ø 2.9, dass diese auch fast nicht vorhanden sind. Die restlichen Werte zur Einschätzung des Reifegrads von Spitexorganisationen befinden sich alle im eher schlechten Bereich. So fehlt es an Entlastungsangeboten und an systematischen Erfassungen der digitalen Belastung von Angehörigen durch Apps oder digitale Tools (Ø 3.1). Automatische, kontinuierliche Gesundheitsüberwachungen (Ø 3.1), die Vitalwerte über Sensoren messen und übermitteln, sind wenig verbreitet. Der Echtzeit-Einblick in das Termin- und das Einsatzmanagement (bspw. zugewiesene Pflegekraft und Ankunftstatus) wurde ebenfalls als eher seltenes Feature eingestuft (Ø 3.3). Präventive Überwachung, d.h. Systeme mit Bewegungssensoren im Haushalt, die in Notfällen einen Alarm auslösen können, sind nicht ausgereift (Ø 3.3).

**Fazit:** Die Analyse zeigt, dass die MTDO-Dimensionen mittelmässig reif sind. Vor allem im Bereich Strategie und Innovation besteht noch ein grosses Verbesserungspotenzial. Positiver ist zu vermerken, dass eine eher gute Offenheit für den digitalen Wandel vorhanden ist – ein weicher, jedoch wichtiger Baustein für die Transformation. Der Reifegrad der spitexspezifischen Lösungen ist insgesamt als niedrig anzusehen. Da in der Kano-Befragung eine starke Marktnachfrage nach digitalen Lösungen identifiziert wurde, ist eine gute Voraussetzung für Innovatoren vorhanden, diese Marktlücken zu schliessen.

### *Für wie wahrscheinlich halten Sie es, dass in der Schweiz in 5 Jahren …*

**Prognose 1:** … mindestens 10% aller Spitexorganisationen intelligente Medikamentenboxen nutzen, die automatisch die richtigen Medikamente zur richtigen Zeit ausgeben?

**Prognose 2:** … bei mindestens 10% aller Spitexeinsätze die Dokumentation automatisch durch sprachgesteuerte KI-Software unterstützt wird?

**Prognose 3:** … mindesten zehn Spitexanbieter existieren, die ihren Kund:innen – analog zu Uber – per App anzeigen, wo sich die Spitexfachperson, auf die sie warten, befindet und wann sie ungefähr eintrifft?

**Prognose 4:** … die Anzahl an Spitexmitarbeitenden nicht erhöht werden muss, weil immer mehr ältere Menschen dank Digital-Health-Lösungen zunehmend selbstständig bleiben können und weniger externe Hilfe benötigen?

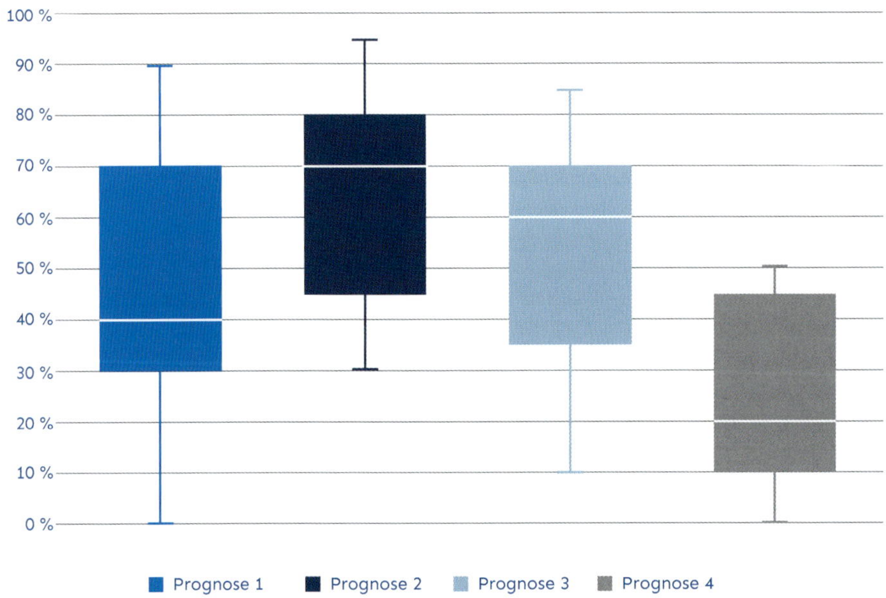


**Abb. 34** Zukunftsprognosen Spitexorganisationen (N = 24 Experteneinschätzungen)

## Die Zukunftsprognosen: So schätzen Expert:innen die Zukunft der Spitexorganisationen ein

**Prognose 1:** Ob in Zukunft intelligente Medikamentenboxen genutzt werden, schätzen Expert:innen mit einem Median von 40% als eher pessimistisch ein. Dabei besteht eine hohe Uneinigkeit über diese Prognose. Die im Schnitt eher pessimistische Einschätzung entsteht nicht aus der grundsätzlichen technischen Machbarkeit – so gibt es bereits funktionierende Prototypen (Eine intelligente Box für das Medikamenten-Management, Spitex Magazin, 2024). Eher scheinen die hohen Kosten für solche Geräte im Vergleich zum Nutzen das Problem darzustellen (Spitex Magazin, 2024).

**Prognose 2:** Die automatische Dokumentation wird mit einem deutlich höheren Median bei 70% und enger Streuung eingeschätzt. Damit sind sich die Expert:innen einig, dass die innovativsten 10% der Spitexorganisationen in fünf Jahren eine KI-sprachgestützte Dokumentation aufweisen werden. Start-ups in der Schweiz arbeiten aktiv an der Weiterentwicklung solcher Lösungen.

**Prognose 3:** Grosse Unterschiede in der Einschätzung der Expert:innen weisen die Ergebnisse zum Live-Standort der Pflegefachpersonen auf. Insgesamt zeigt sich ein Median von 60%. Damit ist die Mehrheit der Befragten zuversichtlich, dass der Einsatz einer App, die anzeigt, wo sich Spitexfachpersonen gerade befinden, auch eintritt. Nach unseren Kenntnissen gibt es auf dem Markt noch kein vergleichbares Angebot, das diese volle Transparenz anbieten würde. Dennoch werden in ersten Pilotprojekten, bspw. an der Spitex Bern, erste Schritte in die entsprechende Richtung getätigt. Über ein Portal können Klient:innen dort Informationen zur Einsatzzeit und zur Pflegefachperson erhalten (Spitex Magazin, 2022).

**Prognose 4:** Leider nicht überraschend ist, dass die Einschätzung zum geringeren Bedarf an Spitexmitarbeitenden durch den Einsatz von Digital-Health-Lösungen durch Klient:innen nur einen Median von 20% erreicht. Mehr als die Hälfte der befragten Personen ist somit eindeutig der Meinung, dass der Fachkräftemangel nicht mittels Digital-Health-Angeboten gelöst werden kann. Dies stellt allerdings kein Votum gegen den Einsatz digitaler Gesundheitslösungen dar. Unsere Expert:innen sind nur sehr wohl der Meinung, dass die Nachfrage stärker wächst als die Effizienzvorteile durch die Digitalisierung dies tun.

**Fazit:** Die Spitex wird sich in Sachen Digital Health weiterentwickeln. Zumindest wird laut unseren Expert:innen eine Speerspitze von Unternehmen digitale Lösungen zur Vereinfachung der Dokumentation mit KI sowie zur transparenten Einsatzplanung einsetzen. Im Bereich Tech Health sieht es nicht so positiv aus – so werden bspw. smarte Geräte wie der Einsatz von Medikamentenboxen noch länger auf sich warten lassen. Und bei allen Fortschritten werden wir das Thema der fehlenden Pflegefachkräfte leider nicht allein durch den Einsatz von Digital-Health-Lösungen lösen können.

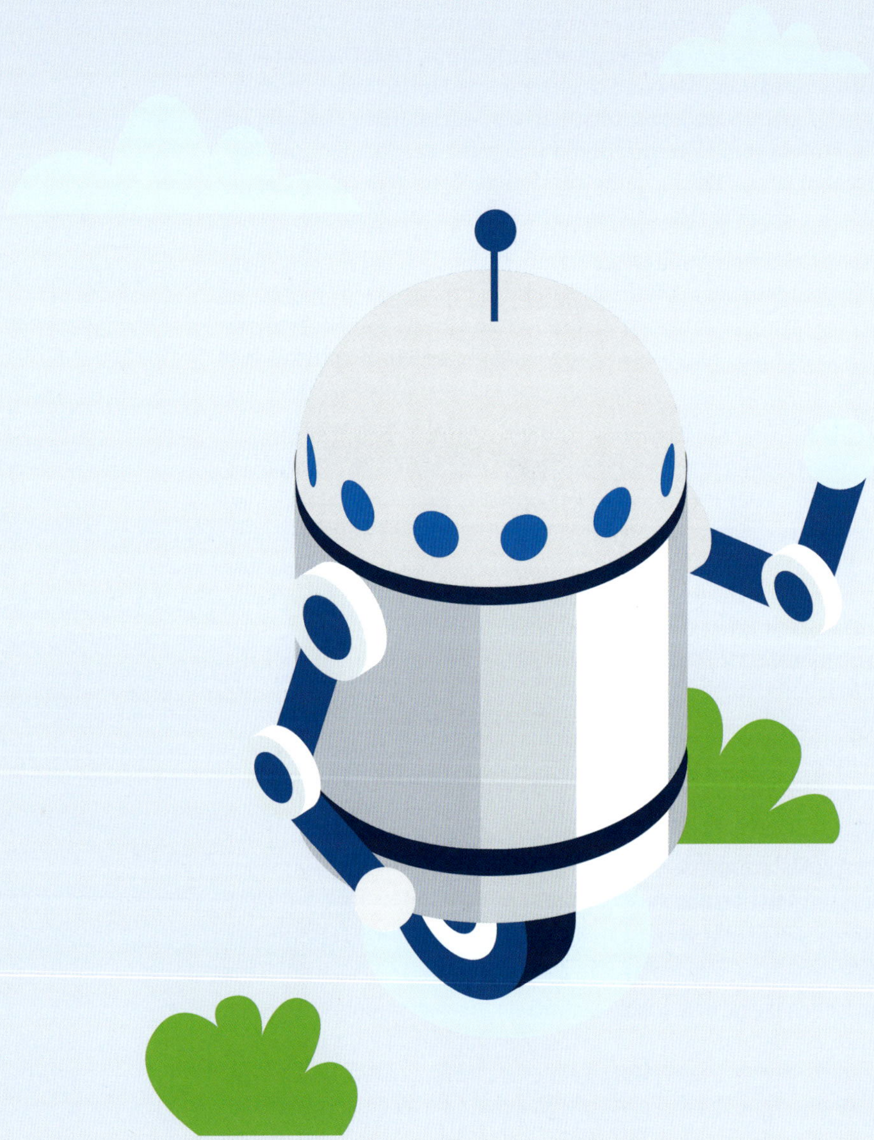

# 5

# Die Techniksicht: Vernetzte Lösungen für ein digitales Gesundheitswesen

Dr. Christian Russ, Dozent und Forscher
im Bereich Strategisches IT-Management, ZHAW

Wie in den einleitenden Kapiteln bereits hervorgehoben, hängt der digitale Reifegrad im Gesundheitswesen u.a. stark davon ab, wie gut technische Lösungen in den Alltag der verschiedenen Akteure integriert sind. Dabei lässt sich die technische Entwicklung durch drei aufeinander aufbauende Wirkungsebenen betrachten.

1. Ebene 1: Die technischen Grundlagen/e-Health-Infrastruktur
2. Ebene 2: Die akteurspezifischen technischen Enabler
3. Ebene 3: Die integrativen Treiber und Innovationen

Diese drei Ebenen bilden die technische Landschaft für eine vernetzte, interoperable und zukunftsfähige Gesundheitsversorgung in der Schweiz.

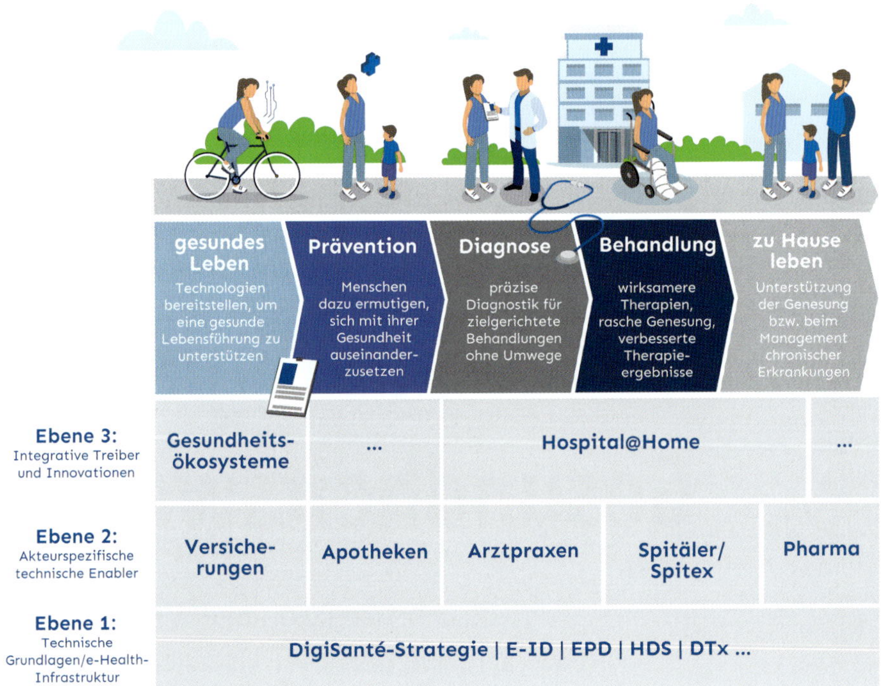


**Abb. 35** Das digitale Gesundheitswesen der Zukunft benötigt auf verschiedenen Ebenen vernetzte Gesamtlösungen

## 5.1 Ebene 1: Technische Grundlagen/E-Health-Infrastruktur

Wie in Abbildung 35 dargestellt bildet die Ebene 1 das Fundament und die digitale Infrastruktur für das digitale Gesundheitswesen. Folgend werden verschiedene wichtige Komponenten vorgestellt, angefangen beim grossen Aktionsplan des Bundes, gefolgt von Vertiefungen zu ausgewählten wichtigen Elementen der technischen Grundlagen.

### DigiSanté-Strategie als nationales Leitbild

Wie bereits in Kapitel 2.3 erwähnt, gibt es mit dem **DigiSanté-Aktionsplan des Bundes** klare Prioritäten zur Digitalisierung im Gesundheitswesen. Dabei geht es darum, Standards, Spezifikationen und Infrastrukturkomponenten so einzuführen, dass ein nahtloser und flächendeckender Datenaustausch in den Bereichen Behandlung, Abrechnung und Behördenleistungen möglich wird. Zudem soll die breite Nutzung eines sicheren Schweizer Gesundheitsdatenraums für alle Beteiligten gewährleistet und damit auch eine verantwortungsvolle Sekundärnutzung von Gesundheitsdaten ermöglicht werden. Ziel dabei ist es, schweizweit einen vernetzten, sicheren und effizienten Datenfluss sowie einen Austausch unter allen Akteuren inkl. der Patient:innen anzubieten (BAG, 2025a).

Damit ist eine nationale öffentliche Initiative gegeben, welche mit Mitteln und Kompetenzen ausgestattet ist, um die Teile der infrastrukturellen und technischen Rahmenbedingungen für eine schweizweite Digital Readiness herzustellen. Die wesentlichen Aufgaben von DigiSanté sind: (1) die Voraussetzungen für die digitale Transformation zu setzen, (2) nationale Infrastrukturen zu schaffen oder zu begleiten (z.B. EPD), (3) die eigenen Behördenleistungen selbst zu digitalisieren und schlussendlich (4) die Sekundärdatennutzung für die Planung und Steuerung des Gesundheitswesens durch die Behörden und die beteiligten Akteure zu verbessern.

### Elektronisches Identitätsmanagement (E-ID)

Eine zentrale Voraussetzung, die aktuell in der Schweiz fehlt, ist eine staatlich geregelte, flächendeckend akzeptierte digitale Identität (E-ID) für Patient:innen und Gesundheitsfachpersonen. Dabei befindet sich die Schweiz im zweiten Anlauf zur Einführung eben dieser E-ID. Nachdem ein erstes E-ID-Gesetz 2021 per Volksabstimmung abgelehnt wurde, liegt die Neugestaltung nun in staatlicher Verantwortung. Das neue Bundesgesetz über den elektronischen Identitätsnachweis wurde im Dezember 2024 vom Parlament verabschiedet. Wenn das E-ID-Gesetz vom Volk angenommen wird, soll die Umsetzung 2026 erfolgen, sodass der Bund frühestens im dritten Quartal 2026 elektronische IDs in der neuen Wallet-App „Swiyu“ ausstellen wird (EID, 2025). Es bestehen jedoch schon sektorale E-ID-Lösungen wie z.B. HIN-Identität (Health Info Net) als etablierter Branchenstandard für Gesundheitsfachpersonen und TrustID (ELCA Security) als unabhängige Schweizer E-ID-Lösung, die speziell für das Gesundheitswesen entwickelt wurden. Zusätzlich existieren allgemeine E-ID-Lösungen wie SwissID, welche als EPD-Identitätsmittel für Patient:innen zugelassen wurden (eHealth Suisse, 2025c).

Ohne eine vertrauenswürdige, sichere und national interoperable digitale Identifikation ist der Zugriff auf das EPD, auf E-Rezepte und Health Data Spaces nur suboptimal, unsicher oder fragmentiert gelöst.

### Elektronische Patientendossier (EPD)

Ein weiterer Grundbaustein für die nationale Zusammenarbeit der Gesundheitsakteure sowie für ein einheitliches Patientendaten-Management ist das elektronische Patientendossier (EPD), welches im Jahr 2017 bereits angestossen wurde. Trotz langjähriger Diskussionen, ist das EPD in der Schweiz noch nicht flächendeckend implementiert.

Aktuell sind die Spitäler und Spitexorganisationen gesetzlich zur Einführung verpflichtet, während Arztpraxen und Apotheken noch deutlich zurückliegen. Organisatorisch und wirtschaftlich bestehen mit den dezentralen Strukturen noch einige Herausforderungen. Ebenso existieren noch immer technische Hürden oder Aufwände bei der Integration in bestehende Primärsysteme (KIS/PIS) sowie bei der vollständigen schweizweiten Interoperabilität. Daher hat der Bundesrat im September 2024 beschlossen, die Zurverfügungstellung der technischen Infrastruktur für das EPD neu als Bundesaufgabe festzulegen und diese in Abstimmung mit DigiSanté auch durchzuführen (BAG, 2025b).

### Gesundheitsdatenräume (Health Data Space HDS)

Die einmalige und sichere Erfassung, Verarbeitung und der Austausch von Gesundheitsdaten geht für eine vollständige digitale Transformation des Gesundheitswesens über das EPD und die entsprechende Patientensicht hinaus. Wenn alle Akteure in die primäre und sekundäre Datennutzung eingebunden werden sollen, benötigt es hierfür die Entwicklung eines einheitlichen Schweizer Gesundheitsdatenraums (Swiss Health Data Space, SwissHDS). Unter dem Swiss-HDS wird die Summe sämtlicher Gesundheitsdaten im Schweizer Gesundheitswesen verstanden, die zum Zweck der Forschung, Prävention, Behandlung, Langzeitpflege und/oder zur Erfüllung staatlicher Aufgaben produziert, erfasst und ausgetauscht werden dürfen (Deloitte, 2024). Ziel ist dabei, nicht nur den vertrauenswürdigen, sicheren und nahtlosen Fluss von Gesundheitsdaten zwischen den Patient:innen und allen Akteuren zu gewährleisten, sondern diese Daten auch anonymisiert für Behörden und Forschung einheitlich verfügbar zu machen – im Sinne der öffentlichen Gesundheit und Nachhaltigkeit. Über das EPD hinausgedacht, kann ein Swiss-HDS als streng regulierter und kontrollierter Datenmarktplatz mit weiteren Datenquellen angesehen werden. Damit könnte es gelingen, einen Digital Patient Twin zu kreieren, sprich eine virtuelle Nachmodellierung von Patient:innen im digitalen Raum. Der Digital Patient Twin soll Patient:innen sowie allen Akteuren eine 360°-Sicht auf ihr digitales Gesundheitsabbild ermöglichen (Deloitte, 2024). Daraus lässt sich folgender Nutzen erzielen:

- Vollständige und zentrale Sicht auf alle Patientendaten mit Souveränität der Datenbesitzenden über den Zugriff und die Nutzung
- Transparenz und Überwachbarkeit der Datennutzung durch die Datenbesitzenden und regulierende Behörden
- End-to-End-Datenfluss über den gesamten Patientenpfad mit allen Akteuren, Leistungserbringenden und -trägern sowie Behörden und Institutionen hinweg
- Verbesserte Patientenerlebnisse und qualitativ hochwertigere Behandlungen, Entlastung des Gesundheitspersonals und langfristig reduzierte Kosten
- Sekundärnutzung der anonymisierten Gesundheitsdaten für die öffentliche Gesundheit (Public Health) und im Sinne der Spitzenforschung der Zukunft
- Entwicklung neuer digitaler Geschäftsmodelle und Innovationen auf Basis des HDS (Deloitte, 2024)

Ein einheitlicher HDS setzt ebenso voraus, dass das Datenmanagement und die Interoperabilität der Gesundheitsdaten auf syntaktischer und semantischer Ebene gelöst werden. Auch hier besteht noch einiges an Abstimmungs- und Entwicklungsbedarf bei den Schweizer Akteuren und Dienstleistenden. Dieser Aspekt wird hier jedoch nicht weiter vertieft, da die Anforderungen bereits hinlänglich aufgearbeitet wurden (Brandstätter, 2020; eHealth Suisse, 2025d). Heute geht es mehr darum, sich auf die bestehenden Datenstandards wie HL7 FHIR für den Datenaustausch oder OpenEHR für die Speicherung klinischer Daten zu einigen und diese zu implementieren. Ebenso sind Terminologiedienste wie z.B. SNOMED-CT- und LOINC-Standards für das semantische Mapping des Datenaustausches notwendig. Auch hier besteht noch kein einheitlicher nationaler Standard oder eine von den Behörden zur Verfügung gestellte Basisinfrastruktur – jedoch hat sich DigiSanté das Ziel gesetzt, entsprechend einen Beitrag zu leisten. Ein einheitlicher HDS setzt ebenso voraus, dass das Datenmanagement und die Interoperabilität der Gesundheitsdaten auf syntaktischer und semantischer Ebene gelöst werden.

### Konforme digitale Therapeutika und Entwicklungs- und Betriebsplattformen für Medizinprodukte

Eine weitere spannende Innovation sind die neuen Ansätze im Bereich der digitalen Therapeutik (DTx). Diese stellen softwarebasierte therapeutische Interventionen dar, die nachweislich zur Prävention, Behandlung oder Heilung medizinischer Störungen oder Krankheiten eingesetzt werden können. Die Unterscheidung von DTx und Lifestyle/Wellness-Gesundheitsanwendungen ist, dass bei DTx von einer, durch klinische Studien nachgewiesenen, medizinischen Wirkung ausgegangen wird, und sich diese sehr oft auf chronische Krankheiten konzentrieren (Wang et al., 2023). Mit dem zusätzlichen erhöhten Einsatz von KI-gestützten Algorithmen eröffnet sich ein noch recht neues und offenes Betätigungsfeld. Dieses benötigt idealerweise eine standardisierte technische und regulatorische Einbettung, sodass die DTx-Anwendungen effizient, sicher, robust und vertrauenswürdig entwickelt werden können. Wie bereits in Deutschland mit der Digitalen Gesundheitsanwendung (DiGA) im Aufbau, sind in der Schweiz noch einige Voraussetzungen für die erfolgreiche Realisierung zu bedenken:

- Klare Definition und Abgrenzung von DTx gegenüber MedTech und nicht-medizinischen Digital-Health-Anwendungen
- Mehr Erfahrungswerte und Best Practices für die regulatorischen sowie Compliance-Vorgaben (bspw. EU MDR [Medical Device Regulation] oder EU AI Act)
- Vordefinierte technische Softwareentwicklungs- und IT-Betriebsumgebungen, welche bei den technischen, funktionalen, Sicherheits-, Datenschutz- und regulatorischen Anforderungen der Anwendung helfen. Damit die DTx-Lösungen auf wiederverwendbarer Basis kostengünstiger, schneller und regulatorisch gesichert auf den Markt gebracht werden können.

## 5.2 Ebene 2: Akteurspezifische technische Enabler

Auf der zweiten akteurspezifischen Ebene geht es um die Digitalisierung der Geschäftsprozesse und Tätigkeiten des Personals sowie um die individuelle digitale Unterstützung des Patientenpfades. Über alle Akteure hinweg besteht laut einer Swisscom Studie (2024) noch immer lediglich ein Digitalisierungsgrad von 58% bzgl. der internen klinischen Prozesse und der digitalen Datenerfassung. Mit einem Erreichungsgrad von 47% im Informationsaustausch und der Interoperabilität zwischen den Institutionen besteht ebenso noch ein hohes Potenzial im gesamten Gesundheitswesen. Folgend werden pro Akteur einige relevante Beispiele vorgestellt, die zur Verbesserung der Situation dienen könnten.

**Apotheken** waren lange Zeit für ihre intensive Nutzung von Fax und Telefon für den Informationsaustausch bekannt. Doch auch diese Akteursgruppe arbeitet zunehmend mit modernen Kommunikationstools und digitalen Plattformen, jedoch noch mit geringerer direkter Integration in Versorgungsketten. Aktuelle Themen, speziell bei grösseren Apothekenketten, sind:

- **E-Rezept-Verarbeitung mit EPD-Schnittstelle.** Dies ermöglicht eine automatisierte Verarbeitung von E-Rezepten und die Integration mit dem EPD für Medikationspläne und Patientendaten. E-Rezept Schweiz ist eine gemeinsame Initiative von pharmaSuisse (Schweizerischer Apothekerverband) und der FMH (Verbindung der Schweizer Ärztinnen und Ärzte).
- **Telepharmazie-Plattformen.** Auch in der Apotheke wird das Thema Beratung via Video inkl. Dokumentation und Integration ein grösseres und von den Patient:innen gewünschtes Thema.
- **Intelligente Logistik- und Warenwirtschaftssysteme.** Ziel ist eine Echtzeit-Integration mit der Zulieferkette von Grosshandel- und Pharmasystemen.

**Arztpraxen** nutzen eine Vielzahl verschiedener Praxisinformationssysteme (PIS), doch der Grad der Integration mit anderen Akteuren bleibt oft niedrig. Das EPD kann hier als gemeinsame Integrationsbrücke dienen, allerdings bestehen noch einige Lücken in der Digitalisierungsreife der Arztpraxen. Oft bestehen, je nach Grösse und Reifegrad, verschiedene Einzelsysteme in den Arztpraxen, welche noch als Stand-alone-Anwendungen fungieren. Zukünftig werden noch mehr mobile, produktivitätssteigernde und kostensenkende Anwendungen im Vormarsch sein:

- **Mobile Arztinformationssysteme.** Für z.B. Hausbesuche wird der Zugriff auf das PIS, auf Labordaten sowie das E-Rezept auch unterwegs für Ärzt:innen möglich gemacht.
- **E-Booking-, E-Check-in- und E-Triage-Tools.** Die Nutzung eines höheren Digitalisierungs- und Automatisierungsgrads bei der Terminsuche, Vorabklärung und Zuweisung von Patient:innen kann echten Mehrwert bei der Entlastung von Praxen und des Personals bringen.
- **Automatisierte Abrechnungssysteme.** Aus dem PIS werden verbesserte direkte Anbindungen an TARMED/TARDOC, MiGeL (Mittel- und Gegenständeliste), CHOP (Schweizerische Operationsklassifikation) mit KI-basierten Mapping- und Validierungsmechanismen angeboten.

**Krankenversicherungen** sind als Leistungsträger daran interessiert, dass die Bevölkerung möglichst lange gesund bleibt und sich aktiv mit der Gesundheitsvorsorge beschäftigt. Zudem stehen sie in einem gewissen Wettbewerb und möchten daher attraktive Zusatzleistungen für ihre Patient:innen anbieten, wie auch eigene Kernprozesse optimieren und Kosten sparen. Aktuelle Themen sind:

- **Advanced Analytics und Präventions-Engines.** Machine-Learning-basierte KI-Algorithmen helfen bei der Früherkennung von Risikoprofilen von Patientengruppen je nach Lebenslage.

- **Nutzerzentrierte Self-Service-Versicherungsportale.** Das Ziel ist es, den Patient:innen einen einfachen Zugang zu den eigenen Gesundheitsdaten, Rechnungen, digitalen Beratungen und Self-Service-Aufgaben zu bieten.
- **Smart Claims Processing.** Um die Prüfung, Verwaltung und Durchführung von Versicherungsfällen zu optimieren, werden immer häufiger automatisierte, KI-gestützte Leistungsprüfung, -abrechnung und Betrugserkennung eingesetzt.

**Pharmaunternehmen** stehen zumeist vor der Herausforderung, dass sie einerseits sehr hohe Forschungs- und Entwicklungskosten für ihre Medikamente einplanen müssen und andererseits in einem hoch regulierten Markt, speziell bei Massenprodukten und Generika, immer geringere Margen erwirtschaften können. Folgende Lösungen können sie dabei unterstützen:

- **Dezentrale Clinical-Trials-Plattformen (DCT).** Im Gegensatz zu klassischen stationären und zentralen klinischen Studien setzen DCT neue digitale Technologien und patientenzentrierte Prozesse ein, um die Durchführung von Studien ortsunabhängig, flexibler und oft effizienter zu gestalten. Dabei wird die Studienführung möglichst digitalisiert und via Telemedizin, Wearables, eConsent (elektronische Zustimmung zur Studie), ePROMs (Patient-reported Outcomes Measures) technisch ermöglicht.
- **RWD und RWE-Plattformen (Real World Data und Real World Evidence).** Die Integration und Nutzung von Versorgungs- und Patientendaten zur Wirkungsanalyse für Arzneimittelzulassungsgesuche wird ein immer bedeutenderes Thema für Pharmaunternehmen.
- **Integration und Interaktion mit HDS/EPD-Datenräumen.** Wie bereits erwähnt, sind Health Data Spaces und Gesundheitsdatenräume für viele Institutionen von grosser Relevanz, da der Zukauf von klinischen Echtdaten sehr kostspielig sein kann. Daher möchten Pharmaunternehmen diese Daten mittels Integration für klinische Studien oder Wirkstoffmonitoring nutzen.

**Spitäler** verfügen meist über umfangreiche Klinikinformationssysteme (KIS) für die Kernprozesse der Patientenverwaltung und -versorgung. Jedoch kämpfen noch einige Spitäler mit dem nahtlosen Datenaustausch zu speziellen internen oder besonders externen Partner:innen in der Versorgungskette. Wichtige Enabler sind:

- **Clinical Decision Support Systeme (CDSS) und Einsatz von KI für die Entscheidungsfindung.** Dienen der Integration evidenzbasierter Empfehlungen im KIS und weiteren IT-Systemen für die Diagnostik, Medikation und Pflege von Patient:innen.
- **Telemedizin und virtuelle Versorgung.** Seit der Pandemie und durch den Kostendruck hat die Bedeutung von Telemedizin zugenommen. Der Ausbau von Telemedizinangeboten wie Videokonsultationen und Fernüberwachung ist notwendig, um die Versorgung auch ausserhalb des Spitals sicherzustellen.
- **Konsolidierte Kommunikationsplattformen.** Der digitale und sichere Austausch zwischen internen Fachbereichen und externen Partner:innen bis hin zu Patient:innen und deren Familienmitgliedern wird ebenso immer wichtiger.

**Spitexorganisationen** decken einen bedeutenden Bereich der Krankenpflege und Betreuung zu Hause ab und müssen sich daher auf ein sehr inhomogenes und dezentrales Patientengut einstellen. Hierbei geht es zumeist um den optimalen und ressourcenschonenden Einsatz des Pflegepersonals und die effiziente Leistungserbringung vor Ort. Enabler sind unter anderem:

- **Mobile Pflege-Apps und Geräte.** Schon seit längerem werden mobile Anwendungen zur Dokumentation, zum Vitaldaten-Upload, zur Kommunikation und zum Nachweis der Leistungserbringung eingesetzt. Durch die ständige Verbindung mit dem Internet können neue Anwendungsfälle und integrierte Ansätze, bspw. mit Hausarztpraxen, angedacht werden.
- **Gesundheitsmonitoring und Sensorintegration.** Mittels Wearables lässt sich ein automatisierter Datenfluss für die Fernüberwachung oder die Heimdiagnostik einfacher und fehlerfreier sicherstellen. Ebenso könnte dieser Datenfluss in Zukunft über die Spitexkernsysteme in das EPD eingespielt werden.
- **Adaptive Routenplanung und Ressourcendisposition via KI.** Dank der neuen KI-Algorithmen lässt sich die Planung der Anreise und des Pflegeeinsatzes Patient:innen in Echtzeit anpassen.

## 5.3 Ebene 3: Integrative Treiber und Innovationen

Zusätzlich zu der bedeutenden Ebene 2 der akteurspezifischen technischen Enabler sind für die zukünftige langfristige Weiterentwicklung die an der Front stehenden und führenden Unternehmen und Start-ups von Bedeutung. Wie in Abbildung 36 anhand der Patient Journey und dem Ökosystem veranschaulicht, ist der Anbietermarkt von Digitalisierungslösungen und Innovationen sehr umfassend und teilweise auch mehrdeutig. Viele Anbieter lassen sich vielleicht in mehrere Kategorien einordnen: manche Angebote sind Interessensvertretungen, öffentliche Institutionen, private etablierte Unternehmen, Start-ups oder auch technische Standards. Anhand der Vielfalt der Player in dieser Darstellung lässt sich sehr gut aufzeigen, warum speziell die Ebene 1 mit ihren technischen Grundlagen einen so dringenden Bedarf hat, damit neue Initiativen bei den Basisfunktionen nicht das Rad neu erfinden müssen, sondern sich auf die Kernaufgabe fokussieren können: Nämlich einen messbaren und effektiven Nutzen für das Gesundheitswesen zu liefern.

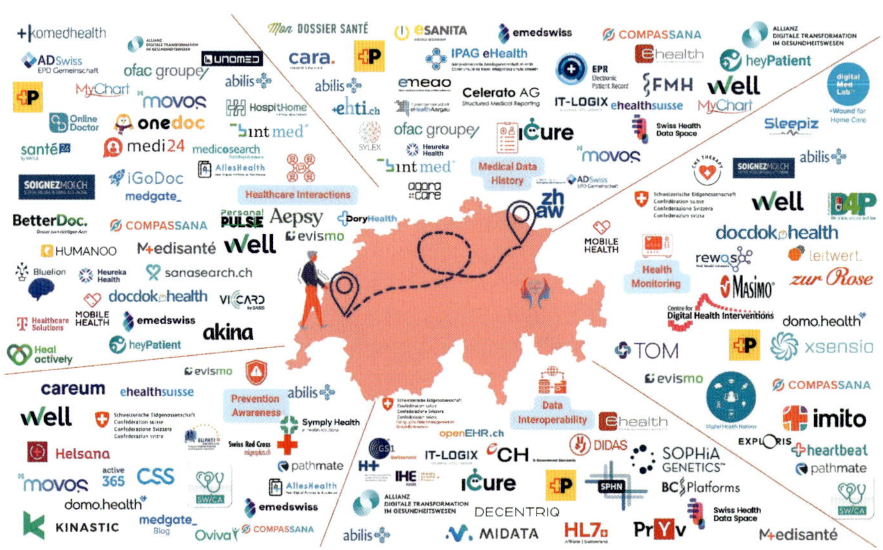


**Abb. 36 Beispiel einer Patient Journey Ecosystem Map von Q3/2024 (digitalswitzerland, 2024)**

Im Folgenden wird anhand zweier Anwendungsfälle das mögliche Zusammenspiel von mehreren technologischen Anbietern und Innovationen beispielhaft aufgezeigt.

### Fallbeispiel 1 „Virtuelle Versorgung und Hospital@Home“

Wie in Kapitel 2.3 bereits thematisiert, wird aus verschiedensten Gründen die Verlagerung von medizinischen Behandlungen, die traditionell im stationären Umfeld stattfinden, in das häusliche Umfeld der Patient:innen immer relevanter (Hölz & Suter, 2025). Diese Versorgung kann mit einer reinen telemedizinischen Auskunft und Betreuung bis hin zu einer vollständigen integrierten Versorgung durch das Arzt- und Pflegepersonal vor Ort bei den Patient:innen erfolgen. Ermöglicht wird dies durch digitale Technologien, mobile Dienste und eine enge Verzahnung der Versorgungsakteure, u.a. Spitäler, Telemedizinanbieter, Spitexorganisationen und Hausärzt:innen. Ziel ist es, Patient:innen auch ausserhalb des Spitals eine hochwertige, koordinierte und sichere Versorgung zu bieten (z.B. bei chronischen Erkrankungen, postoperativer Überwachung oder in der Palliativpflege). Dafür werden telemedizinische Digitallösungen, mobile Diagnostikfähigkeiten, vernetzte Sensorik und eine digitale Planungs- und Koordinationsplattform für alle Beteiligen benötigt.

Wenn ein typischer Behandlungspfad für Hospital@Home wie in Abbildung 37 aussehen würde, dann müssen neben den personellen, organisatorischen und prozessualen Abstimmungen mehrere technische Lösungen und Datenschnittstellen in Betracht gezogen werden.

**Patientenportal:** Das Portal ist die digitale Interaktionsschnittstelle und der Startpunkt zwischen Spital und Patient:innen. Es ermöglicht den sicheren Zugang zu medizinischen Dokumenten, Terminen, Laborergebnissen sowie zur Kommunikation mit dem Behandlungsteam. Dafür bestehen modulare Angebote von KIS-Anbietern bis hin zu spezialisierten Lösungen von Start-ups wie z.B. von heyPatient.

**Telemedizinlösungen und Homecare:** Idealerweise bietet eine Telemedizinlösung die digitale Unterstützung für den gesamten Heimaufenthalt von Patient:innen an. Dies kann patientenorientierte Funktionen wie Videoanrufe, mobile Betreuungs-Apps und personalorientierte Funktionen wie Ferndiagnosen, Telekonsultationen, Vitalmonitoring, Patienten- und Pflegeverwaltung und sogar medizinische Notfalldienste beinhalten. Aus technischer Sicht können wiederum KIS-Anbieter Teile der Personalfunktionen anbieten und auch spezialisierte Lösungen von Start-ups wie bspw. domo.health können eingesetzt werden.

**Internet-of-Medical-Things-Lösungen (IoMT)** stellen einen Spezialbereich dar. Diese können für einzelne Vitalwerte und Biomarker bis hin zur Gesamtüberwachung eingesetzt werden. Dabei werden die Sensoren und Wearables über das Internet sicher und datenschutzkonform in Echtzeit an ein Zielsystem übertragen – dies kann eine Telemedizinlösung sein oder das KIS. Zudem gibt es eine Vielzahl von massgeschneiderten Lösungen für konkrete Anwendungsfälle wie chronische Erkrankungen, Schlafmonitoring, Vitaldatenüberwachung oder Sturzdetektion. Hier existieren verschiedene Anbieter etwa für die Schlafüberwachung (z.B. von Sleepiz), für die Sturzprävention (z.B. von QUMEA) bis hin zu ganzen IoMT-Lösungen (Internet of Medical Things) zur Integrations- und Wearables-Verwaltung (z.B. von Leitwert).

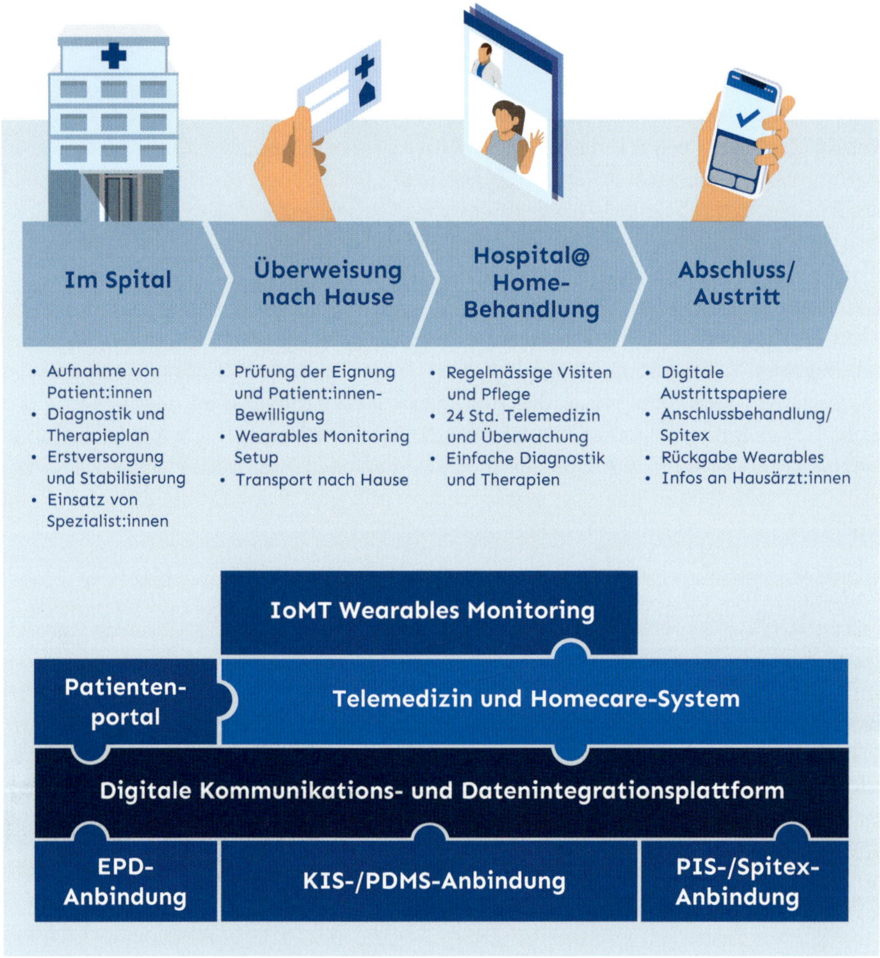
Im Spital
Überweisung nach Hause
Hospital@ Home-Behandlung
Abschluss/ Austritt
• Aufnahme von Patient:innen
• Diagnostik und Therapieplan
• Erstversorgung und Stabilisierung
• Einsatz von Spezialist:innen
• Prüfung der Eignung und Patient:innen-Bewilligung
• Wearables Monitoring Setup
• Transport nach Hause
• Regelmässige Visiten und Pflege
• 24 Std. Telemedizin und Überwachung
• Einfache Diagnostik und Therapien
• Digitale Austrittspapiere
• Anschlussbehandlung/ Spitex
• Rückgabe Wearables
• Infos an Hausärzt:innen
IoMT Wearables Monitoring
Patienten-portal
Telemedizin und Homecare-System
Digitale Kommunikations- und Datenintegrationsplattform
EPD-Anbindung
KIS-/PDMS-Anbindung
PIS-/Spitex-Anbindung

**Abb. 37** Möglicher Behandlungspfad und Technologien eines Hospital@Home-Versorgungsmodells

**Kommunikations- und Datenintegrationsplattformen** dienen der universellen digitalen Kommunikation im Spital und dem nahtlosen Datenaustausch. Sie vernetzen das Personal mit sicheren und verlässlichen Kommunikationstools und integrieren im Hintergrund die Anwendungen und Systeme über einen einheitlichen Datenbus. Beispiele von Anbietern für die Kommunikation sind komed-health und für das Management und die Integration von Daten durch the i-engineers.

Schlussendlich benötigt es für eine vollständig vernetzte und nahtlose Zusammenarbeit aller Akteure sowohl die Anbindung an die bestehenden **Kernsysteme** wie das KIS oder das Patientendaten-Management-System (PDMS) als auch die Einbindung des EPDs für die Übergabe an die Hausärzt:innen und die Spitex.

**Fallbeispiel 2 „Patientengesundheits-Plattformen und Cross-Sektorale Ökosysteme"**

Wie bereits in Kapitel 2.3 angeführt, haben digitale Gesundheitsplattformen und Ökosysteme das Ziel, ein einheitliches, umfassendes und zentrales Angebot für Patient:innen über mehrere Akteursgruppen zu bieten. Damit sollen der Fragmentierung der Digital-Health-Anwendungen entgegengewirkt und ähnlich eines Marktplatzes Synergien für die Patient:innen geschaffen werden. All die Plattform- und Ökosystemlösungen versuchen One-Stop-Shop-artige patientenzentrierte Zugänge zu bieten und im Hintergrund immer mehr Gesundheitsakteure miteinander zu vernetzen. Diese Ökosysteme erhoffen sich eine Steigerung der Effizienz und der Versorgungsqualität, mehr Innovation und Wettbewerbsfähigkeit, wobei die Patient:innen in den Mittelpunkt gestellt werden und gleichzeitig hohe Datenschutzanforderungen erfüllt bleiben. Speziell Krankenversicherer und Pharmaunternehmen investieren gezielt in solche Plattformen, um sich als zentrale Anbieter zu positionieren. Andere Akteure wie z.B. Spitexorganisationen oder Apotheken sind häufig nur erweiterte Teilnehmende.

## 5.4 Fazit aus Techniksicht: Die Vernetzung muss voranschreiten

Anhand der Fallbeispiele und den davor vorgestellten technischen Ebenen sollte aufgezeigt werden, dass nur eine ganzheitliche und integrative wie auch vernetzt gedachte Strategie der Schweizer Gesundheitslandschaft eine optimale digitale Transformation auf den nächsten gemeinsamen Reifegrad ermöglicht. Jedoch zeigt der digitale Reifegrad der technischen Infrastruktur und der Anwendungen im Schweizer Gesundheitswesen ein uneinheitliches Bild. Während einige Akteure bereits höher digitalisiert und technisch integriert sind (z.B. grosse Spitäler und Klinikgruppen, Krankenversicherer, teilweise Pharmaunternehmen), besteht bei anderen Institutionen erhebliches Erweiterungspotential (z.B. Arztpraxen, Apotheken. Spitex). Um eine ideale vernetzte, patientenzentrierte Gesundheitsversorgung zu ermöglichen, müssen technische Grundlagen standardisiert, internationale Schnittstellen angeboten und Innovationspotenziale systematisch gefördert werden.

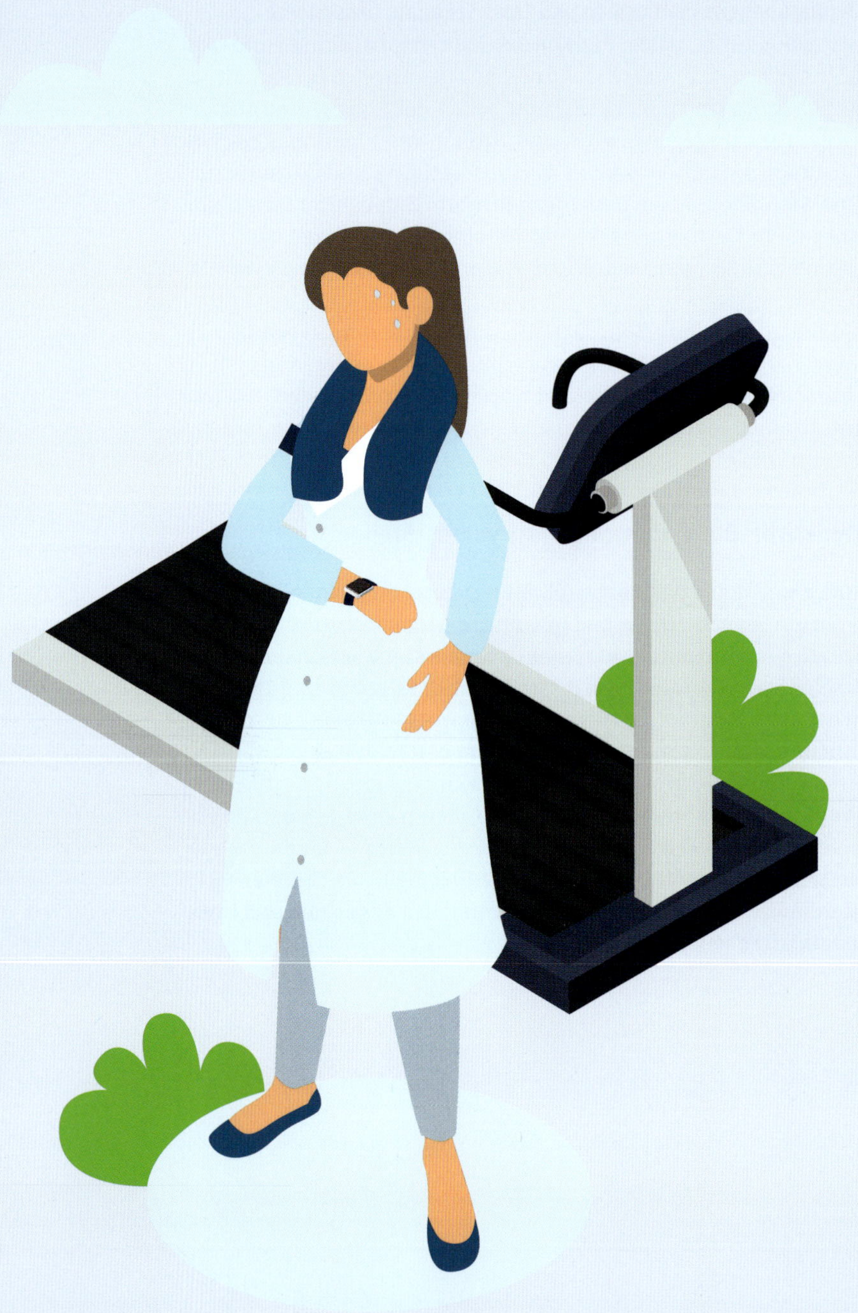

# 6

# Fazit: Am digitalen Fitnessprogramm dranbleiben

Die digitale Reife von Organisationen kann auch metaphorisch als „Fitnessgrad" bezeichnet werden. Die sechs Akteursgruppen, die in diesem Report im Fokus stehen, müssen im Hinblick auf die digitale Zukunft leistungsfähiger werden. Dieses Ziel zu erreichen, ist keine triviale Aufgabe, die sich dieser Report auf die Fahne geschrieben hat.

Zunächst wurde in Kapitel 2 die allgemeine Fitness des **Marktumfelds** untersucht. Dabei wurde deutlich, dass der Markt für digitale Gesundheit weiterhin stark wächst. Die explosionsartigen Wachstumszahlen der letzten zehn Jahre sind zwar vorbei, aber mit erwarteten jährlichen Wachstumsraten (CAGR) von rund 7% bleibt die Perspektive sehr attraktiv. Für den Schweizer Markt im Speziellen gab es drei hoffnungsvolle Botschaften:

1. Die Grundakzeptanz für das Thema digitale Gesundheit ist nach wie vor hoch und das Vertrauen der Bürger:innen in viele Institutionen des Gesundheitswesens ist ebenfalls vorhanden.
2. Im Bereich der gesetzlichen Rahmenbedingungen bewegt sich etwas, bspw. bei der Abrechenbarkeit von Telemedizin.
3. Die Schweiz ist ein Innovationsstandort für (junge) Unternehmen im Bereich digitale Gesundheit und bietet einige Leuchttürme wie etwa das dhc Bülach im Kanton Zürich.

Die gesamte Fitness eines Menschen oder einer Organisation mit nur einer einzigen Kennzahl zu beschreiben, ist schwierig. Deshalb haben wir einen breiten methodischen Ansatz gewählt, um die sechs Akteursgruppen zu charakterisieren. Einerseits wurde der Reifegrad in den drei grossen Aspekten **Mensch, Technologie/Daten** sowie **Organisation (MTDO)** gemessen, wodurch die Grundfitness aller Akteure miteinander verglichen werden konnte. Die Haupterkenntnis dabei ist, dass sich der Reifegrad auf unserer 10er-Skala zwischen 3.4 (Arztpraxen) und 6.8 (Pharma) bewegt – also im eher schwachen bis eher guten Bereich. Auf den ersten Blick bestätigt sich damit die Vermutung, dass die beiden Akteursgruppen Krankenversicherungen und Pharma, die mit grösseren, professionelleren Organisationsstrukturen ausgestattet sind, bereits weiter auf ihrer Digitalisierungsreise fortgeschritten sind. Dagegen sind Akteursgruppen, die aus vielen kleinen, fragmentierten Einheiten bestehen – wie Apotheken und Arztpraxen – eher im Rückstand. Dies ist jedoch keine zwingende Logik, wie das Beispiel der Spitex zeigt. Auch dort gibt es häufig kleinteilige Strukturen, dennoch schnitt die Spitex im direkten Vergleich überraschend gut ab.

Neben diesen Dimensionen war es uns ebenfalls wichtig, die Sicht der **Mitarbeitenden** zu beleuchten. Bei der Durchsicht der Empathiekarten über alle Akteursgruppen hinweg fällt schnell auf, dass sich die dort besprochenen Themen stark ähneln. So wird die strategische Bedeutung der Digitalisierung immer wieder betont und als grosse Chance zur Steigerung der Effizienz wahrgenommen, um mehr Zeit für die eigentlichen Kernaufgaben zu gewinnen. Auch bei den Herausforderungen zeigen sich wiederkehrende Muster: Zum einen herrscht das Gefühl der Überforderung im Umgang mit neuer Technik – sei es aufgrund fehlender Kompetenzen oder des Zeitmangels –, zum anderen wird der Einsatz im operativen Alltag durch mangelnde Interoperabilität der Systeme sowie Unsicherheit im Umgang mit Datenschutzvorgaben immer wieder erschwert.

Es lohnt sich jedoch, diese Herausforderungen zu meistern und die Digitalisierung voranzutreiben, so unser Fazit aus der Auswertung der Wünsche der Bürger:innen mittels der Kano-Methodik. Die allermeisten der von uns abgefragten Digital-Health-Lösungen wurden positiv oder sogar mit Begeisterung wahrgenommen. Nur selten wurden vorgestellte Ideen indifferent aufgenommen, bspw. die Klärung von Fragen mit KI-Ärzt:innen als Chatbots. Selbst bei sehr umstrittenen Themen, wie der Pflege durch Roboter, war der Anteil derjenigen, die begeistert reagierten (25%), leicht höher als jener der klaren Ablehnung (24%). Damit zeigt sich eine insgesamt sehr offene und positive Einstellung gegenüber Digital-Health-Lösungen. Da ein überproportional grosser Teil der Befragten zur Altersgruppe der 25- bis 34-Jährigen gehörte, bleibt zu untersuchen, ob ein Alterseffekt das Ergebnis in Richtung höhere Akzeptanz verschoben hat.

Bei jedem Report freuen wir uns auf die Prognosen: Was wird uns die Zukunft bringen? Die grösste Herausforderung bei Prognosen liegt darin, die Geschwindigkeit der Umsetzung richtig einzuschätzen. Dass sich bspw. digitale Technologien zur Entlastung der Mitarbeitenden bei der Dokumentation durchsetzen werden, wird kaum bezweifelt. Aber werden wir in fünf Jahren bereits flächendeckend so weit sein? Hier gehen die Meinungen stark auseinander. Als sehr wahrscheinlich wurde die Fortsetzung bedeutender Markttrends eingeschätzt – etwa das Wachstum von Online-Apotheken oder die zunehmende Bedeutung von Longevity für die Pharmawelt. Als sehr unwahrscheinlich hingegen wurde eingestuft, dass der Einsatz von Digital Health unseren Fachkräftemangel etwa in Arztpraxen oder der Spitex signifikant lösen kann. Es wird also weiterhin notwendig sein, diese komplexen Probleme mit einer Kombination verschiedener Massnahmen anzugehen, anstatt blauäugig auf eine Lösung nur durch Digitalisierung zu hoffen.

Die Notwendigkeit komplexitätsberücksichtigender Lösungen hat auch unser Technikkapitel aufgezeigt. Dort führt Dr. Christian Russ überzeugend aus, dass wir gleichzeitig drei Ebenen berücksichtigen müssen: die Ebene der technischen Grundlagen, die Ebene der akteurspezifischen technischen Enabler sowie die Ebene der integrativen Treiber und Innovationen. Diese Ebenen müssen in sich klug gestaltet und untereinander vernetzt sein, um das volle Potenzial der digitalen Transformation zu entfalten. Was sich auf der Akteursebene gezeigt hat, spiegelt sich auch auf der Systemebene wider: Der Reifegrad der Akteure ist sehr unterschiedlich und viel Potenzial bleibt ungenutzt. Die Lösungen sind bekannt, aber schwer umzusetzen: So müssen technische Grundlagen standardisiert, internationale Schnittstellen angeboten und Innovationsideen systematisch gefördert werden.

Der letzte Digital Health Report 2023/2024 hatte als Fazit festgestellt, dass ein digital transformiertes Gesundheitssystem das bessere System ist. Das Ziel der digitalen Fitness ist also erstrebenswert. In diesem Report haben wir aufgezeigt, dass das Wollen (seitens der Bürger:innen und Mitarbeitenden) durchaus vorhanden ist – sofern richtig kommuniziert wird –, das Dürfen (gesetzliche Rahmenbedingungen) Fortschritte macht, das Können jedoch noch Potenzial nach oben hat. Wir hoffen, mit diesem Report durch das gezielte Aufzeigen von Stärken und Schwächen einen kleinen Beitrag zur Transformation des Schweizer Gesundheitswesens geleistet zu haben.

## Literatur


Anderson, C., & Ellerby, W. (2018). Digital Maturity Model. https://www2.deloitte.com/content/dam/Deloitte/global/Documents/Technology-Media-Telecommunications/deloitte-digital-maturity-model.pdf

Angerer, A. (Hrsg.). (2021). New Healthcare Management: 7 Erfolgskonzepte für das Gesundheitswesen. Medizinisch Wissenschaftliche Verlagsgesellschaft.

Angerer, A., & Berger, S. (2023). Der Digital Health Report 2023/2024: Mehr Digitalisierung im Gesundheitswesen wagen! MWV Medizinisch Wissenschaftliche Verlagsgesellschaft. https://www.mwv-berlin.de/produkte/!/title/der-digital-health-report-20232024/id/966

Angerer, A., Hollenstein, E., & Russ, C. (2021). Der Digital Health Report 21/22: Die Zukunft des Schweizer Gesundheitswesens. https://doi.org/10.21256/ZHAW-2408

Angerer, A., Schmidt, R., Moll, C., Strunk, L.E., & Brügger, U. (2017). Digital Health – Die Zukunft des Schweizer Gesundheitswesens.

Ayat, M., & Sharifi, M. (2016). Maturity Assessment of Hospital Information Systems Based on Electronic Medical Record Adoption Model (EMRAM)—Private Hospital Cases in Iran. International Journal of Communications, Network and System Sciences, 09(11), 471–477. https://doi.org/10.4236/ijcns.2016.911038

Back, A., Berghaus, S., & Kaltenrieder, B. (2017). Digital Maturity & Transformation Report 2017. Institut für Wirtschaftsinformatik, Universität St.Gallen und Crosswalk AG.

BAG. (2020). Tarifstruktur TARDOC 1.0 und 1.1: Ergebnisse der formellen und materiellen Prüfung. https://www.newsd.admin.ch/newsd/message/attachments/71835.pdf

BAG. (2024). Strategie gegen den Ärztemangel. https://www.bag.admin.ch/de/strategie-gegen-den-arztemangel

BAG. (2025a). DigiSanté: Förderung der digitalen Transformation im Gesundheitswesen. https://www.bag.admin.ch/de/digisante-foerderung-der-digitalen-transformation-im-gesundheitswesen

BAG. (2025b). Weiterentwicklung des elektronischen Patientendossiers (EPD). Bundesamt für Gesundheit. https://www.bag.admin.ch/bag/de/home/strategie-und-politik/nationale-gesundheitsstrategien/strategie-ehealth-schweiz/umsetzung-vollzug/weiterentwicklung-epd.html

BAG. (2025c, Januar 17). Neues Programm zur Digitalisierung des Schweizer Gesundheitswesens. Dental Tribune Switzerland. https://ch.dental-tribune.com/news/digisante-startschuss-fur-die-digitalisierung-des-schweizer-gesundheitswesens/?time=1737028253

Balgrist, U. (2020). Erste holografisch durchgeführte Rückenoperation. https://www.balgrist.ch/forschung/forschergruppen/augmented-reality/

Basel Area Business & Innovation. (2024). Basel Area Digital health. https://invest.baselarea.swiss/industries-technologies/healthtech/

Baur, A., Yew, H., & Xin, M. (2021). The future of healthcare in Asia | McKinsey. https://www.mckinsey.com/industries/healthcare/our-insights/the-future-of-healthcare-in-asia-digital-health-ecosystems

Bitkom, e.V. (2018, November 14). Reifegradmodell zum Digital Analytics & Optimization Maturity Index (DAOMI) | Leitfaden 2018 | Bitkom e.V. https://www.bitkom.org/Bitkom/Publikationen/Reifegradmodell-zum-Digital-Analytics-Optimization-Maturity-Index-DAOMI.html

Bleibtreu, E. (2021). Instrument zur Evaluierung des Reifegrades der Krankenhäuser hinsichtlich der Digitalisierung. Schriftenreihe in Health Economics, Management and Policy, 01. https://www.alexandria.unisg.ch/handle/20.500.14171/110913

BMG. (o.J.). Digitales Gesundheitsamt: Reifegradmodell. Bundesministerium für Gesundheit. Abgerufen 27. Januar 2025, von https://gesundheitsamt-2025.de/digitalisierung/reifegradmodell

Brandstätter, J. (2020). Auslegeordnung IHE/HL7/FHIR. https://www.e-health-suisse.ch/upload/documents/Auslegeordnung_ihe_hl7_fhir.pdf

Brockes, P. Dr. med. C. (2025, Februar 19). Telemedizin – TARDOC 2026 – Jetzt ist eine gute Vorbereitung essenziell. Rosenfluh Publikationen AG. https://www.rosenfluh.ch/arsmedici-2025-01/telemedizin-tardoc-2026-jetzt-ist-eine-gute-vorbereitung-essenziell

Chen, Y.-H., & Su, C.-T. (2006). A Kano-CKM model for customer knowledge discovery. Total Quality Management & Business Excellence, 17(5), 589–608. https://doi.org/10.1080/14783360600588158

Compassana. (2025). Compassana Patienten-App. Compassana. https://compassana.ch/de/patienten-app

Coop Vitality. (2022). Well – Die digitale Gesundheitsplattform für die Schweiz. https://www.coopvitality.ch/de/cp/well

Data Bridge Market Research. (2023, Oktober). Globaler Digital Health-Markt – Branchentrends und Prognose bis 2030. https://www.databridgemarketresearch.com/de/reports/global-digital-health-market

Deloitte. (2024). Eine digitale Serviceinfrastruktur für den Gesundheitsdatenraum Schweiz—Architekturstudie. Deloitte Consulting AG. https://www.bag.admin.ch/dam/bag/de/dokumente/nat-gesundheitsstrategien/digsante/DigiSant%C3%A9_Architekturstudie_Eine%20digitale%20Serviceinfrastruktur%20f%C3%BCr%20den%20Gesundheits-

datenraum%20Schweiz.pdf.download.pdf/DigiSant%C3%A9_Architekturstudie_Eine%20digitale%20Serviceinfrastruktur%20f%C3%BCr%20den%20Gesundheitsdatenraum%20Schweiz.pdf
digitalswitzerland. (2024). Swiss Patient Journey Ecosystem Map | Q3 2024. digitalswitzerland. https://digitalswitzerland.com/swiss-patient-ecosystem-map/
eHealth Suisse. (2025a). Aktueller Stand des EPD in der Schweiz. ehealthsuisse. https://www.e-health-suisse.ch/
eHealth Suisse. (2025b). Aktueller Stand des EPD in der Schweiz. ehealthsuisse. https://www.e-health-suisse.ch/
eHealth Suisse. (2025c). Das elektronische Patientendossier – Elektronische Identität. ehealthsuisse. https://www.e-health-suisse.ch/koordination/elektronisches-patientendossier/elektronische-identitaet
eHealth Suisse. (2025d). Datenaustausch – Austauschformate. ehealthsuisse. https://www.e-health-suisse.ch/semantik/datenaustausch/austauschformate
EID. (2025). Elektronische Identität e-ID. Elektronische Identität und Vertrauensinfrastruktur. https://www.eid.admin.ch/de
FMH. (2025). Die wichtigsten Änderungen in Kürze. FMH – TARDOC und Ambulante Pauschalen. https://tarifeambulant.fmh.ch/tarifstrukturen/aenderungen.cfm
Fortune Business Insights. (2025). Marktgröße für digitale Gesundheit, Anteil und Branche nach Produkttyp. https://www.fortunebusinessinsights.com/de/industrie-berichte/digitaler-gesundheitsmarkt-100227
FP Medical Consulting. (2024). TARDOC Schulung Arztpraxen Schweiz. FP Medical Consulting. https://fpmc.ch/tardoc-schulung-schweiz/
Golder, L., Keller, T., Schena, C., & Rellstab, S. (2025a). eHealth Barometer Bevölkerung – Datenschutz und Vertrauen: Schlüssel zur Akzeptanz digitaler Gesundheitslösungen (eHealth Barometer). https://cockpit.gfsbern.ch/de/cockpit/ehealth-bevoelkerung-2025/
Golder, L., Keller, T., Schena, C., & Rellstab, S. (2025b). eHealth Barometer Gesundheitsfachpersonen 2025 – Schnittstellen und Standards werden wichtiger (eHealth Barometer). https://cockpit.gfsbern.ch/de/cockpit/ehealth-gesundheitsfachpersonen-2025/
Grand View Research. (2024). Asia Pacific Digital Health Market. https://www.grandviewresearch.com/industry-analysis/asia-pacific-digital-health-market-report
Healthcare Digital. (2025, April 8). Was bedeutet der EU-AI-Act für das Gesundheitswesen? Healthcare Digital. https://www.healthcare-digital.de/was-bedeutet-der-eu-ai-act-fuer-das-gesundheitswesen-a-9fee43705600d9f06b2b-29e8211a2d56/
Hölz, B., & Suter, S. (2025). SHIFT B.3: Hospital @ Home—Reibungsloser Übertritt von PatientInnen aus dem Spital nach Hause durch den Einsatz von Telemedizin und Technologie. SHIFT – Smart Hospital of the Future. https://future.hospital/die-projekte/saeule-b-seamless-patient-path-spp/b3-hospital-home-wareable-basiertes-patientinnen-monitoring-nach-der-entlassung-aus-dem-spital
Hölzing, J.A. (Hrsg.). (2008). Die Kano-Theorie der Kundenzufriedenheitsmessung: Eine theoretische und empirische Überprüfung. Gabler. https://link.springer.com/book/10.1007/978-3-8349-9864-4
Hospital at Home AG. (2025). Wie es funktioniert – Hospital at Home AG. https://hospitalathome.ch
Inselgruppe. (2022, August 8). Virtuelle Realität im Dienste der Notfallmedizin. https://notfallmedizin.insel.ch:443/de/aktuelles/details/news/virtuelle-realitaet-im-dienste-der-notfallmedizin
Jörn, B., Fiorentzis, A., Rau, A., Kohler, S., Mühlemann, M., Eichenmann, A., Frese, S., Marti, A., & Hardie, D. (2024). Vergütung von digitalen. https://www.vischer.com/fileadmin/uploads/vischer/Documents/Verg%C3%BCtung_von_digitalen_Gesundheitsanwendungen_in_der_Schweiz_Stand_9.12.2024.pdf
Kanton Zürich. (2023). Elektronisches Patientendossier: Regierungsrat fordert rasche Revision des Bundesgesetzes und fördert Verbreitung im Kanton Zürich. Kanton Zürich. https://www.zh.ch/de/news-uebersicht/medienmitteilungen/2023/05/elektronisches-patientendossier-regierungsrat-fordert-rasche-revision-des-bundesgesetzes-und-foerdert-verbreitung-im-kanton-zuerich.html
Kotter, J.P. (1995). Leading change: Why transformation efforts fail. Harvard Business Review, 73(2), 59–67.
Kujawa, M. (2025, Februar 12). From Pagers to Smartphones: The History of Mobile Devices in Healthcare. RXNT. https://www.rxnt.com/from-pagers-to-smartphones-the-history-of-mobile-devices-in-healthcare/
Lau, F., & Kuziemsky, C. (2017). Handbook of eHealth Evaluation: An Evidence-based Approach. In Handbook of eHealth Evaluation: An Evidence-based Approach [Internet]. University of Victoria. https://www.ncbi.nlm.nih.gov/books/NBK481610/
Liebe, J.-D., Jahn, Franziska, & Buddrus, Uwe. (2022). Können Reifegradmodelle die Umsetzung von Digitalisierungsstrategien unterstützen?
Lienhard, S. (2018, Juli 2). Der digitale Reifegrad der Schweizer Kliniken & Spitäler; Die Digitalisierung in Schweizer Spitälern. EIne Analyse udn Handlungsempfehlungen. Masterarbeit.
Lindenmann, J. (2025, April 30). Digisanté – der etwas andere Blick | Netzwoche. https://www.netzwoche.ch/news/2025-04-30/digisante-der-etwas-andere-blick

Medi24. (o.J.). Telemedizinische Sofort-Beratung rund um die Uhr—Medi24. Abgerufen 13. Juni 2025, von https://medi24.ch/de/

Mitchell, M., & Kan, L. (2019). Digital Technology and the Future of Health Systems. Health Systems & Reform, 5(2), 113–120. https://doi.org/10.1080/23288604.2019.1583040

Mordor Intelligence. (2025). Global Digital Health Market Size | Mordor Intelligence. https://www.mordorintelligence.com/industry-reports/digital-health-market

News Service Bund. (2024). Bundesrat stellt Weichen für die Weiterentwicklung des elektronischen Patientendossiers. https://www.news.admin.ch/de/nsb?id=102624

Proff, H. (2023). Digital Maturity Index Survey. https://www.deloitte.com/global/en/Industries/industrial-construction/perspectives/digital-maturity-index.html

Ragaz, R. (2025, Januar 6). Zunahme bildgebender Diagnostikgeräte in Schweizer Spitälern. https://www.healthcare-innovation.ch/medtech/zunahme-bildgebender-diagnostikgeraete-in-schweizer-spitaelern

Redl, V. (2021, Dezember 21). Digital-Health-Index | Pflegeinformatik.at—Der Pflegeinformatik-Blog. https://www.pflege-informatik.at/digital-health-index/

Scott, R., & Mars, M. (2019). Here We Go Again – „Digital Health“. Journal of the International Society for Telemedicine and eHealth, 7. https://journals.ukzn.ac.za/index.php/JISfTeH/article/view/976

SECO. (2024). Schweiz erneut Weltspitze beim Thema Innovation. https://www.kmu.admin.ch/kmu/de/home/aktuell/news/2024/schweiz_erneut_weltspitze_beim_thema_innovation.html

Spitex Magazin. (2022, Dezember 1). Spitex Magazin—Schritt für Schritt zur umfassenden Digitalisierung. Spitex Magazin. https://spitexmagazin.ch/artikel/schritt-fur-schritt-zur-umfassenden-digitalisierung/

Spitex Magazin. (2024, April 17). Spitex Magazin—Eine intelligente Box für das Medikamentenmanagement. Spitex Magazin. https://spitexmagazin.ch/artikel/eine-intelligente-box-fuer-das-medikamentenmanagement/

Standortförderung des Kantons Zürich. (2024). Wachstumsmotor für Digital Health in der Schweiz. Kanton Zürich. https://www.zh.ch/de/news-uebersicht/mitteilungen/2024/wirtschaft-arbeit/wachstumsmotor-fuer-digital-health-in-der-schweiz.html

Statista. (2024). Automobile—Weltweit | Statista Marktprognose. Statista. https://de.statista.com/outlook/mmo/automobile/weltweit

Statista. (2025). Digital Health: Market Data & Analysis. Statista. https://de.statista.com/statistik/studie/id/168888/dokument/digital-health-marktdaten-und-analyse/

Steubel, P. (2023a, November 25). Kano-Modell: Definition, Erklärung und Beispiele! Asana. https://asana.com/de/resources/what-is-kano-model

Steubel, P. (2023b, November 25). Kano-Modell: Definition, Erklärung und Beispiele! Asana. https://asana.com/de/resources/what-is-kano-model

Stumpf, H. (2024). Digital Health | Branche kompakt | USA | Medizintechnik. https://www.gtai.de/de/trade/usa/branchen/digital-health-894172

Swiss Hospital at Home Society. (2023). Was ist Hospital at Home? Swiss Hospital at Home Society. https://shahs.ch/hospital-at-home/

Swisscom. (2024). Swisscom Digital Health Radar 2024. Digital Health. https://www.swisscom.ch/de/business/enterprise/health/health/digital-health-radar.html

Thomason, J. (2021). Big tech, big data and the new world of digital health. Global Health Journal, 5(4), 165–168. https://doi.org/10.1016/j.glohj.2021.11.003

Thranberend, T., & Kostera, T. (2018). SPOTLIGHT Gesundheit: #SmartHealthSystems. Bertelsmann Stiftung. https://www.bertelsmann-stiftung.de/de/publikationen/publikation/did/spotlight-gesundheit-smarthealthsystems

Triebe, B. (2025, Februar 21). Trumps nächstes Ziel? Amerikaner kaufen gern Schweizer Medizintechnik – wenn er sie lässt. Neue Zürcher Zeitung. https://www.nzz.ch/wirtschaft/drohende-zoelle-trump-kann-die-schweizer-medizintechnik-auf-viele-arten-treffen-ld.1872002

Visionary AG. (2024, Dezember 13). Künstliche Intelligenz (KI) bei Ärzten in der Schweiz: Chancen und Entwicklungen. https://www.docbox.swiss/2024/12/13/kuenstliche-intelligenz-ki-bei-aerzten-in-der-schweiz-chancen-und-entwicklungen/

Wang, C., Lee, C., & Shin, H. (2023). Digital therapeutics from bench to bedside. Npj Digital Medicine, 6(1), 38. https://doi.org/10.1038/s41746-023-00777-z

Wüthrich, F. (2018). Empathiekarte. In LHT-BOK Lean Healthcare Transformation Body of Knowledge: Edition 2018–2019. In A. Angerer (Hrsg.). https://www.leanhealth.ch/transformation/what/tool.php?ID=20

## Abkürzungsverzeichnis

| | |
|---|---|
| Ø | Mittelwert |
| AP | Arbeitspaket |
| APAC | Asien-Pazifik |
| AR | Augmented Reality/Augmentierte Realität |
| BA | Bachelor of Arts |
| BAG | Bundesamt für Gesundheit |
| BMG | Bundesministerium für Gesundheit |
| CAGR | Compound Annual Growth Rate/durchschnittliche jährliche Wachstumsrate |
| CDSS | Clinical Decision Support System/Klinisches Entscheidungsunterstützungssystem |
| CHOP | Schweizerische Operationsklassifikation |
| DACH | Deutschland, Österreich und Schweiz |
| DCT | Dezentrale Clinical-Trials-Plattformen |
| dhc | digital health center Bülach |
| DiGA | Digitale Gesundheitsanwendung |
| DTx | Digitale Therapeutika |
| EDI | Eidgenössisches Departement des Innern |
| E-ID | Elektronische Identität |
| EPD | Elektronisches Patientendossier |
| EPDG | Bundesgesetz über das elektronische Patientendossier |
| EPFL | Eidgenössische Technische Hochschule Lausanne/École polytechnique fédérale de Lausanne |
| EU MDR | EU Medical Device Regulation/EU-Verordnung über Medizinprodukte |
| F & E | Forschung und Entwicklung |
| FHIR | Fast Healthcare Interoperability Resources |
| FMH | Foederatio Medicorum Helveticorum/Verbindung der Schweizer Ärzt:innen |
| FoHG | Future of Health Grant |
| HDS | Health Data Space/Gesundheitsdatenraum |
| HIN | Health Info Net/Gesundheits-Info-Netz |
| HL7 | Health Level Seven/Internationale Organisation für Gesundheitsinformationsstandards |
| ICT | Informations- und Kommunikationstechnologien |
| IoMT | Internet of Medical Things |
| IoT | Internet of Things |
| KI/AI | Künstliche Intelligenz/Artificial Intelligence |
| KIS | Krankenhausinformationssystem |
| KMU | Kleine und mittlere Unternehmen |
| LOINC | Logical Observation Identifiers Names and Codes/System zur einheitlichen Benennung und Codierung von Messwerten und Beobachtungen |
| LUKS | Luzerner Kantonsspital |
| MiGeL | Mittel- und Gegenständeliste (der Krankenpflege-Leistungsverordnung) |
| MPA | Medizinische Praxisassistentin/Medizinischer Praxisassistent |
| MSc | Master of Science |
| MTDO | Mensch, Technologie/Daten, Organisation |
| N | Anzahl der Personen in einer Studie/Stichprobe |
| n | Anzahl der Personen in einer Teilstichprobe/Untergruppe |
| NGW | Netzwerk Gesundheitsökonomie Winterthur |
| OKP | Obligatorische Krankenpflegeversicherung |
| OpenEHR | Open Electronic Health Record/Offene elektronische Krankenakte |
| PDMS | Patientendaten-Management-System |
| PIS | Praxisinformationssystem |
| PROMs | Patient-reported Outcome Measures/Patientenberichtete Ergebnismasse |
| RWD | Real World Data/Realweltdaten |
| RWE | Real World Evidence/Realweltevidenz |
| SD | Standardabweichung |
| SECO | Staatssekretariat für Wirtschaft |
| SHIFT | Smart Hospital: Integrated Framework, Tools and Solutions |

Abkürzungsverzeichnis

| | |
|---|---|
| **SHV** | SwissHealth Ventures |
| **SNOMED-CT** | Systematized Nomenclature of Medicine Clinical Terms/Systematisierte Nomenklatur der Medizin – Klinische Begriffe |
| **SwissDRG** | Swiss Diagnosis Related Groups/Tarifsystem für stationäre Spitalleistungen |
| **TARDOC** | Neues Tarifsystem für ambulante ärztliche Leistungen (ab 1. Januar 2026) |
| **TARMED** | Tarifsystem für ambulante ärztliche Leistungen |
| **VR** | Virtual Reality/Virtuelle Realität |
| **VZK** | Verband Zürcher Krankenhäuser |
| **WIG** | Winterthurer Institut für Gesundheitsökonomie |
| **ZHAW** | Zürcher Hochschule für Angewandte Wissenschaften |

## Abbildungsverzeichnis



## Tabellenverzeichnis

## Autor:innen

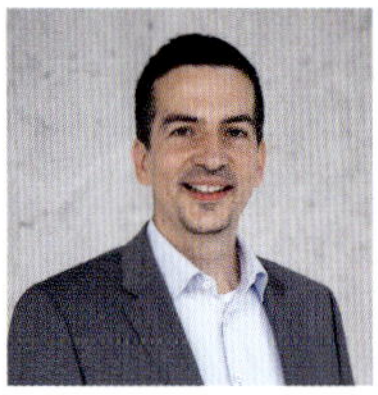

**Prof. Dr. Alfred Angerer** mag als Wirtschaftsingenieur fliessende, qualitativ hochwertige Prozesse im Gesundheitswesen. Durch seinen beruflichen Hintergrund in der Industrie (Nestlé) und Beratung (McKinsey) hat er die Lean-Philosophie vertieft gelernt, mit der man aus Organisationen die administrativen Zeitfresser entfernen kann. Noch bevor es zum Trend wurde, beschäftigte er sich schon vor vielen Jahren mit der nächsten grossen Veränderung unseres Gesundheitswesens, der digitalen Transformation, und formte diese mit. Mit seinem Team „Management im Gesundheitswesen" und den Kolleg:innen des ZHAW Digital Health Lab, das er Co-leitet, entwickelt er attraktive Lösungen und Visionen für das Gesundheitssystem. Als Forscher, Coach und Consultant hilft er verschiedensten Akteuren im Markt bei ihrer Transformation zu einer agilen und digitalen Organisation. Er ist im Vorstand des Digital Health Centers in Bülach und unterstützt als Beirat mehrere Digital-Health-Start-ups, Innovationen erfolgreich im Markt zu platzieren. Sein Wissen teilt er gerne in Form von Weiterbildungen, Keynotes, Publikationen, Büchern und im Podcast „Marktplatz Gesundheitswesen" einem breiten Publikum mit.

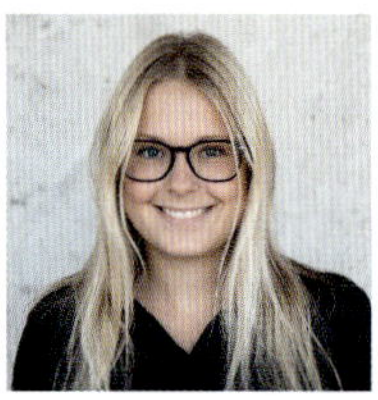

**Sina Berger** ist Gesundheitsökonomin (MSc) und ist engagiert, Innovationen voranzutreiben und das Gesundheitswesen für alle Beteiligten effektiver und effizienter zu gestalten. Sie ist sich bewusst, dass dieses zunehmend komplexe System nicht mehr getrennt von medizinischem und wirtschaftlichem Fachwissen betrachtet werden kann. Stattdessen müssen alle Akteur:innen gemeinsam daran arbeiten, das System erfolgreich zu managen. Bereits während ihres Bachelors (BA, 2015–2018) sammelte Sina Berger wertvolle berufliche Erfahrungen in der Personalabteilung eines Spitals. Dort erkannte sie frühzeitig die Bedeutung des qualifizierten Fachpersonals für das Gesundheitswesen und wurde sich der Herausforderungen des Fachkräftemangels bewusst. Dieses Thema u.a. begleitet sie heute an sämtlichen Schnittstellen als wissenschaftliche Mitarbeiterin und Projektmanagerin im Team „Management im Gesundheitswesen" an der ZHAW. In ihrer Arbeit bringt sie Forschungsergebnisse und Beratungserfahrungen zusammen, um das zukünftige Gesundheitswesen zu verbessern. Ihre Schwerpunktthemen liegen dabei auf der Optimierung von Prozessen, um einen reibungslosen Ablauf für Patient:innen und Mitarbeitende zu gewährleisten, sowie auf der Förderung von Digital-Health-Innovationen, die ihrer Überzeugung nach zu einer besseren und effizienteren Gesundheitsversorgung führen.

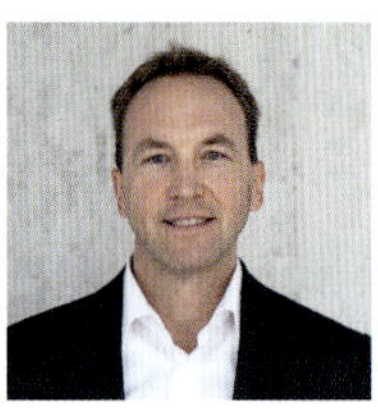

**Dr. Christian Russ** hat eine Passion für Tech-Themen und deren Transformation in Innovation. Er lehrt und forscht im Bereich Digital Health, Digitalstrategien, Enterprise-IT-Modelle, IT-Value-Management, -Governance und -Risk an der ZHAW. Als engagierter Studienleiter des MAS „IT-Leadership und TechManagement" trägt er zur Ausbildung und Förderung der nächsten IT-Führungskräfte bei. Zudem ist er Mitglied der Swiss-ICT-Fachgruppe eHealth und bringt dort sein Fachwissen aktiv ein, um die digitale Transformation voranzutreiben. Seine akademischen Wurzeln liegen in der Angewandten Informatik, er hat in Österreich promoviert und war dabei an EU-Forschungsprojekten beteiligt. Seine unternehmerische Seite zeigt sich in seiner Erfahrung als Mitbegründer eines IT-Spin-offs und der Entwicklung von mehrfach ausgezeichneten Softwareprodukten im Bereich AI-Expertensysteme und Wissensmanagement. Darüber hinaus war er als Senior IT-Manager in mehreren Grossunternehmen und zuletzt in der Privatwirtschaft als Group CIO in einem global operierenden Unternehmen tätig.
Er fungiert regelmässig als Projektgutachter und Prüfer von EU Horizon-Projekten. Darüber hinaus ist er als Start-up-Coach und -Mentor im Tech-Bereich aktiv und teilt seine Erfahrungen und Fachkenntnisse mit den Unternehmen, um sie auf ihrem Weg zu begleiten.

## Sponsor:innen

Die Realisierung des Digital Health Reports 2025/2026 wäre ohne unser Netzwerk von Partner:innen und Sponsor:innen nicht möglich gewesen. Wir danken Ihnen herzlich für Ihre Unterstützung! Unser besonderer Dank gilt unseren Hauptsponsoren der CSS, Galenica, Interpharma und der Post für ihre interessanten Gastbeiträge und die konstruktive Zusammenarbeit.

**Die CSS Gruppe** mit Sitz in Luzern wurde 1899 gegründet. Das traditionsreiche Unternehmen versichert rund 1,7 Mio. Menschen und zählt mit einem Prämienvolumen von rund 7,56 Mrd. CHF zu den führenden Schweizer Kranken- und Sachversicherern. 1,47 Mio. Menschen vertrauen der CSS in der Grundversicherung, die mit 94 Agenturen schweizweit und rund 3.000 Mitarbeitenden nahe bei ihren Versicherten ist. Die CSS möchte der gesamten Schweizer Bevölkerung den Zugang zu einer hochstehenden und bezahlbaren Gesundheitsversorgung ermöglichen. Sie steht ihren Kund:innen als Gesundheitspartnerin zur Seite, wenn es darum geht, gesund zu bleiben, gesund zu werden oder mit einer Krankheit zu leben.

*Autor des Sponsoren-Gastbeitrags:*

- **Torsten Butz** leitet den Bereich Partner Management und Venturing bei der CSS. In dieser Funktion ist er verantwortlich für strategische Partnerschaften, M & A-Aktivitäten sowie Investitionen in und Kooperationen mit Start-ups im Rahmen der SwissHealth Ventures und des Start-up-Förderprogramms Future of Health Grant.

---

**Willkommen im Galenica-Netzwerk!** Galenica ist die führende Gesundheitsdienstleisterin in der Schweiz. Mit den Apotheken, der Pharmalogistik, Produkten und Dienstleistungen sowie dem Bereich Home Care ist Galenica breit aufgestellt und erfolgreich am Markt positioniert. Rund 8.000 Mitarbeitende geben täglich ihr Bestes für das Wohlbefinden und die Gesundheit der Menschen in der Schweiz. Galenica ist ein Netzwerk von Unternehmen mit Fokus auf Zusammenarbeit, Austausch sowie die Nutzung von Wissen und Kompetenzen. Galenica ist überzeugt: „Gemeinsam schaffen wir den grösstmöglichen Mehrwert für unsere Kund:innen und Partner." Digital Health und Omni-Channel sind zentrale Themen der Unternehmensstrategie. Die Digitalisierung spielt eine Schlüsselrolle in der Modernisierung des Gesundheitswesens. Galenica hat den Anspruch, Vorreiterin zu sein und die Vernetzung auszubauen. Ob durch Prozessoptimierung, den Einsatz modernster Technologien oder durch Partnerschaften und Akquisitionen – das Angebot wird kontinuierlich verbessert. Mit ihren vielseitigen Gesundheitsdienstleistungen und Produkten schafft das Galenica-Netzwerk Mehrwert – ob vor Ort in der Apotheke, digital oder zu Hause. Das börsenkotierte Unternehmen will Zukunft mitgestalten und das Gesundheitswesen von morgen prägen.

***Autor:innen des Sponsoren-Gastbeitrags:***

- **Dr. Simone Kansy** ist Expertin für digitale Transformation und Verhaltensökonomie, spezialisiert auf die Nutzerakzeptanz neuer Technologien. Ihr Engagement zielt darauf ab, die Digitalisierung im Gesundheitssektor voranzutreiben und patientenzentrierte Lösungen zu entwickeln.
- **Dr. Fabian Sommerrock** leitet bei Galenica den Bereich Business Development und Cooperations und engagiert sich für (digital) integrierte Versorgungslösungen innerhalb des Netzwerks und mit externen Partner:innen – mit dem Ziel, die Digitalisierung im Schweizer Gesundheitssystem voranzubringen und der Bevölkerung Zugang zu hybriden Gesundheitslösungen zu ermöglichen.

---

**Interpharma**, der Verband der forschenden Pharmaindustrie in der Schweiz, vertritt die exportstärkste Branche des Landes. Über 100 Mrd. CHF beträgt der Wert der Pharmaprodukte, die jährlich ins Ausland verkauft werden. Unsere Mitgliedsfirmen haben in der Schweiz mehr als 90% des Marktanteils an patentierten Medikamenten sowie fast zwei Drittel am gesamten Medikamentenmarkt. Sie investieren hierzulande jährlich rund 9 Mrd. CHF in Forschung und Entwicklung.

Für die forschende Pharmaindustrie stehen der Mensch und seine Gesundheit im Zentrum. Oberstes Ziel ist, dass Krankheiten besiegt oder mindestens gemildert werden können. Entsprechend ist die zentrale Aufgabe der forschenden Pharmaunternehmen, neue innovative Arzneimittel gegen Krankheiten zu entwickeln und diese den Patient:innen schnellstmöglich zugänglich zu machen. Damit erbringen die Unternehmen einen direkten Beitrag zu einer höheren Lebensqualität und Lebenserwartung.

***Autorin des Sponsoren-Gastbeitrags:***

- **Marie-Jeanne Semnar** setzt sich als Public Policy Managerin bei der Interpharma für den Aufbau des Gesundheitsdatenökosystems in der Schweiz ein. Sie ist Vorstandsmitglied der Allianz Digitale Transformation im Gesundheitswesen und sitzt unter anderem im Branchengremium DigiSanté ein.

---

**Die Schweizerische Post** ist im Kommunikations-, Logistik-, Retailfinanz- und Personenverkehrsmarkt tätig. Der vertrauliche und sichere Transport von sensiblen, schützenswerten Daten gehört zur DNA der Post. Diese Kernkompetenz setzt sie auch für das Schweizer Gesundheitswesen ein. Dabei bietet sie eine Kombination an durchdachten massgeschneiderten Logistiklösungen und innovativen digitalen Services. Das schafft mehr Effizienz, entlastet die Leistungserbringer, so dass ihnen mehr Zeit für ihre Kerntätigkeiten bleibt – die Patientenversorgung.

Seit mehr als 10 Jahren engagiert sich die Post im Bereich Digital Health. Sie war bereits am Pionierprojekt „Mon Dossier Médical" beteiligt. Als Systemanbieterin für das elektronische Patientendossier (EPD) bietet sie einen geschützten Zugang zu sensiblen Gesundheitsdaten und leistet damit einen wichtigen Beitrag für die Digitalisierung im Gesundheitswesen. Ausserdem bietet die Post mit der ICT-Lösung „Time4Patient" ein Rundum-sorglos-Paket für Gesundheitspraxen an – dank einer innovativen Praxissoftware und sicherer Informatikservices aus einer Hand.

## *Autoren der Sponsoren-Gastbeiträge:*

- **René Leuenberger** ist Head Digital Solutions bei der Post CH Digital Services AG und verantwortlich für die Entwicklung von Zusatzservices für und rund um das elektronische Patientendossier (EPD). Der Betriebsökonom besitzt einen MBA in Digital Health und verfügt über 15 Jahre Erfahrung in verschiedenen Positionen und Bereichen im Gesundheitswesen.
- **Pascal Brack** ist Head of IT Services Digital Health bei der Post CH Digital Services AG und verantwortet das Technologie-Management. Der diplomierte Informatiker hat über 20 Jahre internationale und nationale Berufserfahrung in Digitalisierungs- und IT-Projekten bei führenden multinationalen und Schweizer Unternehmen.

## *Weitere Sponsoren*

ZURZACHCare SWICA ADSwiss

# Anhang

## *Anhang 1: Mitgliederliste Netzwerk Gesundheitsökonomie Winterthur (NGW)*

(Stand: Juli 2025)

- Accenture AG (Dr. Marcel Rösinger)
- Adroplan AG (Norman Marthaler)
- AGZ Ärztegesellschaft des Kantons Zürich (Juliane Fliedner)
- Amgen Switzerland AG (Elias von der Locht)
- Apotheke im KSW (Roland Bürki)
- AWA Ärztegesellschaft Winterthur Andelfingen (Dr. Med. Martin Spillmann)
- AXA Winterthur (Simon Weder)
- Bristol Myers Squibb SA (Dr. Nikhil Chandra)
- CSL Vifor Schweiz (Joao Miguel Bettencourt)
- Daiichi Sankyo (Schweiz) AG (Dominic P. Zahn)
- Digital Winterthur (Andri Fabig)
- Groupe Mutuel (Daniel Volken)
- hawadoc AG (Dr. med. Markus Wieser)
- House of Winterthur (Jakob Bächtold)
- Integrierte Psychiatrie Winterthur – Zürcher Unterland (Alexander Penssler)
- Kantonsspital Winterthur (Guido Speck)
- Kliniken Valens (Dr. Stefano Vassiliadis)
- Medbase Gruppe (Marcel Napierala)
- Pfizer AG (Rea Lal)
- Privatklinik Lindberg (Corina Müller-Rohr)
- Sanitas (Alex Friedl)
- santé24 (PD Dr. Oliver Reich)
- Stadt Winterthur (Nicolas Galladé)
- SUVA Winterthur (Simon Schneider)
- SWICA Krankenversicherung AG (Christian Pfister/Daniel Rochat)
- UMB AG (Carmelo Salmeri)
- uniQconsulting ag (Andri Fabig)
- VAMED Management und Service Schweiz AG (Vincenza Trivigno)
- ZHAW Zürcher Hochschule für Angewandte Wissenschaften (Prof. Dr. Andreas Bergmann und Prof. Dr. Andreas Gerber-Grote)
- Zimmer GmbH (Céline Faeh)

### *Anhang 2: Mitgliederliste ZHAW Digital Health Lab*
(Stand: Juli 2025)

- Dr. Philipp Ackermann
- Prof. Dr. Alfred Angerer
- Prof. Dr. Jasmina Bogojeska
- Prof. Dr. Julia Dratva
- Prof. Dr. Zeynep Erden
- Wadehn Federico
- Birgit Fuhrmann
- Prof. Dr. Ruedi Füchslin
- Dr. Nicole Gerber
- Prof. Dr. Eveline Graf
- Dr. Jens Haarmann
- Prof. Dr. Sven Hirsch
- Dr. Florian Liberatore
- Prof. Dr. Thomas Ott
- Tibor Pimentel
- Dr. Christian Russ
- Prof. Dr. Yulia Sandamirskaya
- Prof. Dr. Stephan Scheidegger
- Prof. Dr. Frank-Peter Schilling
- Dr. Georg Spinner
- Prof. Dr. Thilo Stadelmann
- Dr. med. Philipp Stalder
- Dr. Colette Schneider Stingelin
- Dr. sc. med. Sandra Ulrich
- Dr. Federico Wadehn
- Christian Weber
- Dr. Samuel Wehrli
- Prof. Dr. Markus Wirz

### *Anhang 3: Expert:innen Interviews zu Empathiekarten*

| Expert:innen | Fachexpertise |
|---|---|
| ▪ Linda Bachmann, Pharma-Assistentin/Qualitätsbeauftragte, Carenova<br>▪ Pascal Baumgartner, Dr. Pharm., Co-Geschäftsführer, 24 Stunden Apotheke Basel AG<br>▪ Matea Bozic, Pharma-Assistentin, Barfüsserplatz Apotheke | Apotheken |
| ▪ Petra Aeby, Arztsekretärin und Rezeptionistin, Arzthaus Zürich Löwenplatz<br>▪ Dr. med. Isabelle Fuss, Praxisinhaberin und leitende Ärztin, Hausarztpraxis MZ Brugg<br>▪ PD Dr. med. Marcel Lucas Müller, Dermatologe und Medizininformatiker, Dermatologie Wil<br>▪ Und 1 weitere Expert:in, die anonym bleiben wollte | Arztpraxen |
| ▪ Thomas Getzmann, Leiter Dokumentenmanagement, CSS<br>▪ Sarah Rutzer, Produktmanagerin OKP, Sanitas<br>▪ Aisha N. Seitz, Digital Transformation Managerin, Sympany<br>▪ Flavia Steinmann-Moretti, Change Managerin/Organisationsentwicklerin, CSS<br>▪ Joëlle Dominique Trüb, Gesundheitsökonomin/Marketing Gesundheitsvorsorge, AXA Versicherungen AG | Krankenversicherungen |
| ▪ Dr. Dominik Glinz, Senior Real World Evidence Partner, Roche Pharma (Schweiz) AG<br>▪ Und weitere 1 Expert:in, der/die anonym bleiben wollte | Pharmaunternehmen |

| Expert:innen | Fachexpertise |
|---|---|
| ▪ Nadja Canzek, Abteilungsleiterin OP, Universitätsspital Zürich<br>▪ Mara Tattersall, Dipl. Pflegefachfrau BSc<br>▪ Anitha Vigneswararajah, Dipl. Pflegefachfrau BSc, Kantonsspital Winterthur (KSW)<br>▪ Und weitere 1 Expert:in, die anonym bleiben wollten | Spitäler |
| ▪ Sathu Kanagaratnam, CEO, Spitex CareWin24<br>▪ Angela Schnelli, Leitung Fachstelle Spitexentwicklung, Spitex-Verband Thurgau<br>▪ Heinz M. Schwyter, CEO, Schwyter Digital AG | Spitex |

### *Anhang 4: Expert:innen Reifegradbefragung*

| Expert:innen | Fachexpertise |
|---|---|
| ▪ Sven Beichler, CEO & Co-Founder, TOM Medications<br>▪ Sophia Gebhardt, Standortbetreuerin und Diplomierte Apothekerin, Dr. Bähler Dropa AG<br>▪ Daniele Madonna, Chief Pharmacies Category Management & Health Services, Galenica AG<br>▪ Dr. Ulrich Schaefer, Vorstand pharmaSuisse<br>▪ Und weitere 8 Expert:innen, die anonym bleiben wollten | Apotheken |
| ▪ Prof. Dr. med. Barbara Biedermann, Hausärztin, COBEDIAS Institut Adetswil<br>▪ Prof. Dr. med. Sebastian Gehmert, Mühlemattpraxis Oberwil<br>▪ Frederik Hantke, MSc., CMO/CTO, Steinbühl Praxis Allschwil<br>▪ Robin Schmidt, Leiter Unternehmensentwicklung/Mitglied der Geschäftsleitung, mediX Zürich<br>▪ Und weitere 7 Expert:innen, die anonym bleiben wollten | Arztpraxen |
| ▪ Dr. Patrick Kaltenrieder, Leiter Digitalisierung + Architektur, KPT<br>▪ Matthias Mettler, Associate Partner, Synpulse<br>▪ Dr. Marcel Rösinger, Manager Health & Public Services Accenture CH<br>▪ Daniel Volken, Leiter Generalsekretariat, Mitglied der Direktion, Groupe Mutuel<br>▪ Und weitere 8 Expert:innen, die anonym bleiben wollten | Krankenversicherungen |

| Expert:innen | Fachexpertise |
|---|---|
| ▪ Berina Cerovac, Produkt Manager Centralized Diagnostic, Roche Diagnostics<br>▪ Gian-Andrea Degen, Strategy and Transformation Pharma, PwC Switzerland<br>▪ Rinaldo Just, Managing Director, Schwabe Pharma AG<br>▪ Dr. lic. oec. HSG Michael Kickuth, General Manager Recordati Rare Diseases DACH<br>▪ Hiromi Nathalie Murata, Omnichannel & Content Manager, Pfizer AG<br>▪ Ernst Niemack; Geschäftsführer vips Vereinigung Pharmafirmen in der Schweiz<br>▪ Vanessa Spörrer, Omnichannel & Content Manager, Pfizer AG<br>▪ Und weitere 6 Expert:innen, die anonym bleiben wollten | Pharma-unter-nehmen |
| ▪ Seline Eisenring, Leiterin Direktionsstab & Strategie, Kantonsspital Winterthur (KSW)<br>▪ Anastasia Koch, Applikationsverantwortliche, KSW<br>▪ Stefan Lienhard, CEO, digital health center bülach (dhc)<br>▪ Kerstin Oehmichen, Leiterin Digital Marketing, KSW<br>▪ Thomas Seiler, Leiter Digitalisierung und ICT, Kantonsspital Aarau<br>▪ Stefan Stalder Leiter Digitalisierung Innovation Transformation Schweizer Paraplegiker-Zentrum<br>▪ Charles-S. Tima, Leiter Medizininformatik, KSW<br>▪ Und weitere 10 Expert:innen, die anonym bleiben wollten | Spitäler |
| ▪ Monique Arts, sMARTS Consulting, Inhaberin<br>▪ Eleonora Berisha, Founder, Spitex Vital Plus GmbH<br>▪ Kuno Betschart, Geschäftsführer, SBK ZH/GL/SH<br>▪ Rikke Gubler-Nielsen, Geschäftsleitung, Spitex RegioSeuzach<br>▪ Dr. Thomas Heiniger, Präsident Spitex Schweiz<br>▪ Hannes Koch, CEO, Spitex Kriens<br>▪ Erik B. Kyburz-Rist, Geschäftsleiter, Spitex AareGürbetal AG<br>▪ Nadja Münzel, Präsidentin Spitex Sursee und Umgebung<br>▪ Dr. Christoph Napierala, Spitex Biel-Bienne Regio AG<br>▪ Mirko Theel, Leitung Spitex Regional<br>▪ Didier Voegelin, Leiter Finanzen und Informatik, SPITEX BASEL<br>▪ Und weitere 5 Expert:innen, die anonym bleiben wollten | Spitex |

*Anhang 5: Das verwendete Reifegradmodell*

## Generelle Dimensionen MTDO: Über alle Akteure hinweg

| Haupt-dimen-sion | Unterdimensionen | Items | Niedriger Reifegrad (1) | Hoher Reifegrad (10) |
|---|---|---|---|---|
| MENSCH | Digitalisierungskultur | Digitale Kompetenzen der Mitarbeitenden | Digitale Kompetenzen werden nicht systematisch erfasst oder gefördert. Es gibt keine oder nur vereinzelte, unsystematische Schulungsangebote. Mitarbeitende müssen sich zusätzlich eigenständig mit digitalen Anwendungen vertraut machen. | Digitale Kompetenzen werden regelmässig erfasst, mit klaren Entwicklungszielen verknüpft und aktiv gefördert. Es gibt eine Vielzahl strukturierter Schulungsprogramme, die an den Bedarf der Mitarbeitenden angepasst sind. |
| | | Ressourcenbereitstellung und Offenheit für digitale Innovation | Es stehen keine finanziellen, personellen oder zeitlichen Ressourcen für digitale Initiativen zur Verfügung. Analoge Prozesse dominieren und Veränderungsinitiativen stossen auf starke Widerstände. Neue digitale Anwendungen werden zögerlich oder gar nicht eingeführt. | Es gibt klare finanzielle und personelle Ressourcen für digitale Initiativen sowie eine aktive Unterstützung der Mitarbeitenden in Veränderungsprozessen. Die Organisation fördert eine offene Haltung gegenüber digitalen Anwendungen. |
| | Change Management | Unterstützung und Steuerung des Wandels | Eine stringente Change-Strategie fehlt. Der digitale Wandel wird nicht aktiv unterstützt. Es fehlt an klarer Kommunikation, definierten Verantwortlichkeiten und strukturierten Veränderungsprozessen. Widerstände werden ignoriert oder als Hindernis betrachtet, anstatt sie gezielt zu adressieren. | Eine stringente Change-Strategie existiert. Der digitale Wandel wird proaktiv und systematisch gesteuert. Es gibt klare Kommunikationswege, definierte Verantwortlichkeiten und etablierte Change-Prozesse. Widerstände werden frühzeitig erkannt, aktiv adressiert und in die Gestaltung des Wandels integriert. |
| | | Umgang mit Fehlern und Rückschlägen beim Wandel | Fehler werden nicht offen kommuniziert und nicht systematisch reflektiert. Rückschläge führen häufig zur Einstellung digitaler Projekte, anstatt sie weiterzuentwickeln. Eine Fehlerkultur ist nicht etabliert, wodurch Unsicherheit und Risikoaversion bei digitalen Vorhaben verstärkt werden. | Fehler und Rückschläge in digitalen Projekten werden systematisch analysiert und als Lernchancen genutzt. Die Organisation verfügt über eine etablierte Feedback- und Fehlerkultur, die Innovation fördert. Erkenntnisse aus gescheiterten Initiativen fliessen aktiv in künftige Digitalisierungsprojekte ein. |

| Haupt-dimension | Unterdimensionen | Items | Niedriger Reifegrad (1) | Hoher Reifegrad (10) |
|---|---|---|---|---|
| TECHNOLOGIE & DATEN | ICT (Informations- und Kommunikations-technologie) | Aktueller Reifegrad der ICT | Veraltete ICT-Systeme, die isoliert und nicht miteinander integriert sind. Sie unterstützen die aktuellen Prozesse nur unzureichend, wodurch Ineffizienzen entstehen. IT wird primär genutzt, um bestehende analoge Prozesse zu digitalisieren, ohne echte Prozessinnovation zu ermöglichen. Medienbrüche sind häufig. Neue Technologien z.B. für die Automatisierung (bspw. KI) werden dort, wo es sinnvoll wäre, nicht genutzt. | Hochmoderne, gut integrierte ICT-Systeme, die reibungslos zusammenarbeiten und eine durchgängige digitale Prozesslandschaft ermöglichen. Medienbrüche sind eliminiert. Automatisierung (bspw. mittels KI) sind dort in die Systeme integriert, wo es sinnvoll ist, um Effizienz und Qualität zu steigern. |
| | | Weiterentwicklung der ICT | Die digitale Entwicklung der ICT wird nicht gemessen. Es fehlen definierte IT-Prozesse, Strukturen und Verantwortlichkeiten zur strategischen Weiterentwicklung der ICT. Entscheidungen zur ICT-Modernisierung erfolgen reaktiv statt proaktiv, oft nur bei akuten Problemen oder regulatorischen Vorgaben. | Die digitale Entwicklung der ICT wird regelmässig anhand definierter Kriterien gemessen und aktiv gesteuert. Es existieren klare, etablierte IT-Prozesse zur kontinuierlichen Weiterentwicklung der ICT, inkl. strategischer Planung, Monitoring und Innovationsmanagement. Die ICT-Strategie ist eng mit den Unternehmenszielen verzahnt. |
| | Trends & Daten-management | Kundenbedürfnisse, Markttrends und technologische Entwicklungen | Es gibt keine klar definierte Verantwortung für die systematische Analyse von Kundenbedürfnissen, Markttrends und technologischen Entwicklungen. Informationen werden unsystematisch und meist anekdotisch gesammelt, ohne strukturierte Auswertung oder strategische Ableitungen. Entscheidungen basieren primär auf subjektiven Einschätzungen der Mitarbeitenden. | In der Organisation ist klar geregelt, wer für die kontinuierliche und systematische Analyse von Kundenbedürfnissen, Markttrends und technologischen Entwicklungen verantwortlich ist. Es werden fortgeschrittene Methoden und Tools (wie Technologieradars) genutzt, um ein evidenzbasiertes Verständnis des Marktes sicherzustellen. Diese Erkenntnisse fliessen aktiv in die Entscheidungsfindung ein. |
| | | Strategische Nutzung von Daten | Es gibt keine etablierte Praxis, die das Potenzial der Datennutzung erkennt und fördert. Daten werden legal aber unsystematisch erfasst, sind isoliert und nicht miteinander verknüpft. Eine strategische Nutzung fehlt weitgehend und Entscheidungen basieren primär auf Erfahrungswerten der Mitarbeitenden, anstatt auf datenbasierten Analysen. | Daten sind ein zentraler Bestandteil in der täglichen Praxis und werden als wertvolle Ressource betrachtet. Alle legalen, verfügbaren Datenquellen werden systematisch und umfassend erfasst, integriert und für fundierte Entscheidungen genutzt. Moderne Datenanalysemethoden sind feste Bestandteile der Entscheidungsfindung, wodurch evidenzbasierte Entscheidungen die Erfahrungswerte der Mitarbeitenden sinnvoll ergänzen. |

| Hauptdimension | Unterdimensionen | Items | Niedriger Reifegrad (1) | Hoher Reifegrad (10) |
|---|---|---|---|---|
| ORGANISATION | Strategie & Innovation | Digitalisierungsstrategie und Transformationsplan | Es existiert keine klare Digitalisierungsstrategie und ein übergreifender Transformationsplan fehlt. Digitalisierungsentscheidungen werden unsystematisch und reaktiv getroffen, oft abhängig von kurzfristigen Bedürfnissen statt einer langfristigen Vision. Der Erfolg von Digitalisierungsinitiativen wird nicht systematisch gemessen oder bewertet. | Eine klar definierte Digitalisierungsstrategie ist vorhanden und wurde den Mitarbeitenden transparent kommuniziert. Ein übergreifender Transformationsplan ist etabliert und eng mit der Strategie abgestimmt. Digitalisierungsentscheidungen erfolgen systematisch entlang dieses Plans und werden regelmässig mittels definierter Metriken auf ihren Erfolg hin überprüft. |
| ORGANISATION | Strategie & Innovation | Innovationsprozess für Produkt- und Serviceentwicklung | Es gibt keine klaren Strukturen oder Prozesse für Innovationen. Neue Ideen entstehen unsystematisch und werden ohne strategische Priorisierung verfolgt. Ressourcen für die Entwicklung, das Testen und die Skalierung von Innovationen sind kaum vorhanden. Prototyping oder iteratives Testen wird selten genutzt. Der Fokus liegt primär auf der Optimierung bestehender Produkte und Services, nicht auf echter Innovation. | Das Innovationsmanagement ist mit klaren Strukturen und Prozessen in der Organisation verankert. Ideen werden systematisch gesammelt, priorisiert und anhand definierter Kriterien bewertet. Es gibt ausreichend Ressourcen für die kontinuierliche Entwicklung und das Testen neuer Produkte und Services mittels Prototypen. Iterative Ansätze wie Design Thinking oder agile Methoden sind etabliert, um Innovationen effizient und nutzerzentriert voranzutreiben. |
| ORGANISATION | Operative Exzellenz | Outcomequalität und Kundenerlebnis | Das Potenzial moderner Digital Health Anwendungen wird nicht genutzt, um die Outcomequalität oder das Kundenerlebnis zu verbessern. Digitale Anwendungen sind nicht durchgängig integriert, wodurch Patient:innen oder Kund:innen fragmentierte Prozesse erleben, die nicht optimal aufeinander abgestimmt sind. | Durch den gezielten Einsatz moderner Digital-Health-Anwendungen wird eine hohe Outcomequalität erreicht, während gleichzeitig ein bequemes, nahtloses und personalisiertes Kundenerlebnis sichergestellt wird. Digitale Technologien sind integraler Bestandteil der Patient:innen- und Kundenerfahrung und tragen dazu bei, Prozesse zugänglicher und nutzerfreundlicher zu gestalten. |
| ORGANISATION | Operative Exzellenz | Betriebliche Prozesseffizienz | Die Optimierung betrieblicher Prozesse erfolgt unsystematisch und reaktiv, anstatt durch eine strategische und kontinuierliche Verbesserung. Digitale Anwendungen spielen keine Rolle bei der Effizienzsteigerung, und Automatisierungspotenziale werden dort, wo es sinnvoll wäre, nicht genutzt. Viele Prozesse erfolgen manuell und wenig aufeinander abgestimmt. | Die Optimierung betrieblicher Prozesse wird systematisch und kontinuierlich vorangetrieben. Durch den gezielten Einsatz digitaler Anwendungen, die bspw. KI nutzen, wird dort, wo es sinnvoll ist, z.B. Automatisierung ermöglicht und die Effizienz substanziell gesteigert. Prozesse sind nahtlos integriert und ressourcenschonend. |

## Akteurspezifische Dimensionen

| Haupt-dimen-sionen | Unterdimensionen | Items | Niedriger Reifegrad (1) | Hoher Reifegrad (10) |
|---|---|---|---|---|
| SPEZIFISCHE LÖSUNGEN | Apotheken | Termine | Termine für Beratungsleistungen (z.B. Impfungen oder die „Pille danach") können nicht online gebucht werden. Stattdessen erfolgt die Inanspruchnahme meist spontan und ohne Termin im Walk-in-Verfahren. Dies führt oft zu Wartezeiten und ineffizienten Abläufen. | Vollständig integriertes Online-Terminbuchungssystem für Dienstleistungen. Die Echtzeit-Verfügbarkeit der Termine wird angezeigt, und die Buchungen sind nahtlos in den Arbeitsablauf der Apotheke integriert, was die Effizienz erhöht. |
| | | Rezepte | Papierrezepte sind der Standard und die Übermittlung erfolgt manuell in Papierform. Patient:innen müssen die Rezepte selbst weiterleiten oder persönlich in der Apotheke vorlegen, was zu Verzögerungen und Fehlerquellen führen kann. | Automatische Übermittlung und Speicherung von E-Rezepten direkt durch die ausstellenden Ärzt:innen in das IT-System der Apotheke. Die Rezeptverarbeitung erfolgt digital und nahtlos, wodurch Zeit gespart und Fehler vermieden werden. |
| | | Verfügbarkeit und Bestellung von Medikamenten | Es gibt keine Möglichkeit, die Verfügbarkeit von Medikamenten online einzusehen oder diese zur Abholung vorzubestellen. Kund:innen müssen vor Ort nachfragen oder telefonisch bestellen. | Eine Online-Plattform ermöglicht die Echtzeit-Anzeige der Medikamentenverfügbarkeit. Kund:innen können gewünschte Produkte einfach vorbestellen und erhalten Benachrichtigungen, sobald diese abholbereit sind. |
| | | Telepharmazie | Virtuelle Beratungen (per Video oder Telefon) werden nicht angeboten. Die Beratung erfolgt ausschliesslich vor Ort oder in begrenztem Umfang telefonisch, was die Erreichbarkeit einschränkt. | Etablierte Telepharmazie-Dienste mit Video- und Telefonberatungen, die nahtlos in den Arbeitsablauf der Apotheke integriert sind. Diese Dienste stehen auch ausserhalb der Öffnungszeiten für Patient:innen zur Verfügung, was die Erreichbarkeit erhöht. |
| | | Medikamenten-management | Es gibt keine Unterstützungssysteme für die Medikamenteneinnahme. Patient:innen sind darauf angewiesen, sich eigenständig an die Einnahme zu erinnern, was die Therapietreue beeinträchtigen kann. | Ein digitales Medikamenteneinnahme- und Erinnerungsmanagement versendet automatisch Benachrichtigungen an Patient:innen. Der Fortschritt der Einnahme kann durch die Apotheke überwacht werden, um die Therapietreue zu verbessern. |
| | | Digitale Gesundheits-anwendungen (sog. DiGAs) | Es gibt keine Beratung oder Unterstützung zu digitalen Gesundheitsanwendungen (Apps). Patient:innen sind auf sich selbst gestellt, wenn es um die Nutzung solcher Anwendungen geht. | Die Apotheke agiert als zentrale Anlaufstelle für digitale Gesundheitsanwendungen (Apps). Sie beraten, helfen und bieten aktive Unterstützung bei der Nutzung solcher Anwendungen. |
| | | Medikamenten-abgabe | Die Medikamentenausgabe erfolgt ausschliesslich während der Öffnungszeiten durch das Personal. Patient:innen sind an die Betriebszeiten der Apotheke gebunden, was die Flexibilität einschränkt. | Automatisierte Abgabeautomaten ermöglichen eine flexible Abholung von Medikamenten rund um die Uhr, auch ausserhalb der Öffnungszeiten der Apotheke, was die Zugänglichkeit erheblich erhöht. |

| Haupt-dimen-sionen | Unterdimensionen | Items | Niedriger Reifegrad (1) | Hoher Reifegrad (10) |
|---|---|---|---|---|
| SPEZIFISCHE LÖSUNGEN | Arztpraxen | Termine | Termine werden ausschliesslich vor Ort, telefonisch oder per E-Mail vereinbart. | Ein vollständig integriertes Online-Terminbuchungssystem ermöglicht es Patient:innen, verfügbare Slots in Echtzeit zu sehen, Termine zu buchen und zu verwalten. Automatisierte Erinnerungen reduzieren Ausfalltermine und steigern die Effizienz. |
| | | Telekonsultation bei allgemeinen Beschwerden | Beschwerden werden ausschliesslich durch persönliche Vorstellung vor Ort behandelt. Es gibt keine Möglichkeit, allgemeine Anliegen digital oder telefonisch zu klären. | Etablierte Telemedizin-Angebote ermöglichen flexible Video- oder Telefonsprechstunden. Allgemeine Beschwerden können schnell, effizient und ohne persönlichen Praxisbesuch behandelt werden. |
| | | Telekonsultation für die Ausstellung von Arztzeugnissen | Für die Ausstellung eines Arztzeugnisses bei kurzzeitiger Arbeitsunfähigkeit (z.B. Erkältungen) ist ein persönlicher Besuch in der Praxis zwingend erforderlich. | Telemedizinische Konsultationen ermöglichen es, Arztzeugnisse für kurzzeitige Arbeitsunfähigkeiten (z.B. Erkältungen) vollständig digital auszustellen, ohne dass ein Praxisbesuch notwendig ist. |
| | | Dokumenten-management | Laborwerte, Befunde und Arztberichte werden ausschliesslich in Papierform bereitgestellt. | Patient:innen haben direkten digitalen Zugriff auf ihre medizinischen Dokumente, darunter Laborwerte und Arztberichte. Die Daten sind sicher gespeichert und jederzeit abrufbar. |
| | | Virtuelle ärztliche Fachperson | Patient:innen müssen für jede Anfrage entweder einen Termin vereinbaren oder telefonisch Rat suchen. Eine digitale Unterstützung für einfache Anliegen wird nicht angeboten. | Eine KI-gestützte, virtuelle Ärztin (z.B. Chatbot) beantwortet allgemeine und medizinische Fragen rund um die Uhr. Sie liefert erste Einschätzungen und gibt weiterführende Empfehlungen, wodurch Patient:innen schnell und effizient Unterstützung erhalten. |
| | | Wartezeitenmanagement | Die effektive Wartezeit auf Behandlungen oder Untersuchungen ist den Patient:innen nicht bekannt und wird nur auf Nachfrage vom Personal geschätzt und mitgeteilt. | Patient:innen erhalten über eine Praxis-App oder Bildschirme im Wartezimmer Echtzeitinformationen zu den aktuellen Wartezeiten. Patient:innen können ihre Wartezeit in Echtzeit verfolgen und sich besser organisieren. |
| | | Digitale Gesundheitsanwendungen (sog. DiGAs) | Ärzt:innen empfehlen keine digitalen Gesundheitsanwendungen (Apps) und integrieren sie auch nicht aktiv in die Behandlungsplanung. | Digital Gesundheitsanwendungen (Apps) werden aktiv in die Behandlungsplanung integriert. Ärzt:innen können geeignete Apps verschreiben und Patient:innen in deren Nutzung unterstützen, um die Behandlung zu ergänzen. |

| Haupt-dimensionen | Unterdimensionen | Items | Niedriger Reifegrad (1) | Hoher Reifegrad (10) |
|---|---|---|---|---|
| SPEZIFISCHE LÖSUNGEN | Kranken-versicherungen | Kommunikation | Versicherte müssen telefonisch oder per E-Mail abklären, ob bestimmte Leistungen gedeckt sind. Digitale Lösungen für einen direkten Zugang zu diesen Informationen sind nicht verfügbar. | KI-gestützte, virtuelle Mitarbeitende (Avatare) bieten Versicherten Unterstützung und ermöglichen es ihnen, auf einen Blick zu sehen, welche medizinischen Leistungen abgedeckt sind. Die Informationen sind jederzeit schnell und intuitiv zugänglich. |
| | | Präventionsprogramme und Gesundheitsförderung | Präventions- und Gesundheitsförderungsprogramme werden den Versicherten über allgemeine Kanäle wie Websites, Werbeanzeigen oder Broschüren angeboten, ohne individualisierte, auf das eigene Profil zugeschnittene Empfehlungen. | Passende Präventions- und Gesundheitsprogramme werden automatisch und proaktiv vorgeschlagen, basierend auf den individuellen Krankengeschichten (z.B. Empfehlungen für Prostatauntersuchungen). |
| | | Rechnungsmanagement | Rechnungen für Erstattungsanfragen müssen manuell ausgedruckt und per Post eingereicht werden. Digitale Einreichungsmöglichkeiten sind nicht verfügbar. | Die Einreichung von Rechnungen erfolgt vollständig digital (z.B. durch einfaches Abfotografieren). Der Prozess ist automatisiert und Erstattungen werden ohne zusätzliches Ausfüllen von Formularen schnell bearbeitet. |
| | | Telemedizinangebote | Versicherte haben keinen Zugang zu Telemedizinangeboten über die Krankenversicherung. | Die Krankenversicherung bietet umfassenden Zugang zu Telemedizinmodellen und Telekonsultationen. Versicherte können medizinische Beratungen und Behandlungen flexibel von zu Hause aus in Anspruch nehmen. |
| | | Telemedizingeräte | Es erfolgt keine Bereitstellung von Geräten für telemedizinische Untersuchungen zu Hause. Versicherte müssen für Untersuchungen eine Arztpraxis oder ein Spital aufsuchen. | Telemedizingeräte (z.B. für Hals- oder Ohrenkontrollen) werden durch die Krankenversicherung bereitgestellt. Diese ermöglichen es Versicherten, telemedizinische Untersuchungen von zu Hause aus durchzuführen. |
| | | Symptomchecker | Es gibt keine digitale Unterstützung zur Ersteinschätzung von Symptomen. Versicherte müssen bei Beschwerden direkt eine medizinische Fachperson konsultieren. | Ein Symptomchecker (Anamnese-App) wird bereitgestellt, der Beschwerden analysiert und den Versicherten Vorschläge für die nächsten Behandlungsschritte bietet. Dadurch kann der Zugang zu medizinischer Unterstützung gezielter erfolgen. |
| | | Auswahl Zusatzversicherungen | Zusatzversicherungen werden statisch angeboten, ohne die individuellen Lebensumstände der Versicherten zu berücksichtigen. | Versicherte können ihre Lebensumstände, wie Studienstatus, Sehhilfen oder Reisepläne, angeben. Darauf basierend werden passende Zusatzversicherungen vorgeschlagen, die flexibel online angepasst oder gebucht werden können. |

| Haupt-dimen-sionen | Unterdimensionen | Items | Niedriger Reifegrad (1) | Hoher Reifegrad (10) |
|---|---|---|---|---|
| SPEZIFISCHE LÖSUNGEN | Pharma-unternehmen | Personalisierte Medizin | Personalisierte Medizin ist nicht entwickelt und basiert auf standardisierten Behandlungen. Individuelle genetische, biometrische oder lebensstilbezogene Merkmale werden bei Diagnosen, Therapien und Präventionsmassnahmen nicht berücksichtigt. | Personalisierte Medizin ist vollständig integriert und nutzt umfassend genetische, biometrische sowie lebensstilbezogene Daten. Diagnosen, Therapien und Präventionsmassnahmen werden dynamisch individuell angepasst, um optimale Ergebnisse zu erzielen. |
| | | Informationen | Patient:innen erhalten Informationen zu Medikamenten, Nebenwirkungen und Wechselwirkungen ausschliesslich über standardisierte Packungsbeilagen oder auf Nachfrage. Eine proaktive, nutzerfreundliche Bereitstellung von Informationen fehlt. | Eine digitale Plattform bietet interaktive und benutzerfreundliche Informationen zu Medikamenten, Nebenwirkungen und Wechselwirkungen. Durch die automatisierte Eingabe eingenommener Medikamente erkennt das System automatisch potenzielle Risiken und gibt gezielte Warnmeldungen aus. |
| | | Kombitherapien: Medikamente und digitale Gesundheitsanwendungen (sog. DiGAs) | Medikamente und digitale Gesundheitsanwendungen (Apps) werden unabhängig voneinander eingesetzt. Eine koordinierte Behandlungsplanung und die Nutzung von Synergieeffekten fehlen. | Medikamente und digitale Gesundheitsanwendungen (Apps) sind nahtlos in gemeinsame Therapieansätze integriert. Die Behandlung erfolgt koordiniert, wobei Synergieeffekte optimal genutzt werden, um personalisierte und wirksamere Therapien zu gewährleisten. |
| | | Medikamentenverpackungen zur Echtheitsprüfung | Es gibt keine Massnahmen zur Überprüfung der Echtheit von Medikamenten. Nutzer:innen können die Herkunft und Sicherheit ihrer Medikamente nicht verifizieren. | Smarte Verpackungen (bspw. mit QR-Codes) ermöglichen eine einfache Echtheitsprüfung und die transparente Nachverfolgung der Lieferkette. Nutzer:innen können die Herkunft und Sicherheit ihrer Medikamente jederzeit überprüfen. |
| | | Zugang zu Forschung und klinischen Studien | Es besteht für Bürger:innen kein einfacher übersichtlicher Zugang zu Informationen über den aktuellen Stand klinischer Studien oder Forschungsergebnisse zu bestimmten Krankheiten oder Medikamenten. | Digitale Plattformen bieten Bürger:innen einfachen Zugang zu den neuesten klinischen Studien und Forschungsergebnissen. Die Suche nach spezifischen Krankheiten ermöglicht es, relevante laufende Studien und deren Fortschritt einzusehen. |
| | | Packungsgrösse | Medikamentenpackungen haben standardisierte Grössen, die unabhängig von der individuellen Therapiedauer sind. Dies führt zu Verschwendung von Ressourcen. | Individualisierte Packungsgrössen sind etabliert. Die Anzahl der Tabletten wird automatisch auf die Dauer der individuellen Therapie angepasst, um Ressourcenverschwendung zu vermeiden. |
| | | Arzneimittel-informationen | Arzneimittelinformationen werden ausschliesslich in Schriftform auf Packungsbeilagen bereitgestellt. Interaktive oder ergänzende digitale Informationen fehlen. | QR-Codes auf der Packungsbeilage bieten Zugang zu interaktiven digitalen Erklärungen, Videos und zusätzlichen Informationen zur richtigen Anwendung des Medikaments. Diese Unterstützung erleichtert das Verständnis der Dosierung, der Wirkweise und möglicher Nebenwirkungen und trägt zu einer korrekten Einnahme bei. |

| Hauptdimensionen | Unterdimensionen | Items | Niedriger Reifegrad (1) | Hoher Reifegrad (10) |
|---|---|---|---|---|
| SPEZIFISCHE LÖSUNGEN | Spitäler | Anmeldung | Digitale Prozesse zur Anmeldung sind nicht vorhanden. Patient:innen müssen alle relevanten Daten manuell vor Ort erfassen lassen. | Ein digitaler Self-Check-in ermöglicht es, sich vor Ort am Automaten einzuchecken oder die Anmeldung vorab online durchzuführen. Die Integration mit bestehenden Patientenmanagementsystemen kann den Anmeldeprozess effizienter gestalten und Fehlerquellen reduzieren, was zur Verbesserung der Patientenerfahrung beitragen kann. |
| | | Patientenreise und Behandlungsübersicht | Es gibt keine zentrale digitale Übersicht über die Patientenreise. Informationen zu Terminen, Behandlungsabläufen und Nachsorgehinweisen werden nur fragmentiert oder in Papierform bereitgestellt. | Eine umfassende Patienten-App bietet digitale Checklisten, Echtzeit-Updates, Termine, Nachsorgehinweise und Statusmeldungen. Sie unterstützt eine bessere Organisation und kann die Transparenz und Zufriedenheit der Patient:innen positiv beeinflussen. |
| | | Symptomchecker und Notfall | Patient:innen suchen bei gesundheitlichen Beschwerden direkt den Notfall auf, ohne vorherige Einschätzung, ob ein Notfallbesuch notwendig ist. | Ein digitaler Symptomchecker bietet Patient:innen eine schnelle und präzise Ersteinschätzung ihrer Beschwerden. Der Checker gibt klare Handlungsempfehlungen, ob ein Notfallbesuch erforderlich ist, und kann dadurch unnötige Notfallaufkommen reduzieren. |
| | | Fernüberwachung der Vitalparameter | Vitalparameter werden ausschliesslich vor Ort im Spital gemessen, wodurch regelmässige Überwachungen für Patient:innen mit chronischen Erkrankungen aufwendig sind. | Die kontinuierliche, automatisierte Messung der Vitalparameter erfolgt von zu Hause aus. Daten werden in Echtzeit an medizinisches Personal übermittelt und fliessen in die Anpassung von Behandlungsplänen ein. |
| | | Medizinische Aufklärung | Patient:innen erhalten ihre Aufklärung ausschliesslich durch medizinisches Personal vor Ort oder anhand standardisierter Informationsblätter, die wenig personalisiert sind. | KI-gestützte, virtuelle Mitarbeitende (Avatare) bieten flexible medizinische Aufklärung, die auf den individuellen Wissensstand der Patient:innen zugeschnitten ist. Sie sind rund um die Uhr verfügbar und ermöglichen eine personalisierte, effiziente Beratung. |
| | | Pflegeunterstützung | In der Pflege werden keine robotischen Hilfsmittel eingesetzt. Körperlich belastende Tätigkeiten wie das Mobilisieren, Umlagern oder Transportieren von Patient:innen übernimmt das Pflegepersonal. | Roboter werden täglich in der Pflege eingesetzt, um körperlich belastende Tätigkeiten wie Mobilisieren, Umlagern oder Transportieren von Patient:innen zu übernehmen. Dies entlastet das Pflegepersonal. |
| | | Wartezeitenmanagement | Die effektive Wartezeit auf Behandlungen oder Untersuchungen ist den Patient:innen nicht bekannt. Grobe Schätzungen werden auf Nachfrage durch das Personal gegeben. | Ein Echtzeitsystem informiert Patient:innen über aktuelle Wartezeiten (z.B. über eine Spital-App oder Bildschirme im Wartebereich). Patient:innen können ihre Wartezeit in Echtzeit verfolgen und sich besser organisieren. |

| Haupt-dimen-sionen | Unterdimensionen | Items | Niedriger Reifegrad (1) | Hoher Reifegrad (10) |
|---|---|---|---|---|
| SPEZIFISCHE LÖSUNGEN | Spitex-organisationen | Telepflege | Patient:innen und Angehörige sind auf persönliche Besuche angewiesen. Virtuelle Unterstützung durch Telepflegedienste ist nicht verfügbar. | Etablierte Telepflegeangebote (24/7, unabhängig von der Spitexregion) ermöglichen es Patient:innen und Angehörigen, über Chat oder Video sofortige Unterstützung zu erhalten. Pflegeanleitungen, Medikamenteneinnahme oder Verbandswechsel werden virtuell begleitet und dokumentiert. |
| | | Termin- und Einsatzmanagement | Termine und Einsätze werden manuell oder telefonisch organisiert. Änderungen im Einsatzplan werden den Patient:innen oder Angehörigen nicht automatisch mitgeteilt. | Patient:innen und Angehörige haben über eine digitale Plattform oder App Echtzeiteinblick in ihren Einsatzplan, die zugewiesene Pflegekraft und den aktuellen Ankunftsstatus. Automatische Benachrichtigungen informieren über Änderungen. |
| | | Dokumentation | Pflegeprotokolle werden auf Papier oder lokal geführt, was den Zugang für Patient:innen oder Angehörige erschwert. | Ein digitales Pflegeprotokoll dokumentiert die erbrachten Leistungen und ist für Patient:innen und Angehörige jederzeit über ein Online-Portal einsehbar. |
| | | Gesundheits-überwachung | Vitalwerte wie Blutdruck oder Blutzucker werden manuell erfasst und überwacht. Abweichungen könnten verzögert erkannt werden. | Vitalwerte werden automatisch über Sensoren gemessen und in Echtzeit an das Spitexsystem übermittelt. Die Pflegekräfte können Abweichungen frühzeitig erkennen und entsprechend reagieren. |
| | | Präventive Überwachung | Es gibt keine technische Unterstützung zur Überwachung des Gesundheitszustands im Haushalt (bspw. Sturzsensoren). Stürze oder andere Notfälle werden nicht sofort bemerkt. | Im Haushalt installierte Bewegungssensoren oder Sturzsensoren erfassen Unregelmässigkeiten und lösen bei Bedarf automatisch einen Alarm aus. Dies ermöglicht eine schnelle Intervention bei Notfällen. |
| | | Unterstützung im Alltag | Unterstützung bei pflegerischen Tätigkeiten für Patient:innen und Angehörige erfolgt ausschliesslich durch persönliche Besuche der Pflegekräfte oder telefonische Beratung. | Interaktive Videoanleitungen stehen rund um die Uhr zur Verfügung und bieten leicht verständliche Tutorials zu pflegerischen Tätigkeiten wie Wundpflege oder Mobilisierung. |
| | | Belastungsmanagement Angehörige | Angehörige, die Care-Arbeit leisten, erhalten keine Unterstützung oder Entlastung. Ihre Belastung wird nicht systematisch erfasst. | Apps und digitale Tools überwachen kontinuierlich die Belastung der Angehörigen und schlagen individuell passende Entlastungsangebote vor, um ihre Care-Arbeit zu erleichtern. |

## Weitere Praxispublikationen

*Der Digital Health Report 2023/2024 – Mehr Digitalisierung im Gesundheitswesen wagen!*

Der vierte Report rückt die Chancen der Digitalisierung ins Zentrum und zeigt, wie Digital Health zu einem besseren, effizienteren und menschlicheren Gesundheitssystem beitragen kann. Trotz dominierender Risikodebatten setzt der Report auf ein positives Zielbild. Im Fokus stehen dabei vier Ziele: der Nutzen digitaler Lösungen, das Verständnis zentraler Treiber und Hürden, ein Neun-Punkte-Plan sowie eine positive Vision. Interviews und Technologieanalysen zeigen, wie Digitalisierung gelingen kann – wenn alle Beteiligten Verantwortung übernehmen.

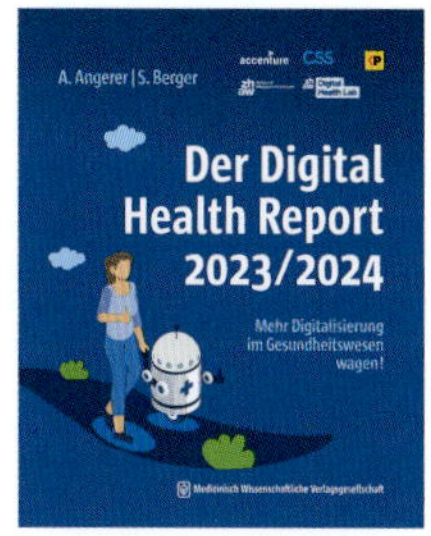


*Der Digital Health Report 21/22 – Die Zukunft des Schweizer Gesundheitswesens*

Der dritte Report schafft ein einheitliches Verständnis von Digital Health und bietet einen Marktüberblick über die Grösse und Relevanz des internationalen Marktes. Zudem werden die Auswirkungen der Pandemie auf die Digitalisierung untersucht und das elektronische EPD sowie Digitalisierungsinitiativen in Deutschland beleuchtet. Der Bericht präsentiert auch Good Practices von Schweizer Digital-Health-Start-ups und analysiert aktuelle Themen wie EPD, Wearables, Telemedizin und eMedikation.

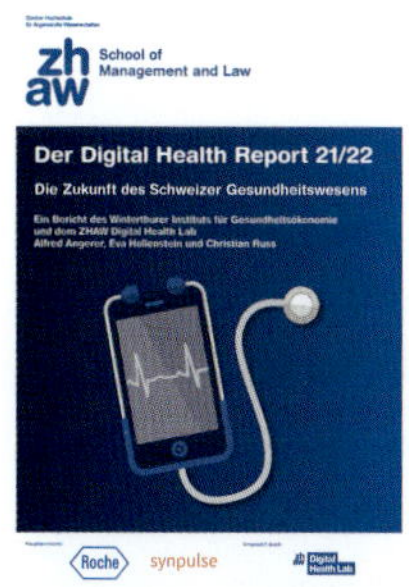


*Der Digital Health Report 2019 –Revolution oder Evolution?*

Der zweite Report beleuchtet, wie Entscheidungsträger aktiv auf den Digital-Health-Wandel reagieren und ihre Organisationen für die digitale Transformation rüsten. Trotz dieses Engagements herrscht grosse Unsicherheit über die richtige strategische Antwort: Ist Digital Health nur ein vorübergehender Hype oder doch eine echte Chance für das Gesundheitswesen? Der Report zeigt zentrale Veränderungen auf und skizziert verschiedene strategische Handlungsoptionen.

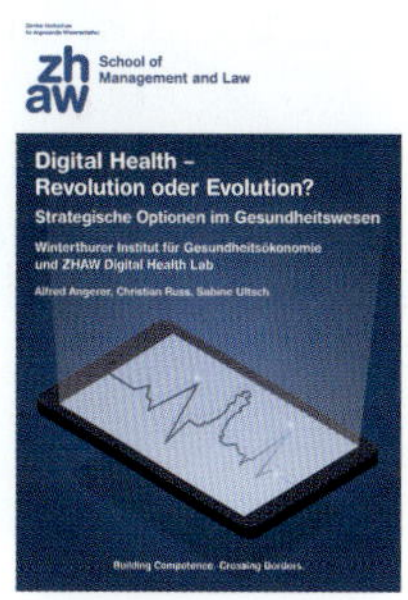


*Podcast: Marktplatz Gesundheitswesen*

Ein Podcast zum Thema Management und Führung im Gesundheitswesen. Im Podcast interviewt Alfred Angerer mit seinem Co-Host Stefan Lienhard spannende Praktiker:innen und Wissenschaftler:innen. Dabei blicken sie in eine zukunftweisende Richtung, bei der Themen wie Digitalisierung und Prozessoptimierung (Lean) nicht zu kurz kommen.

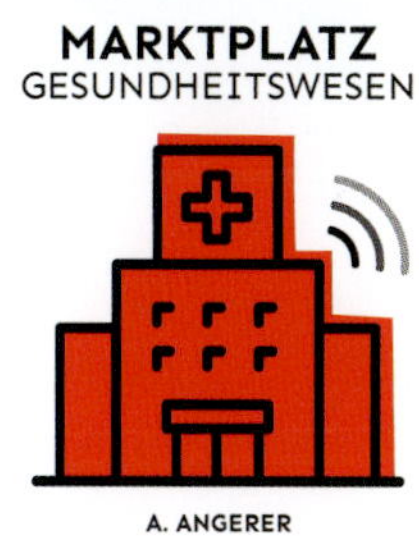

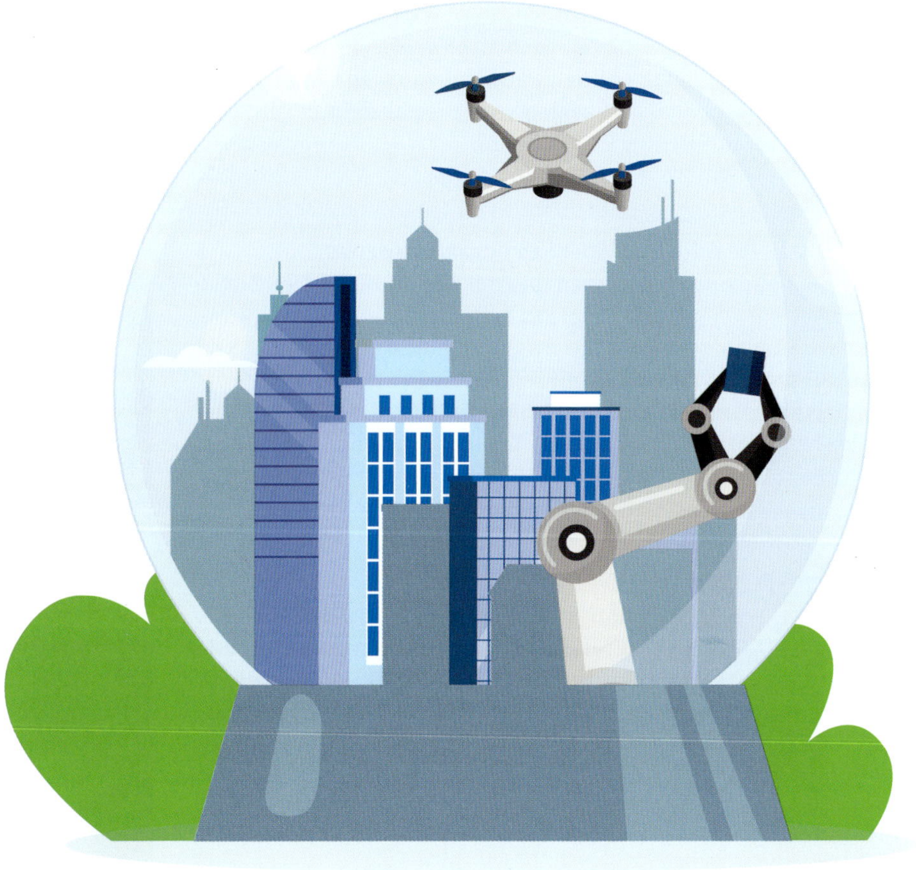